W0255100

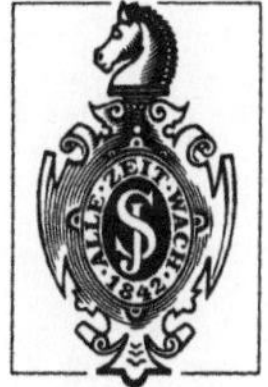
ALLE ZEIT WACH
1842

B. C. Manegold M. Jung (Hrsg.)

Fibrinklebung in der Endoskopie

Mit 148 Abbildungen, davon 75 mehrfarbig und 23 Tabellen

Springer-Verlag
Berlin Heidelberg New York
London Paris Tokyo

Prof. Dr. med. B.C. Manegold
Dr. med. M. Jung
Klinikum der Stadt Mannheim
Fakultät für Klinische Medizin
der Universität Heidelberg
Abteilung für Endoskopie
Postfach 100023
6800 Mannheim 1

ISBN-13:978-3-540-50483-2 e-ISBN-13:978-3-642-74240-8
DOI: 10.1007/978-3-642-74240-8

CIP-Titelaufnahme der Deutschen Bibliothek

Fibrinklebung in der Endoskopie / B.C. Manegold, M. Jung (Hrsg.). –
Berlin ; Heidelberg ; New York ; London ; Paris ; Tokyo :
Springer, 1988
ISBN-13:978-3-540-50483-2

NE: Manegold, Bernd C. [Hrsg.]

2127/3140/543210

Vorwort

Die Klebetechnik eröffnet der Endoskopie neue therapeutische Wege.

Endoskopische Eingriffe umfaßten bisher:

- Entfernung von Sekreten, Konkrementen, Tumoren und Fremdkörpern,
- Erweiterung von Stenosen und Kontrakturen,
- Implantation von Sonden und Drainagen,
- Blutstillungsmaßnahmen.

Durch die Entwicklung endoskopischer Therapieverfahren wurden bis dahin etablierte Methoden abgelöst, Therapieplanungen wurden beträchtlich verändert.

Auf dem 1. internationalen interdisziplinären Symposium über Fibrinklebung in der Endoskopie am 6. Mai 1988 in Heidelberg wurde über die Beseitigung von Defekten und über die Förderung der Wundheilung unter dem Einsatz der Endoskopie erstmalig berichtet. Kongenitale, postoperative und chronische Fisteln am Gastrointestinaltrakt sowie im bronchopulmonalen System sind bei Beachtung bestimmter Bedingungen heute verklebbar. Dies geschieht mit dem biologischen „Klebesystem Fibrin“, welches nicht nur klebt, sondern den natürlichen Blutstillungs- und Wundheilungsprozeß imitiert und fördert. Die optimale Applikationsart des Fibrinklebers muß noch definiert werden. Sie verhält sich anders bei der Klebung tiefer Höhlen, großflächiger Areale, chronischer Wunden und englumiger Fistelgänge. Ob sich das Klebesystem durch Injektion in Gewebe und Gefäße zur Blutstillung und Wundheilung auch in breiterer Anwendung eignet, bleibt abzuwarten. Hier sind systemische Reaktionen nicht auszuschließen und Kosten-Nutzen-Relationen im Vergleich zu anderen Behandlungsverfahren zu beachten.

Es zeigt sich jedoch bereits jetzt, daß die endoskopische Fibrinklebung ebenfalls altbewährte Behandlungsstrategien respektvoll modifizieren wird. Dies geschieht zur schonenderen Versorgung der Kranken, zur Verbesserung des Lebensgefühls, nicht immer zur Senkung der damit verbundenen Kosten. Aber das, was man will, muß man auch bezahlen.

Möge der vorliegende Verhandlungsband mit seinen Beiträgen aus den Bereichen der Chirurgie, Gastroenterologie, Hämostasiologie, Bronchopulmonologie, Urologie, Pädiatrie und Pathophysiologie dazu beitragen, neue Indikationen zu finden, alte Verfahren zu überprüfen und bewährte Methoden zu verbreiten. Den Autoren danke ich für die Überlassung Ihrer Manuskripte zur umfassenden Darstellung der interdisziplinären Möglichkeiten der Fibrinklebung in der Endoskopie.

Mannheim, im November 1988 *B. C. Manegold*

Inhaltsverzeichnis

Vorwort
B. C. Manegold V

Grundlagen der Fibrinklebung

Grundlagen der Wundheilung – Mechanismen der Fibrinklebung
G. Oehler 3

Qualitäts- und Sicherheitsanforderungen an Fibrinkleber
A. Kaeser 7

Thorax

Der endoskopische Verschluß infizierter Bronchusstumpffisteln nach Lungenresektion mit der Fibrinklebung
H. W. Waclawiczek 17

Der Verschluß bronchopleuraler Fisteln mit Fibrinkleber
N. Pridun 23

Endoskopische Verklebung kongenitaler ösophago-trachealer Rezidiv-Fisteln und Fisteln
B. C. Manegold, H. Lochbühler und *H. Lochbühler* 28

Behandlung bronchopleuraler Fisteln nach Lungenresektion mittels endoskopischer Applikation von Fibrinkleber
R. Elfeldt, D. Schröder und *Ch. Beske* 40

Ösophagus

Verklebung von Fisteln am Ösophagus
M. Jung 47

Fibrinkleber-Verschluß einer ösophagotrachealen Fistel nach Perforation eines Ulcus oesophagi
B. Kohler und *J. F. Riemann* 55

Behandlung einer malignen ösophagobronchialen Fistel durch Tubusimplantation mit Klebstoff-Fixation
A. Straumann 59

Kombinierter therapeutischer Einsatz von Fibrinkleber und Tubusimplantation bei ösophagobronchialen Tumorfisteln
H. C. Rolfs und *A. Bülzebruck* 66

Endoskopische Fibrinklebung von Skleroulzera der Speiseröhre
W. Schmitt 69

Endoskopische Embolisation von Fundus- und Ösophagusvarizen
M. Sporrer 74

Fibrinkleber als Sklerosierungsmittel bei blutenden Läsionen im Gastrointestinaltrakt
A. Eimiller 79

Magen und Duodenum

Submuköse endoskopische Verklebungstherapie bei Blutungen im oberen Gastrointestinaltrakt
O. Friedrichs, L. Beccu und *H. J. Knieriem* 87

Submuköse Fibrinklebungstherapie bei chronischen therapieresistenten Ulzera des oberen Gastrointestinaltraktes
L. Beccu, H. J. Knieriem und *O. Friedrichs* 93

Gewebereaktion und Blutstillungseigenschaften von Fibrinkleber versus Polidocanol
R. Salm, J. Sontheimer und *H. Laaff* 103

Einsatzmöglichkeiten des Fibrinklebers im oberen Gastrointestinaltrakt
L. Weber und *J. Zehner* 110

Stellenwert der endoskopischen Fibrinklebung am oberen Gastrointestinaltrakt
H. Groitl und *J. Scheele* 115

Die Entwicklung der Blutstillungsmethoden bei akuten Gastrointestinalblutungen von Elektrokoagulation bis Fibrinklebung
G. Kaiser 121

Erfolgreiche Fibrinverklebung eines perforierten malignen Ulkus
G. Barthelmé 124

Pankreas

Die Pankreasgangokklusion mit Fibrinkleber. Eine experimentelle Studie
J. G. Doertenbach, J. Kiseleczuk, E. Hanisch, H. Ohlinger, A. Encke und *J. Winckler* 131

Dünndarm, Kolon und Rektum

Behandlung von Fisteln bei Morbus Crohn durch Fibrinklebung
A. Eimiller 147

Endoskopischer Verschluß gastrointestinaler Fisteln
V. Lange, G. Meyer und *H. Wenk* 152

Indikationen zur Fibrinklebung in der Proktologie
N. Wolf 161

Endoskopische Behandlung tiefer Rektumanastomosenstenosen im Kindesalter
P. Liedgens, I. Joppich und *W. Brands* 164

Fibrinklebung von Fisteln bei Morbus Crohn – Kommentar
R. Gladisch 167

Niere und Harnwege

Lokale Hämostase des Parenchymkanals mit dem Kollagen-Fibrinsystem bei der perkutanen Nephrolitholapaxie
R. Pfab, R. Ascherl, G. Blümel und *R. Hartung* 171

Transurethral Application of Fibrin Glue Following Transurethral Prostatectomy. A Pilot Study
C. Frimodt-Møller, A. Holm-Nielsen, and *J. Gammelgaard* 181

Sachverzeichnis 185

Autorenverzeichnis

R. Ascherl

Institut für Experimentelle Chirurgie, Technische Universität München, Klinikum rechts der Isar, Ismaninger Str. 22, 8000 München 80

G. Barthelmé

FA für Innere Medizin und Gastroenterologie, 40, rue de Bastogne, L-8011 Ettelbrock, Luxembourg

L. Beccu

Pathologisches Institut, Krankenhaus Bethesda, Heerstr. 219, 4100 Duisburg 11

Ch. Beske

Chirurgische Klinik der Universität, Arnold-Heller-Str. 7, 2300 Kiel

G. Blümel

Institut für Experimentelle Chirurgie, Technische Universität München, Klinikum rechts der Isar, Ismaninger Str. 22, 8000 München 80

W. Brands

Kinderchirurgische Klinik, Klinikum Mannheim, Universität Heidelberg, Theodor-Kutzer-Ufer, 6800 Mannheim 1

A. Bülzebruck

Medizinische Klinik, Abteilung Gastroenterologie, Ev. Krankenanstalten Duisburg Nord/Oberhausen, Fahrner Str. 133, 4100 Duisburg 11

J. G. Doertenbach

Zentrum der Chirurgie, Abteilung für Allgemein- und Abdominalchirurgie des Klinikums der Universität, Theodor-Stern-Kai 7, 6000 Frankfurt 70

A. Eimiller

Medizinische Abteilung, Kreiskrankenhaus Eschenbach, 8489 Eschenbach

R. Elfeldt
Chirurgische Klinik der Universität, Arnold-Heller-Str. 7, 2300 Kiel

A. Encke
Zentrum der Chirurgie, Abteilung für Allgemein- und Abdominalchirurgie des Klinikums der Universität, Theodor-Stern-Kai 7, 6000 Frankfurt 70

C. Frimodt-Møller
Department of Urology, Gentofte Hospital,
University of Copenhagen, Niels Andersens vej 65,
DK-2900 Hellerup, Dänemark

O. Friedrichs
Medizinische Klinik, Abteilung Gastroenterologie, St.-Barbara-Hospital,
Barbarastr. 67, 4100 Duisburg 11

J. Gammelgaard
Department of Urology, Gentofte Hospital
University of Copenhagen, Niels Andersens vej 65,
DK-2900 Hellerup, Dänemark

R. Gladisch
I. Medizinische Klinik, Klinikum Mannheim, Universität Heidelberg,
Theodor-Kutzer-Ufer, 6800 Mannheim 1

H. Groitl
Chirurgische Klinik mit Poliklinik der Universität, Maximiliansplatz,
8520 Erlangen

E. Hanisch
Zentrum der Chirurgie, Abteilung für Allgemein- und Abdominalchirurgie des Klinikums der Universität, Theodor-Stern-Kai 7, 6000 Frankfurt 70

R. Hartung
Urologische Klinik und Poliklinik, Technische Universität München,
Klinikum rechts der Isar, Ismaninger Str. 22, 8000 München 80

A. Holm-Nielsen
Department of Urology, Gentofte Hospital,
University of Copenhagen, Niels Andersens vej 65,
DK-2900 Hellerup, Dänemark

I. Joppich
Kinderchirurgische Klinik, Klinikum Mannheim, Universität Heidelberg,
Theodor-Kutzer-Ufer, 6800 Mannheim 1

M. Jung
Abteilung für Endoskopie, Klinikum Mannheim, Universität Heidelberg, Theodor-Kutzer-Ufer, 6800 Mannheim 1

A. Kaeser
IMMUNO GmbH, Im Breitspiel 13, 6900 Heidelberg

G. Kaiser
Innere Abteilung, Kreiskrankenhaus Marktheidenfeld, Baumhofstr. 91–93, 8772 Marktheidenfeld

J. Kiseleczuk
Zentrum der Chirurgie, Abteilung für Allgemein- und Abdominalchirurgie des Klinikums der Universität, Theodor-Stern-Kai 7, 6000 Frankfurt 70

H. J. Knieriem
Pathologisches Institut, Bethesda Krankenhaus, Heerstr. 219, 4100 Duisburg 11

B. Kohler
Medizinische Klinik C, Klinikum Ludwigshafen, Bremserstr. 79, 6700 Ludwigshafen

H. Laaff
Pathologisches Institut der Universität Freiburg, 7800 Freiburg

V. Lange
Chirurgische Klinik, Medizinische Universität, Ratzeburger Allee 160, 2400 Lübeck

P. Liedgens
Kinderchirurgische Klinik, Klinikum Mannheim, Universität Heidelberg, Theodor-Kutzer-Ufer, 6800 Mannheim 1

H. Lochbühler
Institut für Anästhesieologie und Reanimation, Klinikum Mannheim, Universität Heidelberg, Theodor-Kutzer-Ufer, 6800 Mannheim 1

H. Lochbühler
Kinderchirurgische Klinik, Klinikum Mannheim, Universität Heidelberg, Theodor-Kutzer-Ufer, 6800 Mannheim 1

B. C. Manegold
Abteilung für Endoskopie, Klinikum Mannheim, Universität Heidelberg, Theodor-Kutzer-Ufer, 6800 Mannheim 1

G. Meyer
Chirurgische Klinik, Medizinische Universität, Ratzeburger Allee 160, 2400 Lübeck 1

G. Oehler
Zentrum für Innere Medizin, Medizinische Klinik I u. II der Universität, Klinikstr. 36, 6300 Gießen

H. Ohliger
Zentrum der Chirurgie, Abteilung für Allgemein- und Abdominalchirurgie des Klinikums der Universität, Theodor-Stern-Kai 7, 6000 Frankfurt 70

R. Pfab
Urologische Klinik und Poliklinik, Klinikum rechts der Isar, Technische Universität München, Ismaninger Str. 22, 8000 München 80

N. Pridun
Pulmologisches Zentrum, Lungenchirurgische Station, Sanatoriumstr. 2, A-1145 Wien

J.F. Riemann
Medizinische Klinik C, Klinikum Ludwigshafen, Bremserstr. 79, 6700 Ludwigshafen

H.C. Rolfs
Medizinische Klinik, Abteilung Gastroenterologie, Ev. Krankenanstalten Duisburg Nord/Oberhausen, Fahrner Str. 133, 4100 Duisburg 11

R. Salm
Chirurgische Klinik der Universität, Hugstetter Str. 55, 7800 Freiburg

W. Schmitt
I. Medizinische Abteilung, Städtisches Krankenhaus München-Neuperlach, Oskar-Maria-Graf-Ring 51, 8000 München 83

D. Schröder
Chirurgische Klinik der Universität, Arnold-Heller-Str. 7, 2300 Kiel

J. Sontheimer
Chirurgische Klinik der Universität, Hugstetter Str. 55, 7800 Freiburg

M. Sporrer
Medizinische Abteilung, Marien-Hospital, Rochusstr. 2, 4000 Düsseldorf 30

A. Straumann
FA für Innere Medizin (FMH), spez. Magen-Darmkrankheiten, Römerstr. 7, CH-4600 Olten

H. W. Waclawiczek
I. Chirurgische Abteilung, Landeskrankenanstalten, A-5020 Salzburg

L. Weber
Zentrum Innere Medizin, Städtisches Krankenhaus, Bischof-Piligrim-Str. 1, 8390 Passau

H. Wenk
Chirurgische Klinik, Medizinische Universität, Ratzeburger Allee 160, 2400 Lübeck

J. Winckler
Zentrum der Morphologie des Klinikums der Universität, Theodor-Stern-Kai 7, 6000 Frankfurt 70

N. Wolf
Chirurgische Klinik mit Poliklinik der Universität, Maximiliansplatz, 8520 Erlangen

J. Zehner
Zentrum Innere Medizin, Städtisches Krankenhaus, Bischof-Piligrim-Str. 1, 8390 Passau

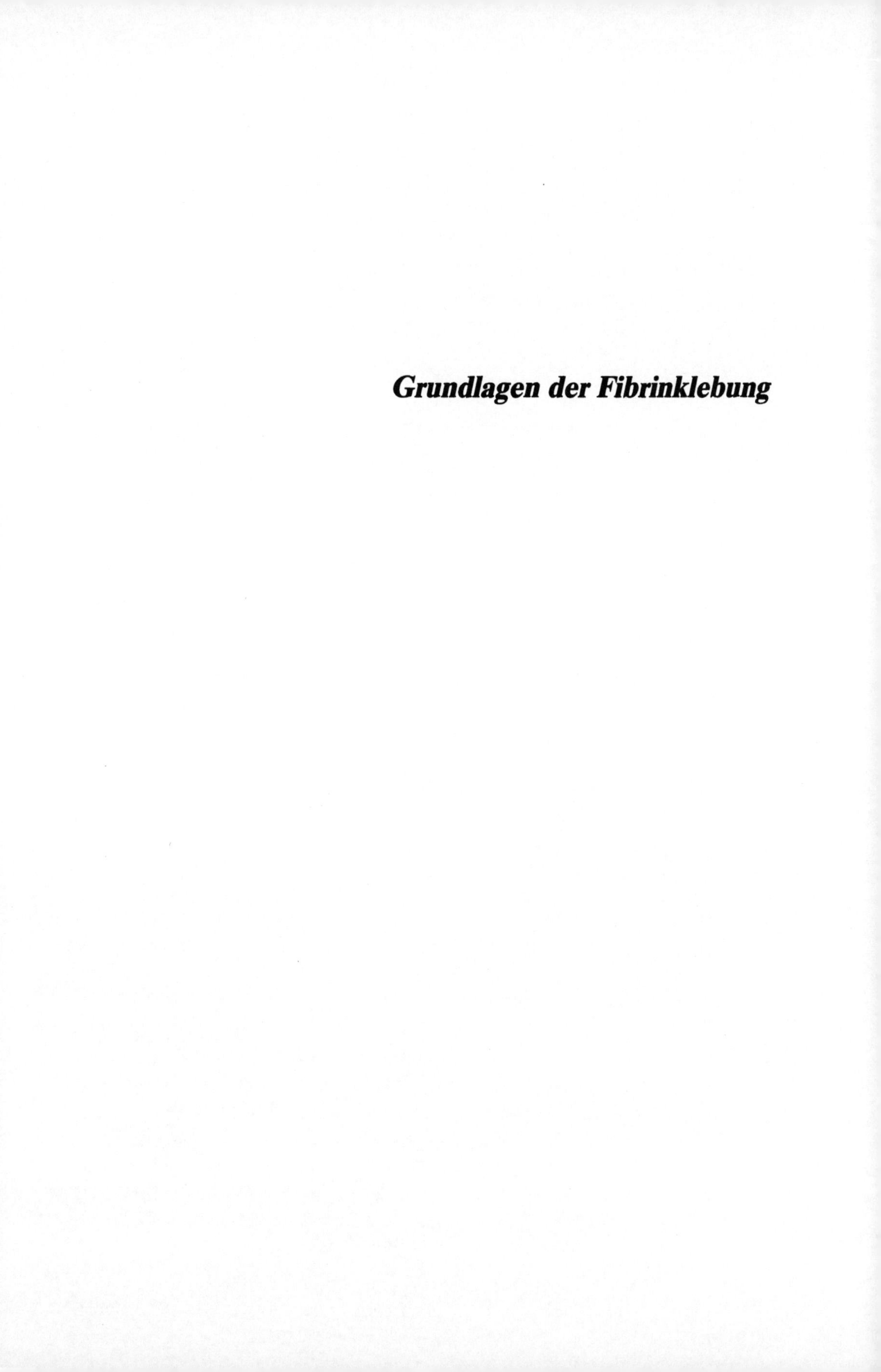

Grundlagen der Fibrinklebung

Grundlagen der Wundheilung – Mechanismen der Fibrinklebung

G. Oehler

Die Wundheilung ist ein komplexes Geschehen, dessen Ablauf sich in drei eng miteinander verknüpfte Phasen einteilen läßt.

Wundheilungsphasen

1. Die exsudative Phase (*Substratphase*). Im Vordergrund dieser Phase steht die Umwandlung des Fibrinogens in Fibrin innerhalb des Wundgebietes. Dabei entsteht der Wundschorf, der die Wunde abdichtet. Gleichzeitig kommt es zur Durchsetzung des Gebietes mit zellulären Elementen, die man vereinfachend als Entzündungszellen bezeichnen kann. Schon in dieser Phase beginnt das Einsprossen von Kapillaren und Fibroblasten.
2. Die *Kollagenphase*. Etwa am 5. Tage nach Entstehung einer Wunde kommt es zu einem rasanten Aufbau des Kollagens, wobei Hydroxyprolin gebildet wird. Dadurch wird eine zunehmende Reißfestigkeit des Gewebedefektes erreicht.
3. Die *Differenzierungsphase*. Etwa vom 10. Tage an wird in einem langfristigen Prozeß das bisher entstandene zell- und gefäßreiche, faserarme Granulationsgewebe in ein zell- und gefäßarmes, faserreiches Narbengewebe verändert. (Abb. 1).

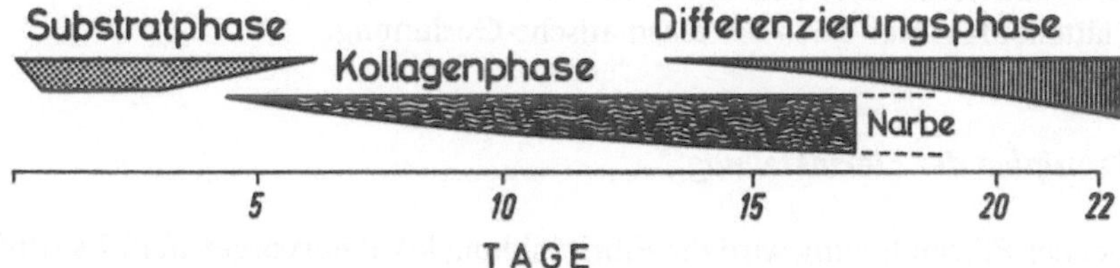

Abb. 1. Biochemische Betrachtung des Wundheilungsvorganges (schematisch)

Fibrinbildung

Für die Fibrinklebung ist insbesondere die früheste Phase der Wundheilung von Interesse (Abb. 2).

Bei einer Gewebstraumatisierung oder bei einer Operation wird Gewebsthromboplastin freigesetzt und Kollagenfasern werden aus ihrer Umgebung freigelegt. Die Kollagenfreilegung führt zur Thrombozytenadhäsion und später zur Bildung eines

B. C. Manegold (Hrsg.)
Fibrinklebung in der Endoskopie

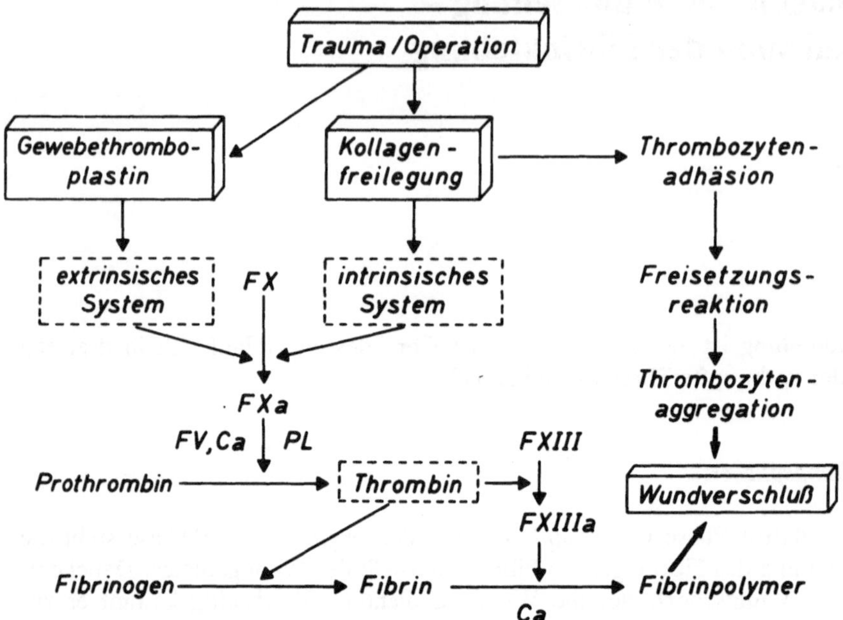

Abb. 2. Blutstillungsmechanismen und Wundheilung

Thrombozytenaggregats. Gleichzeitig werden das intrinsische und das extrinsische Gerinnungssystem aktiviert, so daß letztlich Thrombin freigesetzt wird. Dies bewirkt die Umwandlung von Fibrinogen in Fibrin, welches dann in einem weiteren Schritt durch Einwirkung des Faktors XIII quervernetzt wird und seine Reißfestigkeit erhält. Zwischen der Thrombozytenaggregation und der plasmatischen Gerinnung gibt es Verknüpfungen. Einerseits ist Thrombin selbst stark aggregationsfördernd, andererseits aktivieren die Thrombozyten bei ihrer Aggregation durch Freisetzung von Plättchenfaktoren auch die plasmatische Gerinnung.

Prinzipien der Fibrinklebung

Bei der Fibrinklebung wird die Fibrinbildung lokal hervorgerufen. Es wird der letzte Schritt in der Gerinnungskaskade gewissermaßen nachgeahmt. Fibrinapplikationen zusammen mit prokoagulatorischen Gewebsextrakten zur Verklebung von Nervenverletzungen wurden bereits um 1940 eingesetzt. Das heutige vollentwickelte Fibrinklebersystem ist erst seit 1970 verbreitet. Voraussetzungen waren die Herstellung hoher Fibrinkonzentrationen (die Plasmakonzentration entspricht etwa 2–4 mg/ml, für den Fibrinkleber werden Konzentrationen von ca. 90 mg/ml benötigt) und die Reindarstellung des Faktors XIII.

Im Prinzip werden Rinderthrombin mit Kalziumionen und Faktor XIII mit Humanfibrinogen zusammengebracht (Abb. 3). Dabei entsteht ein Fibrinpfropf. Durch Variation der Thrombinkonzentration kann eine schnelle oder langsame Klebung erfolgen. Wichtig ist die Anwesenheit von Faktor XIII, welche erst die Querver-

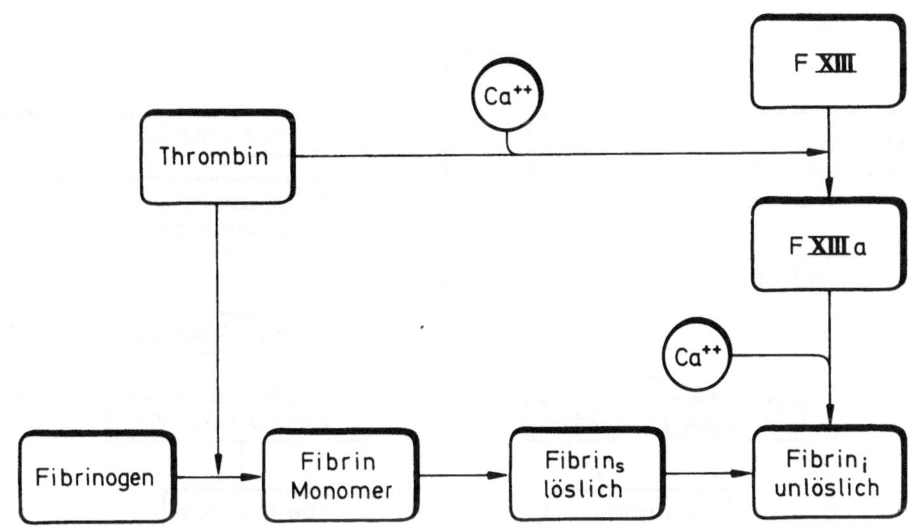

Abb. 3. Grundlage der Fibrinklebung ist die Endphase der physiologischen Blutgerinnung

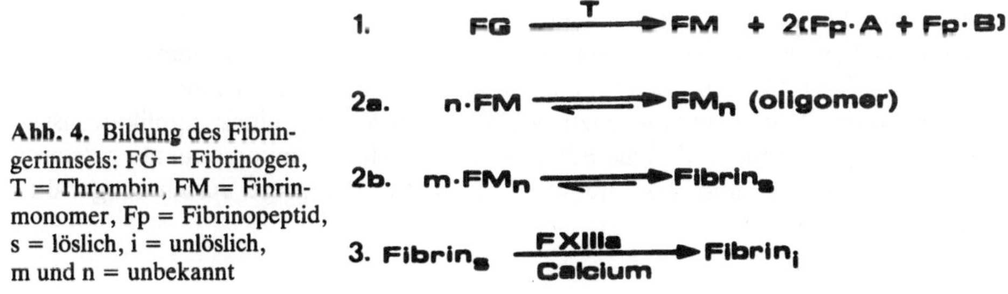

Abb. 4. Bildung des Fibringerinnsels: FG = Fibrinogen, T = Thrombin, FM = Fibrinmonomer, Fp = Fibrinopeptid, s = löslich, i = unlöslich, m und n = unbekannt

netzung des Fibrins durch kovalente Bindung zwischen den Fibrinogenmolekülen und Bildung von γγ-Dimeren ermöglicht. Dieser Vorgang ist für die Reißfestigkeit des verklebten Gebietes von größter Bedeutung (Abb. 4).

Ein weiteres Problem ist die körpereigene Fibrinolyse (Abb. 5), welche das entstandene Fibrin schnell wieder auflösen kann. Der generelle Zusatz eines Fibrinolyseinhibitors (z. B. Trasylol) ist daher unumgänglich. Das Fibrin wird zur Leitschiene für die Fibroblasteneinsprossung, die etwa vom dritten Tag an zu einer rasch fortschreitenden Kollagenbildung führt. Für die Verbindung zwischen Kollagen und Fibrin ist vermutlich das Fibronectin von großer Bedeutung. Fibronectin wird mit Hilfe von Transglutaminasen und Faktor XIII an Kollagen und Fibrin gebunden.

Zusammenfassung

Die Fibrinklebung wurde bisher überwiegend in den chirurgischen Disziplinen eingesetzt. Die Endoskopie, insbesondere die gastroenterologische Endoskopie, hat sich

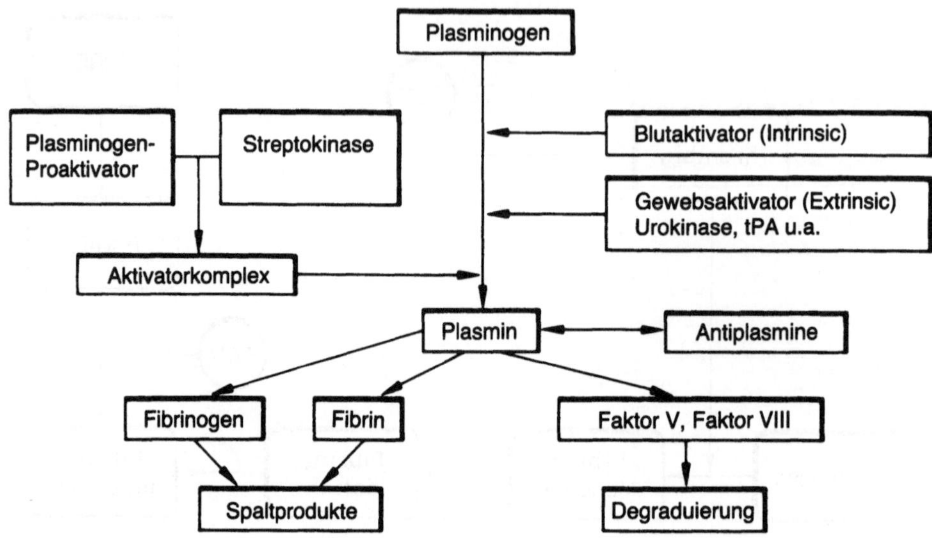

Abb. 5. Umwandlung von Plasminogen in Plasmin und Plasminwirkung bei der Fibrinolyse

in den letzten Jahren zunehmend von einem rein diagnostischen Verfahren zu einem interventionellen Verfahren entwickelt. So kann es nicht verwundern, daß die Methode der Fibrinklebung auch für endoskopisch zugängliche Läsionen anwendbar gemacht wurde. Voraussetzung dazu war die Entwicklung eines Applikationssystems, welches ermöglicht, daß die Fibrinogen- und Thrombinkomponente getrennt transportiert werden und erst unmittelbar am Wirkungsort zusammengeführt werden.

Literatur

1. Lindner A, Elliot M, Holzer F (1980) Die Optimierung des Fibrinogen-Thrombin-Klebesystems. Wr klin Wschr (Suppl. 109), Heft 3: 9
2. Matthias RF (1985) Blutgerinnungsstörungen. Springer, Berlin Heidelberg New York Tokyo
3. Seelich T, Redl H (1980) Theoretische Grundlagen des Fibrinklebers. In: Schimpf K (Hrsg) Fibrinogen, Fibrin und Fibrinkleber, Schattauer, Stuttgart New York
4. Stemberger A, Blümel G (1984) Theoretische Aspekte der Fibrinklebung. Springer, Berlin Heidelberg New York Tokyo
5. Tscheliessnigg KH, Hermann W, Dacar D, Stenzl W, Höllerl G (1981) Fibrinklebung. Eine Übersicht über Entwicklung, Technik und derzeitigen Stand. In: Kronenberger L (Hrsg) Scientific Workshop 81. Symposiumband der Chirurgischen Universitätsklinik, Graz

Qualitäts- und Sicherheitsanforderungen an Fibrinkleber

A. Kaeser

Fibrinkleber nehmen als biogene Therapeutika, aufgrund ihrer komplexen Zusammensetzung und Wirkungsweise sowie ihrer – wenn richtig angewendet – Nebenwirkungsfreiheit eine Sonderstellung unter den Arzneimitteln ein. Dennoch oder gerade deshalb ist eine Reihe von Qualitäts- und Sicherheitsanforderungen an solche Präparate zu stellen. Besondere Qualitätsanforderungen sind nachfolgend aufgeführt und sollen im einzelnen – ebenso wie im zweiten Teil die Sicherheitsanforderungen – diskutiert werden.

Spezielle Anforderungen an die Qualität

1. Physiologische Struktur des verfestigten Fibrinklebers ("coarse clot")

Bereits in der präklinischen Phase der Prüfung eines Fibrinklebers müssen die mikromorphologischen Untersuchungen zeigen, ob sich nach der Verfestigung der Kleberkomponenten ein Fibrinnetz möglichst physiologischer Struktur ausbildet. Brändstedt et al. wiesen im Tierversuch nach, daß es bei Fibrinogenmangel zu einer massiven Wundheilungsstörung kommt [1]. Wenig später haben Bruhn et al. festgestellt, daß die Anwesenheit von Fibrin in der Zellkultur zur Stimulierung der Fibroblastenproliferation führt [2].

Rasterelektronenmikroskopische Untersuchungen von Redl et al. [9] haben nun nachgewiesen, daß es Fibrinkleber gibt, die nach Verfestigung eine netzartige, physiologische Struktur zeigen, während eine andere Zubereitung keine physiologische Netzstruktur aufwies (Abb. 1). In Versuchen mit menschlichen Fibroblasten, die auf Fibrinkleberclots mit normaler und anomaler Fibrinnetzstruktur kultiviert wurden, ergab sich nur in Kombination mit ersteren ein ungestörtes Zellwachstum.

2. Hohe innere Reißfestigkeit und Elastizität

Die Qualität eines Fibrinklebers wird weiterhin durch die innere Reißfestigkeit und Elastizität nach Verfestigung bestimmt. Die Messung der inneren Reißfestigkeit eignet sich als Qualitätskriterium besser als die Messung der Zugfestigkeit am Gewebe, da letztere stark je nach Oberflächenbeschaffenheit und Art, z. B. hinsichtlich des Kollagengehalts, der verwendeten Gewebe variiert. Redl et al. fanden die innere Reißfestigkeit in Fibrinkleber mit physiologischer Fibrinstruktur 4 bis 5 mal so hoch als in unstrukturierten Fibrinkleberclots, wobei mehr als die Hälfte der Proben unstrukturierter Clots aufgrund schlechter Elastizität während der Manipulation

B. C. Manegold (Hrsg.)
Fibrinklebung in der Endoskopie

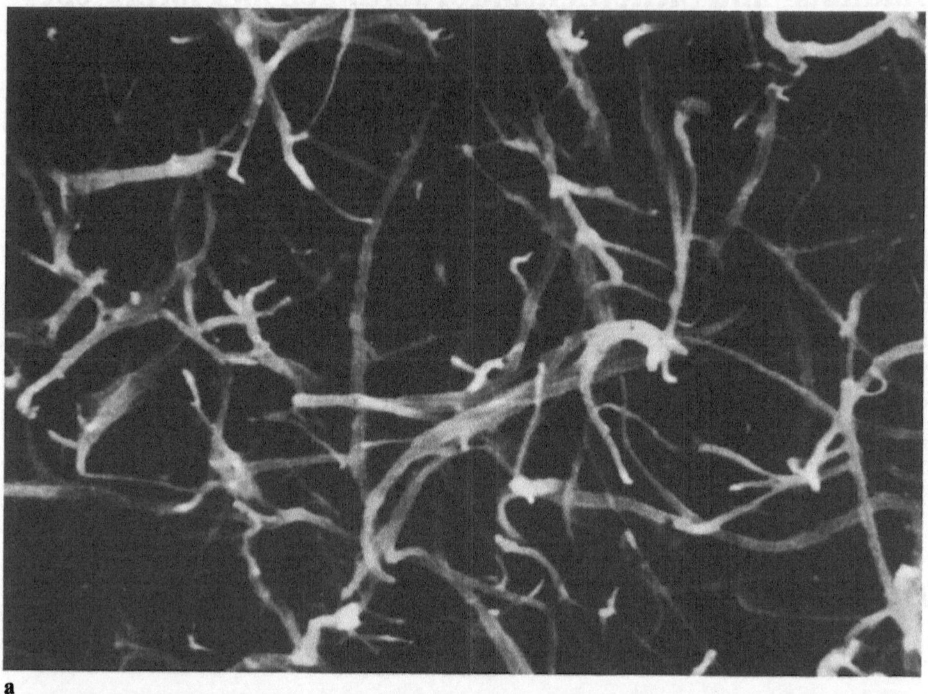

a

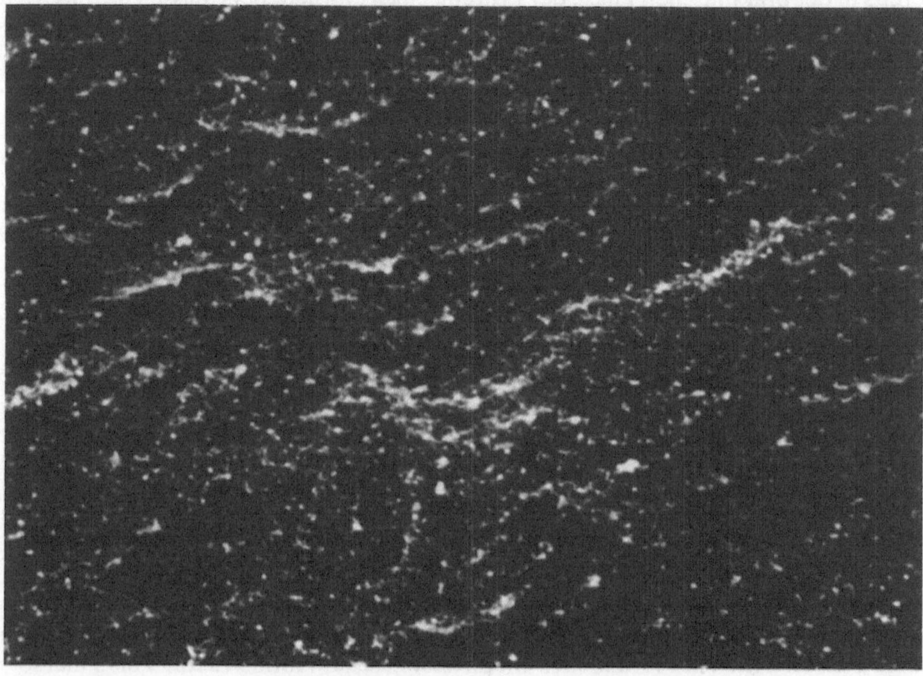

b

Abb. 1a, b. Rasterelektronenmikroskopische Darstellung der Strukturen verschiedener verfestigter Fibrinkleber [10]. Oben physiologische, unten unphysiologische Netzstruktur

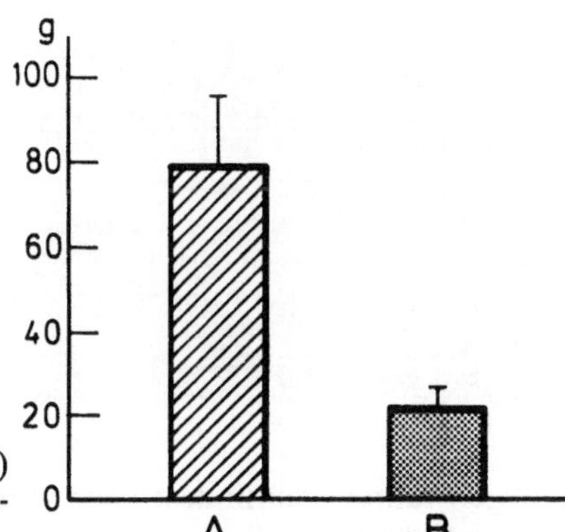

Abb. 2. Reißfestigkeit physiologisch strukturierter (A) und unstrukturierter (B) Fibrinkleberclots nach 30 min Vernetzung [11]

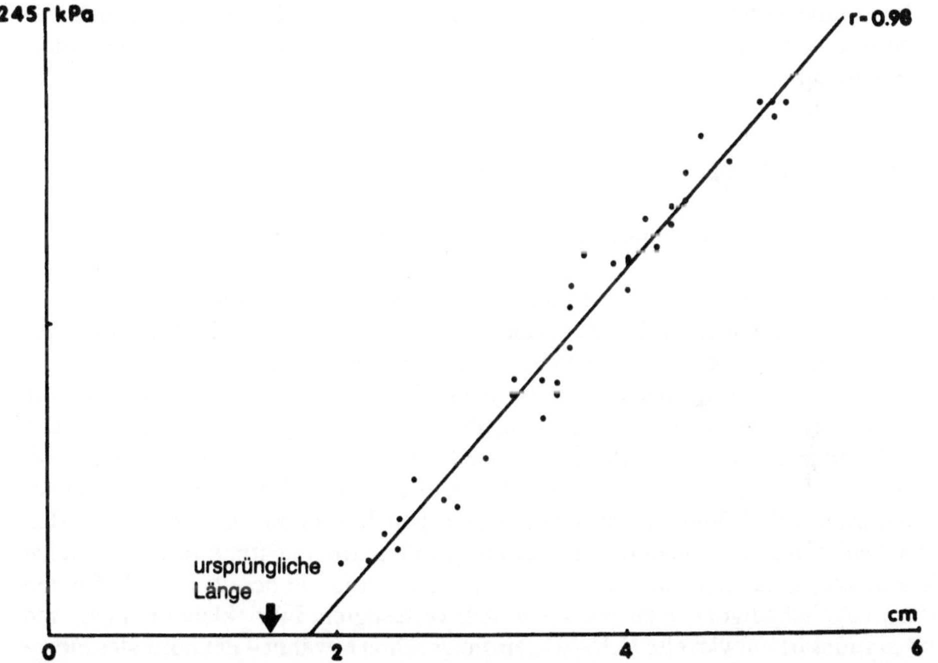

Abb. 3. Zugspannung-Längendiagramm eines verfestigten Fibrinklebers physiologischer Struktur [10]

zerbrach (Abb. 2). Aus demselben Grund war es nicht möglich, die Elastizität (Längen-Zugspannungsverhältnis) letzterer zu bestimmen (Abb. 3) [10].

3. *Visuelle Kontrollmöglichkeit von Schichtdicke und kleberbeschichtetem Areal*

Wenn die Fibrinkleberschicht zu dick aufgetragen wird, kann der Erfolg der Fibrinklebung in Frage gestellt sein, z. B. wird die rasche Vaskularisierung von Hauttransplantaten nicht begünstigt, sondern behindert [6]. Das Auftragen von Fibrinkleber über das zu versorgende Gebiet hinaus könnte außerdem zu unerwünschten Verkle-

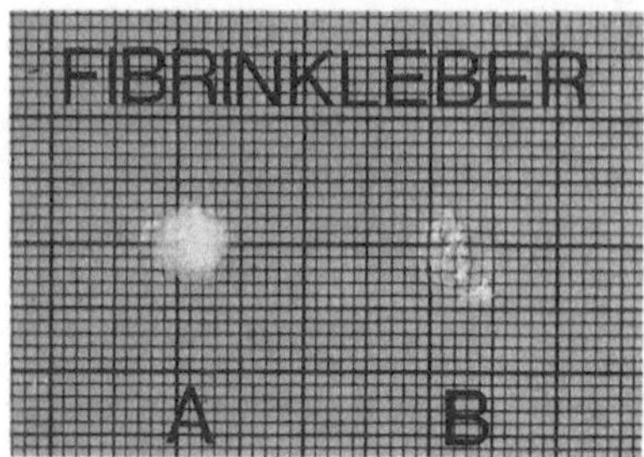

Abb. 4. Unterschiedliche Transparenz zweier verschiedener Fibrinkleberclots. Es wurden gleiche Volumina pro Fläche verwendet

bungen führen, zumindest aber wird kostbares Material unnötig verbraucht. Aus diesen Gründen muß eine visuelle Kontrollmöglichkeit von Schichtdicke und geklebtem Areal möglich sein, indem spätestens bei der Verfestigung der gemischten Kleberkomponenten die Transparenz verlorengeht. Abb. 4 läßt erkennen, daß hinsichtlich der Transparenz verschiedener, verfestigter Fibrinkleber deutliche Unterschiede bestehen.

Spezielle Anforderungen an die Sicherheit

1. Einwandfreie Zellverträglichkeit in vitro und in der Gewebekultur

Da Fibrinkleber mit allen seinen Komponenten nicht nur mit normalen menschlichen Geweben und Organen in Kontakt kommt, sondern vor allem im Bereich traumatischer und operativ bedingter Gewebsläsionen angewendet wird, müssen zytotoxische, aber auch wachstumshemmende Eigenschaften ausgeschlossen sein, die zur Gewebeschädigung oder einer Störung der Wundheilung führen könnten. Die Arbeitsgruppe um Schlag prüfte in umfassenden Untersuchungen die Wirkung flüssiger und verfestigter Fibrinkleber auf Morphologie und Wachstum menschlicher Fibroblasten [9]. Während menschliche embryonale diploide Lungenfibroblasten nach 30minütiger Beschichtung mit der einen Präparation lichtmikroskopisch keine Veränderungen zeigten, waren mit einem anderen Präparat bereits nach 4 Minuten massive Zellschädigungen zu erkennen. Auf verfestigtem Fibrinkleber der ersteren Präparationsart entwickelte sich – wie eingangs schon erwähnt – ein normales Fibroblastenwachstum, auf gleich behandeltem Fibrinkleber der zweiten Präparationsart jedoch eine kugelförmige Deformation der Zellen ohne feststellbares Wachstum. Da ein wesentlicher Unterschied zwischen den geprüften Klebern im Ionengehalt bestand und die Leitfähigkeit des zweiten Präparates um ein Mehrfaches über der des ersten lag, dürfte eine erhöhte, unphysiologische Ionenstärke unter anderem zu der beobachteten Zellschädigung führen (Abb. 5, 6).

2. Keine Störungen in der Wundheilung, Osteoneogenese und Transplantateinheilung

Untersuchungen mit isolierten Zellen und Zellkulturen sind nicht ausreichend, um den Nachweis zu führen, daß der Fibrinkleber nicht zu einer Störung der Wund-

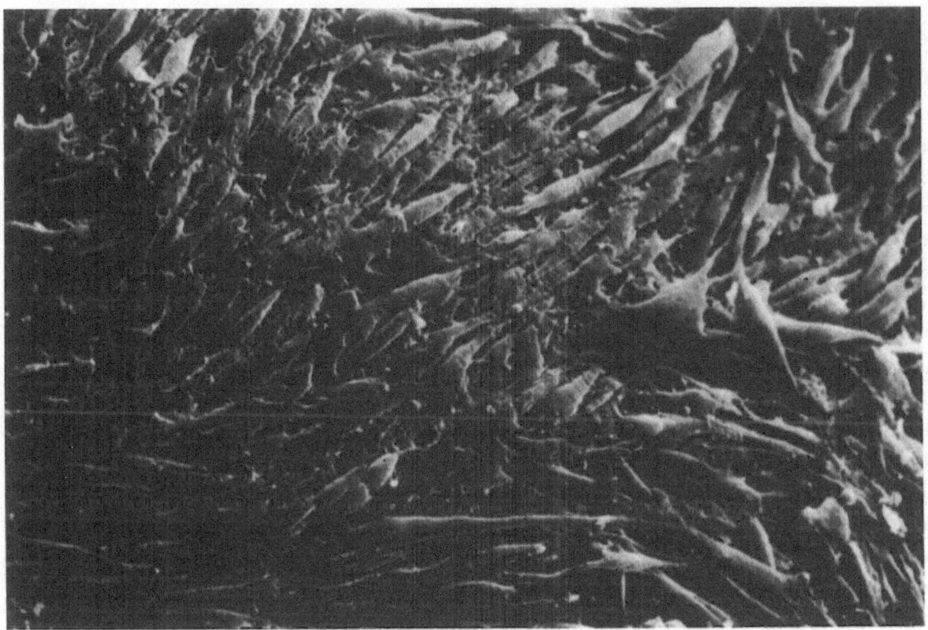

Abb. 5. Reichliches Fibroblastenwachstum auf einem angeschnittenen Fibrinkleber Clot. REM-Aufnahme [10]

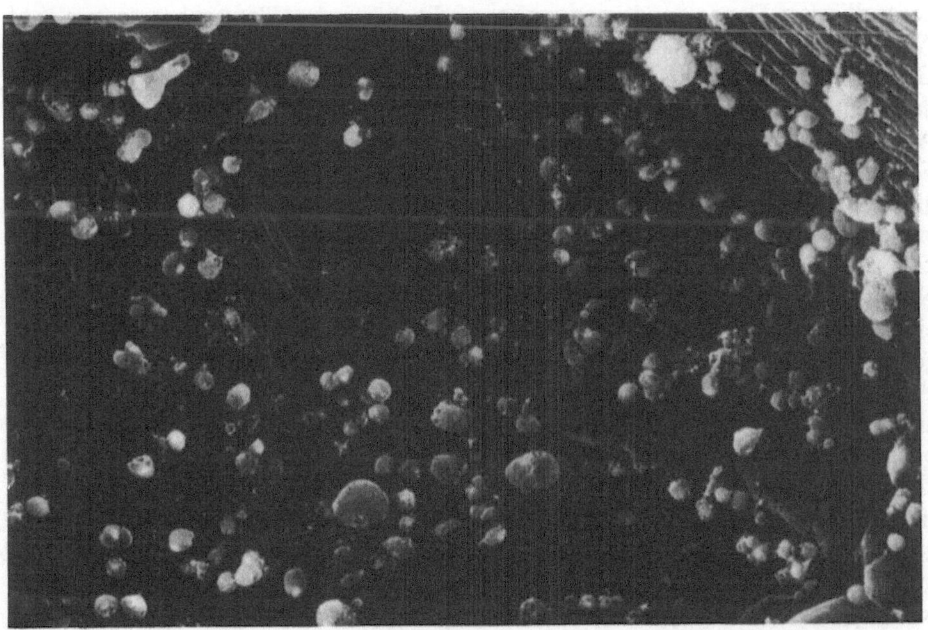

Abb. 6. Kugelförmig deformierte Fibroblasten auf dem Clot eines anderen Fibrinklebers. REM-Aufnahme [10]

heilung, Osteoneogenese und Transplantateinheilung führt. Dies muß durch morphometrische Studien in geeigneten in vivo Modellen erfolgen, wie sie z.B. von Dinges et al. mittels subcutaner Implantation von fixierter Kalbsknochenspongiosa in Ratten und histologischer Bewertung des eingewachsenen Granulationsgewebes nach 14 Tagen, mit und ohne Zusatz von Fibrinkleber im Spongiosablock, durchgeführt wurden [3]. Die Autoren beobachteten eine signifikante lokale Zunahme von Granulationsgewebezellen unter dem Einfluß einer bestimmten Fibrinkleberpräparation und eine leichte, nicht signifikante Verminderung der Masse des Granulationsgewebes gegenüber den Kontrollen. Inwieweit bei vorgeschädigtem Gewebe eine Beeinflussung der Wundheilung durch Fibrinkleber stattfindet, wurde von Haas et al. [5] nach standardisierter thermischer Schädigung der Haut narkotisierter Ratten, Aufbringung der Kleberkomponenten in verschiedener Zusammensetzung bzw. Konzentration und mikromorphologischer sowie planimetrischer Bewertung der Heilungsergebnisse nach 9 Tagen untersucht, wiederum im Vergleich mit Kontrollen. Die Heilung der Verbrennungswunden wurde durch den geprüften Fibrinkleber signifikant beschleunigt [5]. Am Knorpel- und Knochengewebe werden Revaskularisierung von entsprechenden Transplantaten und Knochenneubildung am standardisierten Kortikalis- und Spongiosadefekt durch dasselbe Präparat nicht negativ beeinflußt, wie die Experimente von Zilch [14] und von Zilch und Noffke [15] nachgewiesen haben.

3. Keine Übertragung von Hepatitisviren

Die eine Komponente des Fibrinklebers wird aus gepooltem Humanplasma von kontrollierten Dauerspendern gewonnen, die bei jeder Plasmapherese u.a. auf Abwesenheit von HBs-Antigen und Anti-HIV sowie zum Ausschluß signifikanter GPT-Erhöhungen untersucht werden. Dennoch sind die angewendeten Testmethoden nicht sensitiv bzw. spezifisch genug, um alle Virusträger eliminieren zu können. Aus diesen Gründen stellt sich seit Einführung der Fibrinklebung in die Klinik die Frage nach der Übertragbarkeit von Hepatitisviren und seit Mitte der 80er Jahre auch hinsichtlich der Übertragbarkeit von HIV. Seit Ende der 70er Jahre fanden mit dem ersten auf dem Markt befindlichen Fibrinkleber systematische und kontrollierte klinische Untersuchungen hinsichtlich des Übertragungsrisikos von Hepatitis B- und NonA-NonB-Viren statt, noch bevor bei der Herstellung des Präparates zusätzlich ein Verfahren zur Inaktivierung eventuell noch vorhandener viraler Erreger eingeführt wurde. 1981 wurden die Ergebnisse solcher Untersuchungen am allgemeinchirurgischen Krankengut von Scheele et al. [13] und im gleichen Jahr am HNO-ärztlichen Krankengut von Panis et al. [8] veröffentlicht, wobei keine serologischen oder laboranalytischen Anzeichen von Hepatitiserkrankungen festgestellt werden konnten. Panis et al. untersuchten zusätzlich bei einer Gruppe von 10 Patienten, die sich für das aufwendige Untersuchungsprogramm zur Verfügung stellten, in 14tägigen Abständen und für die Dauer von 8 Monaten Leberenzyme und Bilirubin, um auch kurzfristig passagere Transaminasenerhöhungen zu erfassen, die für die chronische Hepatitis NANB typisch sind. Pathologische Veränderungen dieser Parameter wurden nicht festgestellt. In einer 3. kontrollierten Studie, die aber im Gegensatz zu den vorangegangenen randomisiert durchgeführt wurde, gingen Eder et al. am gynäkologischen Krankengut nochmals der Frage der Übertragungsrisiken von Hepatitisviren nach [4]. In dieser Studie wurden bei 31 mit Fibrinkleber behandelten und 38 unbehandelten Patientinnen, die den Nachtuntersuchungskriterien entsprachen und insbesondere engmaschig kontrolliert werden konnten, weder Hepatitis B- noch Hepatitis-NANB-Infektionen festgestellt. In jüngster Zeit wurde im Rahmen einer Wirksamkeitsstudie am herzchirurgischen Krankengut in den USA mit dem gleichen Fibrinkleber auch eine kontrollierte klinische Infektionssicherheitsstudie durchgeführt, bei der die Proben zusätzlich auf HIV-Serokonversion untersucht wurden [12]. Die Studie ergab keine Hinweise auf die Übertragung von Hepatitiserregern oder HIV.

4. Keine Übertragung von HIV

HIV, das im Gegensatz zu den verschiedenen Erregern der Virushepatitis in Gewebekulturen vermehrt und beispielsweise durch Bestimmung der reversen Transkriptase-Aktivität auch quantifiziert werden kann, wurde dem gleichen Fibrinkleber vor Durchführung zu prüfender Inaktivierungsschritte zugesetzt, um deren Potential zur Inaktivierung von HIV zu untersuchen. Das gewählte Verfahren führt zu einer Abnahme des Virustiters, der mit Hilfe von H-9-Zellen und Messung der reversen Transkriptase-Aktivität im Zellüberstand bestimmt wurde, von mindestens 6 log-Stufen [7]. Fibrinkleber, die aus Anti-HIV-negativen Plasmen hergestellt werden und bei deren Herstellung ein Inaktivierungsverfahren mit einer HIV-Titerreduktion von mindestens 6 log-Stufen eingeschaltet ist, sind als sicher hinsichtlich der Übertragung von AIDS anzusehen.

Literatur

1. Brändstedt S, Olson PS (1980) Effect of defibrinogenation on wound strength and collagen formation. A study in the rabbit. Acta Chir Scand 146: 483–486
2. Bruhn HD, Pohl J (1981) Growth regulation of fibroblasts by thrombin, factor XIII and fibronectin. Klin Wochenschr 59: 145–146
3. Dinges HP, Redl H, Thurnher M, Schiesser A, Schlag G (1986) Morphometric Studies on Wound Healing after Systemic Administration of Adriamycin and Local Application of Fibrin Sealant. Application of a new Wound Healing Model Using Spongiosa Implants. Path Res Pract 181: 746–754
4. Eder G, Neumann M, Cerwenka R, Baumgarten K (1986) Preliminary Results of a Randomized Controlled Study on the Risk of Hepatitis Transmission of a Two-Component Fibrin Sealant (Tissucol/Tisseel). In: Schlag G, Redl H (Hrsg) Fibrin Sealant in Operative Medicine. General Surgery and Abdominal Surgery – Vol 6. Springer, Berlin Heidelberg New York Tokyo, 51–59
5. Haas S, Stemberger A, Erhardt W, Weichenmeier J, Duspiva W, Ippisch A, Weidringer JW, Fritsche H-M, Blümel G (1983) Einfluß lokal applizierter Gerinnungsfaktoren (Fibrinkleber) auf die Wundheilung. Experimentelle Untersuchungen über den Zusatz von Fibrinolyseinhibitoren am Modell der Nervenklebung und der thermischen Hautschädigung. Sonderdruck aus: Hämostaseologie 1: 3–16
6. Heine W-D, Edinger D, Braun A (1982) Wundheilung nach Fibrin-Klebung – Histopathologische Untersuchungen. In: Cotta H, Braun A (Hrsg) Fibrinkleber in Orthopädie und Traumatologie. Thieme, Stuttgart New York, 27–34

7. Kaeser A, Dum N (1988) Grundlegende Aspekte der Fibrinklebung. In: Zellner PR (Hrsg) Fibrinklebung in der Verbrennungschirurgie – Plastischen Chirurgie. Springer, Berlin Heidelberg 3–12
8. Panis R, Scheele J (1981) Hepatitisrisiko bei der Fibrinklebung in der HNO-Chirurgie. Laryng Rhinol Otol 60: 367–368
9. Redl H, Schlag G, Dinges HP (1985) Vergleich zweier Fibrinkleber. Einfluß ionischer Zusätze auf Fibrinstruktur sowie Morphologie und Wachstum menschlicher Fibroblasten. medwelt 36: 769–776
10. Redl H, Schlag G (1986) Properties of Different Tissue Sealants with Special Emphasis on Fibrinogen-Based Preparations. In: Schlag G, Redl H (Hrsg) Fibrin Selant in Operative Medicine. General Surgery and Abdominal Surgery – Vol 6. Springer, Berlin Heidelberg
11. Redl H, Schlag G (1987) Die Bedeutung des Fibrins für die Wundheilung. In: Kubli F, Schmidt W, Gauwerky J (Hrsg) Fibrinklebung in der Frauenheilkunde und Geburtshilfe. Springer, Berlin Heidelberg New York London Paris Tokyo, 3–9
12. Rousou J, Levitsky S, Gonzalez-Lavin L, and the US Fibrin Sealant Study Group (1987) The Efficacy and Safety of Two-Component Fibrin Sealant (Tisseel) in Reoperative Cardiac Surgery. (Manuscript in preparation, zusammenfassende Ergebnisse publiziert in: Kaeser A, Dum N (1987), Grundlagen der Fibrinklebung – Wirkprinzip und Infektionssicherheit von Tissucol. In: Z Herz-, Thorax, Gefäßchir 1: Supplement 1: 5–10
13. Scheele J, Schricker Th, Goy RO, Lampe I, Panis R (1981) Hepatitisrisiko bei der Fibrinklebung in der Allgemein-Chirurgie. Med Welt 32: 783–788
14. Zilch H (1981) Der Einfluß des Fibrinklebers auf die Revaskularisierung des Knochentransplantates. Unfallheilkunde 84: 353–362
15. Zilch H, Noffke B (1981) Beeinflußt der Fibrinkleber die Knochenneubildung? Unfallheilkunde 84: 363–372

Thorax

Der endoskopische Verschluß infizierter Bronchusstumpffisteln nach Lungenresektion mit der Fibrinklebung

H. W. Waclawiczek

Eine nach Lungenresektion, besonders nach Pneumonektomie auftretende Bronchusstumpfinsuffizienz ist immer eine schwerwiegende Komplikation, die mit einer hohen Letalitätsrate bis zu 80% behaftet ist. Gründe dafür sind die rasch voranschreitende Infektion der Pleurahöhle und die daraus resultierende Sepsis. Die Rate postoperativer Bronchusstumpfinsuffizienzen konnte zwar durch die Anwendung maschineller Klammernahtgeräte deutlich gesenkt werden, jedoch blieben die Therapieergebnisse dieser Komplikation unbefriedigend. Die transthorakalen Operationsmethoden reichten von der Übernähung mit/ohne Deckung des Bronchusstumpfes mit einem Perikardlappen über die Tamponade der Empyemhöhle mit gestielten Lappen aus der Rücken- oder Skelettmuskulatur bis hin zur Thoraxfensterung und Thorakoplastik [1, 2, 3, 4, 6]. Neben der hohen Mißerfolgsrate und auch Mortalität, die diesen Verfahren anhaftet, sind die Patienten für diese Eingriffe infolge der bestehenden Sepsis oft nicht mehr belastbar. Hingegen gibt es nur wenige Literaturberichte über den endoskopischen Verschluß postoperativer Bronchusstumpffisteln, der sowohl mit Histoacryl [5] als auch mit Fibrinkleber [7] ausgeführt wurde.

Ziel unserer tierexperimentellen Studien [9, 10] und nun auch klinischen Erfahrung [10, 11] war, einen endoskopischen Verschluß postoperativer Bronchusstumpfinsuffizienzen mittels Fibrinklebung (FK) zu erzielen, um den septischen Patienten einer möglichst geringen Belastung auszusetzen und somit die Letalität zu senken.

Tierexperimentelle Grundlagen

An Hausschweinen (mittleres Gewicht 20 kg) wurde in Intubationsnarkose aus anatomischen Gründen zunächst immer eine linksseitige Thorakotomie und Pneumonektomie vorgenommen. Nach offener Durchtrennung des Hauptbronchus erfolgten verschiedene Versuchanordnungen:

1. An 12 Tieren wurde auf transthorakalem Wege der nichtinfizierte Bronchusstumpf (Durchmesser 0,8–1 cm) durch alleinige Applikation von Fibrinkleber (n = 6) bzw. einer Fibrinplombe in Form eines mit FK getränkten Kollagenvlieses (n = 6) verschlossen, um nachzuweisen, ob ein Bronchusstumpfverschluß ohne Zusatznähte überhaupt möglich ist.
   Überraschenderweise gelang dies auch in der Mehrzahl der Fälle (n = 10). Diese Tiere überlebten bis zu ihrer Tötung zwischen dem 3. und 180. postoperativen

B. C. Manegold (Hrsg.)
Fibrinklebung in der Endoskopie

Tag, wobei histologisch die FK nach dem 4. bis 5. postoperativen Tag durch junges Bindegewebe und nach 3 Monaten durch Knorpelgewebe ersetzt war. Aus der Gruppe mit den Fibrinplomben verstarben postoperativ 2 Tiere an den Folgen einer Bronchusstumpfdehiszenz, wobei die Fibrinplomben in das kontralaterale Bronchialsystem abgeglitten waren.

2. Diese Ergebnisse ermutigten uns daher zu Experimenten an vorerst nichtinfizierten Bronchusstumpffisteln (n = 10). Nach linksseitiger Pneumonektomie wurde der Bronchusstumpf zunächst mit dem Stapler TA 30 (US Surgical Corporation, New Haven, USA) verschlossen und durch Entfernung von Metallklammern standardisiert eine Bronchusstumpffistel mit einem Durchmesser von ca. 3 mm erzeugt (Abb. 1). Danach wurde auf endoskopischem Wege durch den Arbeitskanal eines flexiblen Bronchoskopes ein dünner Plastikkatheter an die Fistel herangeführt, durch den die Applikation des FK (durchschnittlich 0,7–1 ml; 3.000 I. E. Aprotinin/ml, 500 I. E. Thrombin/ml) erfolgte (Abb. 2). Mit diesem Fibrinclot (Abb. 3) erzielten wir in allen Fällen intraoperativ einen sicheren Verschluß der Bronchusstumpffistel, der mit Hilfe der Wasserprobe transthorakal überprüft wurde. Abschließend wurde der Thorax drainagelos verschlossen. Auch in dieser Versuchsgruppe überlebten alle Tiere bis zu ihrer Tötung zwischen dem 3. und 360. postoperativen Tag. Die histologischen Untersuchungen der verheilten Bronchusstümpfe ergaben wiederum ab dem 4. Tag junges Bindegewebe, welches dann in der Folgezeit durch Granulations- bzw. Knorpelgewebe ersetzt worden war.
3. In einer folgenden Versuchsreihe an 16 Tieren wurden die experimentell erzeugten Bronchusstumpffisteln standardisiert mit Pyocyaneus und Staphylococcus aureus (10^6) transthorakal infiziert und dann der Thorax verschlossen. Nach einer Inkubationszeit von 24 bzw. 48 Stunden erfolgte der endoskopische Verschluß dieser infizierten Fisteln nach der oben beschriebenen Methode, wobei in der Gruppe A (n = 8) dem FK ein Antibiotikum (Gentamycin 40 mg) beigefügt

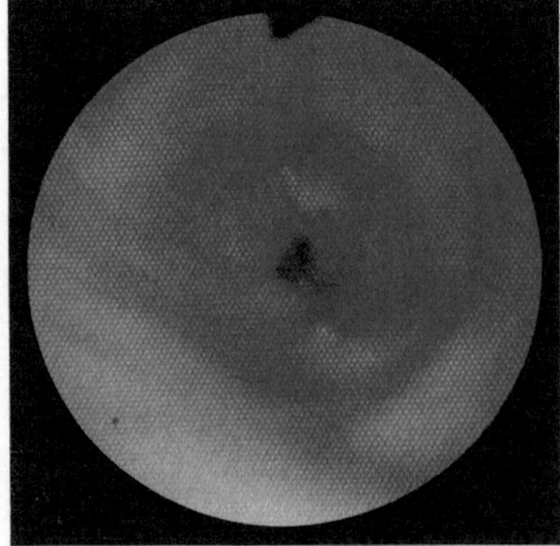

Abb. 1. Experimentell erzeugte Bronchusstumpffistel nach Pneumonektomie

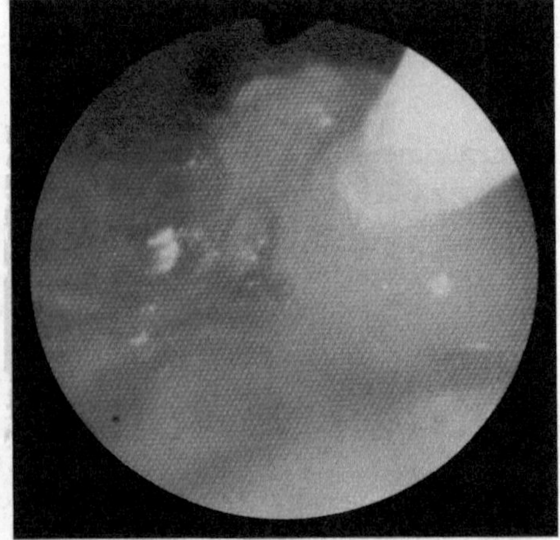

Abb. 2. Applikation des FK in die Bronchusstumpffistel durch einen dünnen Plastikkatheter via Bronchoskop

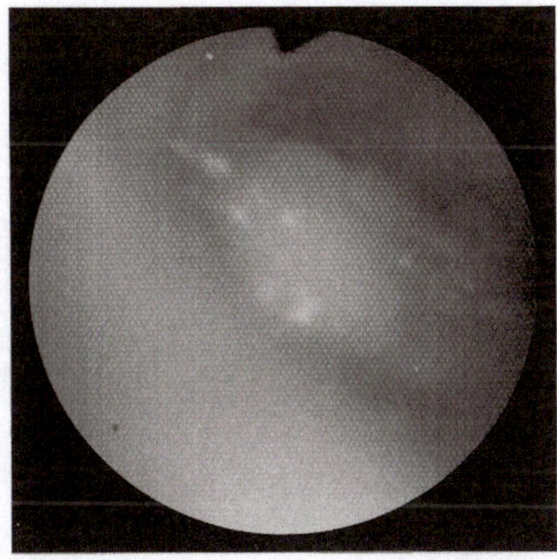

Abb. 3. Durch Fibrinclot verschlossene Bronchusstumpffistel

wurde, während in der Gruppe B (n = 8) systemisch Antibiotika (Hydracillin 4 Mill. I.E. und Gentamycin 80 mg/die) über 5 postoperative Tage verabreicht wurden. Auch diese Tiere wurden zwischen dem 3. und 180. postoperativen Tag getötet: In der Gruppe A fanden sich bei den Tieren, die vor der 4. postoperativen Woche obduziert wurden (n = 3) peripher der verheilten Bronchusstümpfe abgekapselte Abszesse in der Pleurahöhle; diese waren bei den später getöteten Tieren nicht mehr nachweisbar. In der Gruppe B (systemische Antibiotikagabe) waren in allen Fällen die Bronchusstümpfe komplikationslos abgeheilt.

Für die Klebung an den Bronchusstümpfen wurde in allen Fällen ein homologer Schweine-Fibrinkleber (Immuno, Wien) verwendet. Die beiden Komponenten des Klebers wurden simultan mit Hilfe des Applikationssets Duploject appliziert. Die hohe Aprotininkonzentration von 3.000 bis 5.000 I.E./ml wurde gewählt, um eine vorzeitige Auflösung des Fibrins vor dem 5. postoperativen Tag zu verhindern. Die Thrombinkonzentration von 500 I.E./ml gewährleistete eine rasche Verfestigung des Klebers innerhalb weniger Minuten.

Klinische Anwendung

Inzwischen konnte diese endoskopische Methode bei 5 partiellen Bronchusstumpfinsuffizienzen, die nach Lungenresektionen mit maschinellen Bronchusstumpfverschlüssen zwischen dem 3. und 7. Tag aufgetreten waren, eingesetzt werden. Bei diesen Patienten (4 Männer, 1 Frau; Durchschnittsalter 55,2 Jahre) wurde der endoskopische Verschluß der Bronchusstumpffisteln mit Hilfe der Fibrinklebung nach der experimentell erprobten, jedoch noch etwas modifizierten Technik vorgenommen.

1. Bei Verdacht auf eine Stumpfinsuffizienz (Luftaustritt aus der Bülaudrainage, Leukozytose $\geqq$ 13.000, vermehrte Expektoration etc.) wurde unverzüglich in Intubationsnarkose eine gezielte Bronchographie mittels des flexiblen Bronchoskopes durchgeführt, wodurch eine exakte Diagnose und Lokalisation der Fistel ermöglicht wurde (Abb. 4).

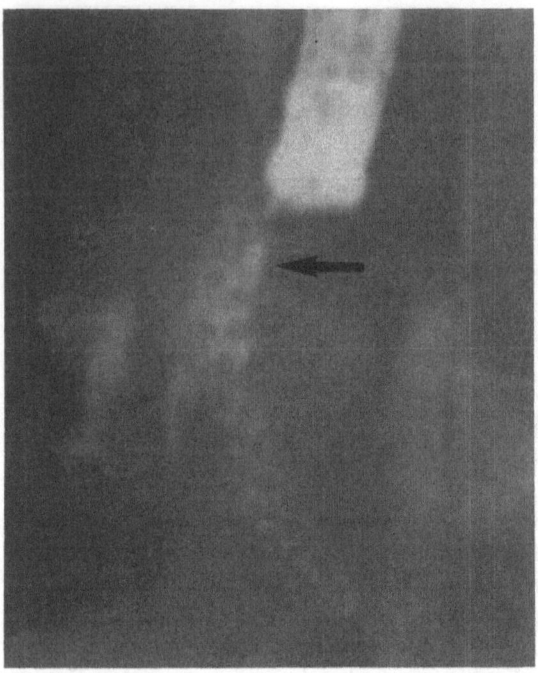

Abb. 4. Darstellung und Lokalisation der Bronchusstumpffistel durch eine gezielte Bronchographie

2. In demselben endoskopischen Akt erfolgte nun zunächst eine Sklerosierung mit 1%igem Äthoxysklerol (2–3 ml), wobei dieses submukös in kleinen Depots um die Fistelöffnung injiziert wurde (Abb. 5).
3. Danach wurde die Fistel mit einer Fibrinplombe (1,5–2 ml; 500 I. E. Thrombin/ml, 3.000–5.000 I. E. Aprotinin/ml) verschlossen.
4. Die Patienten wurden für wenige Stunden nachbeatmet und dann extubiert.
5. Endoskopische Kontrollen erfolgten am 3., 7. und 14. postoperativen Tag in Lokalanästhesie.
6. Wegen der meist vorliegenden Pleurainfektion wurde eine hochdosierte, systemische Antibiotikatherapie (Optocillin® 3 × 6 g, Refobacin 2 × 80 mg) durchgeführt und gegebenenfalls Kochsalzspülungen durch die Bülaudrainage vorgenommen.

In allen 5 Fällen konnte ein erfolgreicher Verschluß der infizierten, bis zu 7 mm großen Bronchusstumpffisteln erzielt werden. Nur bei einem Patienten mußte bei der endoskopischen Kontrolle am 3. Tag die Klebung wiederholt werden, da sich der Fibrinclot bereits weitgehend aufgelöst hatte. Bei den Kontrollen am 7. Tag waren die Fibrinclots nicht mehr nachweisbar und offenbar durch junges Bindegewebe ersetzt. Alle Fisteln waren am 14. postoperativen Tag durch Granulationsgewebe verschlossen (Abb. 6). Die Patienten konnten 2 bis 3 Wochen nach dem endoskopischen Verschluß beschwerdefrei in häusliche Pflege entlassen werden.

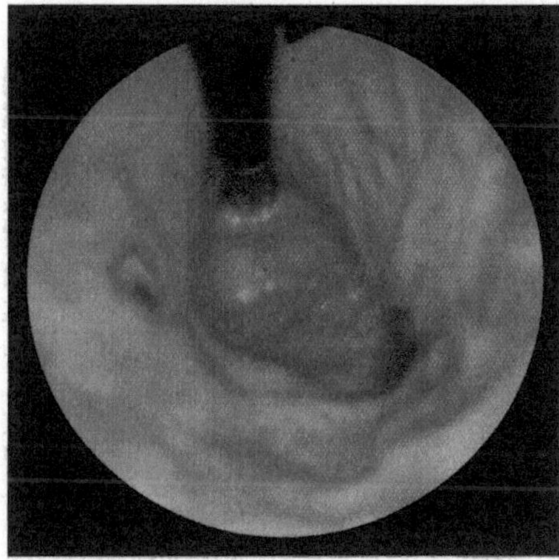

Abb. 5. Sklerosierung der Fistelöffnung mit Äthoxysklerol vor der FK-Okklusion

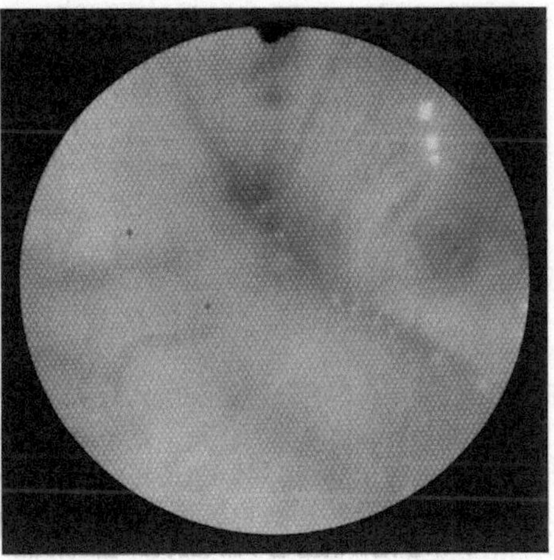

Abb. 6. Durch Granulationsgewebe abgeheilte Bronchusstumpffistel (14. postop. Tag)

Diskussion

Die Entstehung einer Bronchusstumpfinsuffizienz wird durch verschiedene lokale und systemische Faktoren, aber nicht zuletzt durch eine inadäquate chirurgische Nahttechnik gefördert. Durch die maschinellen Klammergeräte zum Bronchusstumpfverschluß konnte die Inzidenz dieser Komplikation deutlich gesenkt werden, sie beträgt derzeit in der Literatur 1 bis 4% [5, 8]. Die bisherigen transthorakalen Operationsmethoden Rethorakotomie mit Übernähung, Thoraxfensterung, Thorakoplastik etc. weisen meist unbefriedigende Ergebnisse auf, beinhalteten ein hohes Operationsrisiko und sind aufgrund des septischen Zustandes des Patienten oft nicht mehr durchführbar. Unsere tierexperimentell erprobte, endoskopische Methode zum Verschluß infizierter, postoperativer Bronchusstumpffisteln mit Hilfe der FK vereinigt mehrere Vorteile:

1. Geringe Belastung für den schon durch die Lungenresektion beeinträchtigten und durch die Infektion der Pleurahöhle septischen Patienten. Der endoskopische Verschluß kann in einer kurzen Intubationsnarkose oder in Lokalanästhesie durchgeführt werden.
2. Einfache Handhabung bzw. Applikation des FK, wodurch der Eingriff nach wenigen Minuten beendet ist.
3. Anregung der Fibrosierung durch additive Sklerosierung der Fistelöffnung.
4. Beobachtbarer postoperativer Heilungsverlauf durch endoskopische Nachkontrollen.
5. Eine Wiederholung der Klebung ist jederzeit möglich.
6. Auch bei Infektion der Pleurahöhle bestehen keine wesentlichen Probleme. Durch Belassen der Bülaudrainage bis zum 10. bis 14. postoperativen Tag können Sekrete abgelassen und Spülungen mit Kochsalz und verdünnter PVP-Jodlösung durchgeführt werden. Von entscheidender Bedeutung ist vor allem eine hochdo-

sierte, systemische Antibiotikagabe. Eine lokale Antibiotikabeimengung zum FK ist hingegen nicht sinnvoll. Eine Trägersubstanz (Kollagenvlies) für den FK erscheint uns nicht erforderlich, sondern wegen der Aspirationsgefahr in das kontralaterale Bronchialsystem sogar gefährlich.

7. Fehlende Nebenwirkungen der Fibrinklebung.

Schlußfolgerung

Mit dem endoskopischen Verschluß postoperativer Bronchusstumpffisteln mit Fibrinkleber (FK) konnte eine einfache und effektive Methode entwickelt werden, die vor allem bei partiellen Bronchusstumpfinsuffizienzen in der postoperativen Frühphase (bis zum 10. Tag) eingesetzt werden soll, weil während dieses Zeitraumes die Infektion der Pleurahöhle noch relativ gering ist. Bei Spätfisteln, aber auch bei kompletten frühzeitigen Bronchusstumpfinsuffizienzen mit Nekrosen erscheint das von Pridun [7] entwickelte endoskopische Verfahren der FK in Kombination mit entkalkter Knochenspongiosa weitere Vorteile zu bringen.

Auf jeden Fall sind wir der Meinung, daß bei postoperativen Bronchusstumpffisteln die endoskopische Klebung (FK) immer versucht werden sollte, bevor man operative Verfahren in Erwägung zieht.

Literatur

1. Barker WL, Faber LP, Ostermiller WE, Langston HT (1971) Management of persistent bronchopleural fistulas. J Thorac Cardiovasc Surg 62: 393
2. Clagett OT, Geraci JE (1983) A procedure for the management of postpneumonectomy empyema. J Thorac Cardiovasc Surg 45: 141
3. Denck H (1984) Thoraxfenster - Thorakoplastik. In: Breitner B (Hrsg) Chirurgische Operationslehre. Band II, Ergänzung
4. Goldstraw P (1979) Treatment of postpneumonectomy empyema: The case for fenestration. Thorax 34: 740
5. Moritz E, Eckersberger F (1985) Endoskopische Klebung postoperativer Bronchusfisteln. Chirurg 56: 127
6. Paiolero PC, Arnold PG, Piehler JM (1983) Intrathoracic transposition of extrathoracic skeletal muscle. J Thorac Cardiovasc Surg 86: 809
7. Pridun N (1985) Eine neue Technik zum Verschluß bronchopleuraler Fisteln. Acta chir Austriaca 65: 1
8. Umlauft M, Steiner H, Waclawiczek HW, Wayand W, Zimmermann G (1980) Die Anwendung von Nahtapparaten in der Chirurgie primärer maligner Lungentumoren. Aktuel Chir Onkologie 2: 1098
9. Waclawiczek HW, Chmelizek F (1985) Endoscopic treatment of bronchus stump fistulae following pneumonectomy with fibrin sealant in domestic pigs. J Thorac Cardiovasc Surg 33: 344
10. Waclawiczek HW, Chmelizek F, Koller I (1987) Endoscopic sealing of infected bronchus stump fistulae following lung resections with fibrin (experimental and clinical experience). Surgical Endoscopy 1: 99–102
11. Waclawiczek HW (1987) Endoskopischer Verschluß infizierter Bronchusstumpffisteln nach Lungenresektionen mit der Fibrinklebung (FK) – Klinische und experimentelle Ergebnisse. Z Herz-, Thorax-, Gefäßchir 1 (Suppl 1): 63–66

Der Verschluß bronchopleuraler Fisteln mit Fibrinkleber

N. Pridun

Es wird gezeigt, daß durch den Einsatz dreilumiger Katheter die Fibrinkleber-Komponenten endoskopisch fast beliebig weit transportiert werden können und erst am Einsatzort in gewünschter Form als Clot oder Film zu einem Fibrinpolymer gerinnen.

Im Thorax kommt es bei verschiedensten Erkrankungen und Situationen zu bronchopleuralen Fisteln verschiedener Größenordnung, die mit dem Endoskop aufgesucht und mit dem Fibrinkleber verschlossen werden können. Ob ein derartiger Fistelverschluß mit dem Fibrinkleber allein möglich ist, hängt vor allem von der Größe und Form der Fistel ab. Fisteln bis zu 3 mm Durchmesser können auch bei relativ großer mechanischer Belastung durch den Luftstrom mit Fibrinkleber allein geschlossen werden. Bei größeren zentralen Fisteln muß unserer Meinung nach ein biologisches Implantat mit Fibrinkleber implantiert werden. Ein derartiger Weg wird aufgezeigt. Die Fibrinklebertechnologie stellt in jedem Fall für den Thoraxchirurgen und Pulmologen eine wesentliche Bereicherung in der Behandlung bronchopleuraler Fistelbildungen dar.

Fibrinklebung

Beim Verschluß von Fisteln verschiedener Genese im Körper, spielt das körpereigene Fibrin eine entscheidende Rolle. Es stellt die Matrix für einsprossende Fibroblasten dar [6]. Es dient somit der Bindegewebsneubildung, wobei das Fibrin durch Plasmin und andere zelluläre Porteasen abgebaut, oder durch Makrophagen phagozytiert wird. In Abhängigkeit von der fibrinolytischen Aktivität des Gewebes kommt es innerhalb von 3–18 Tagen zur Resorption des Fibrins, die bindegewebige Organisation kann an dieser Stelle beginnen (Abb. 1).

Durch die Entwicklung des industriell hergestellten Fibrinklebers mit seinen beiden Komponenten Fibrinogen (Faktor XIII, Albumin gelöst in 3000 *IE* Aprotinin/ml) und Thrombin-Kalziumchloridlösung, die beide flüssig sind und erst bei Aufeinandertreffen ein gallertiges Fibrinpolymer bilden, ist ein idealer Kleber zur endoskopischen Anwendung entstanden [8].

Um die beiden Kleberkomponenten an den Anwendungsort transportieren zu können, wird ein dreilumiger Katheter beliebiger Länge verwendet, an dessen Spitze

B. C. Manegold (Hrsg.)
Fibrinklebung in der Endoskopie

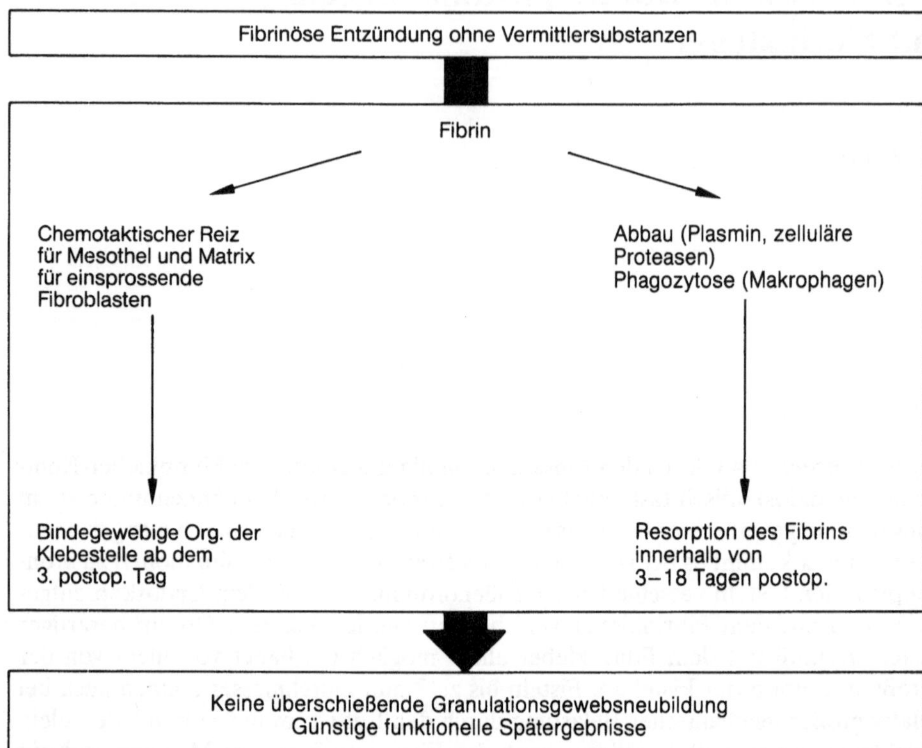

Abb. 1. Vorteile der Fibrinpleurodese

man entweder einen Fibrinklot bilden oder durch Insufflation von 3,5 bar N_2O durch den dritten Kanal an einer Oberfläche einen Fibrinfilm aufsprühen kann. Im Bereich der Lunge können derartige Katheter sowohl durch Thorakoskope als auch durch Bronchoskope vorgeschoben werden.

Ergebnisse

Unserer Erfahrung nach hängt der Erfolg des Fibrinklebers beim Verschluß bronchopleuraler Fisteln sehr von deren Durchmesser und deren Länge – also von der Form der Fistel ab. Wir unterscheiden daher zwischen 4 Fistelformen:

1. Parenchymfistel beim „idiopathischen Spontanpneu".
2. Langstielige, englumige bronchopleurale Fistel nach atypischer Segmentresektion.
3. Zentrale Bronchusfistel bis 3 mm Durchmesser nach Lobektomie oder Pneumonektomie.
4. Zentrale Bronchusfistel mit Durchmesser über 3 mm.

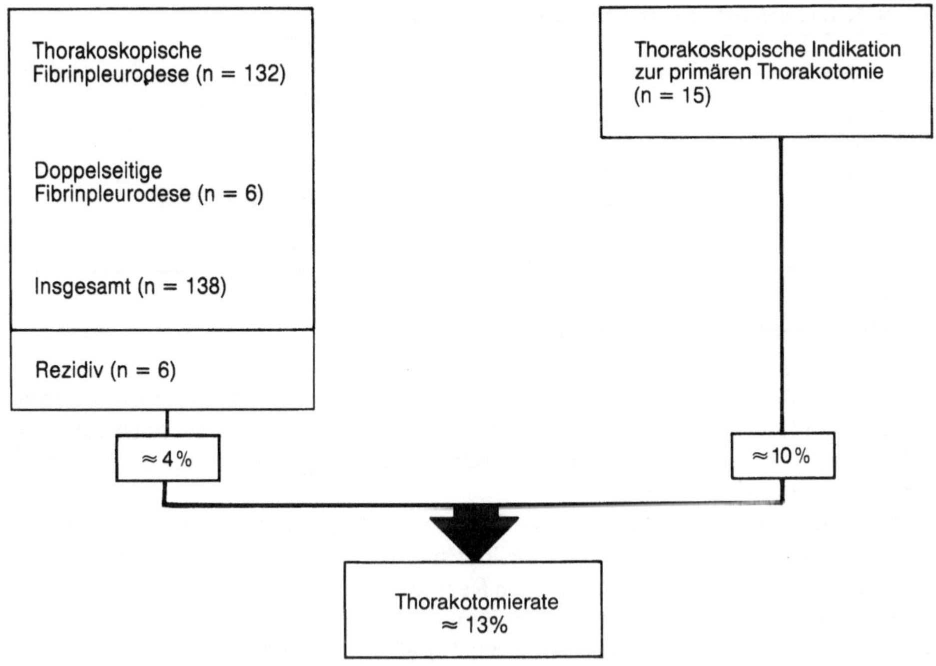

Abb. 2. Thorakoskopische Pleurodese bei persistierendem oder kompliziertem Pneumothorax bei 153 Patienten

Thorakoskopische Pleurodese

In den letzten 6 Jahren haben wir 153 Patienten mit persistierendem oder kompliziertem Pneumothorax thorakoskopiert (Abb. 2).

Bei 132 Patienten wurde in demselben Arbeitsgang eine Fibrinpleurodese durchgeführt. Bei 6 Patienten wurde diese Untersuchung und Behandlung beidseitig ausgeführt, insgesamt also 138 Fibrinpleurodesen.

Wir haben dabei jeweils 10 ml Fibrinkleber wie einen Film über den gesamten Oberlappen, in dem über 90% der pathologischen Veränderungen liegen, gesprüht und sofort durch das Thorakoskop drainiert. Die Drainage wurde 10 Tage belassen, um einen zusätzlichen mechanischen Reiz durch das Drain zu setzen. In allen Fällen kam es zu einer raschen Wiederausdehnung der Lunge.

In einem Beobachtungszeitraum von 6 Jahren mußten wir 6 Rezidive (das sind ca. 4%) beobachten. Bei 32 Patienten haben wir lungenfunktionelle Nachkontrollen durchgeführt. Es kam zu keinerlei funktionellen Einschränkungen (Tabelle 1). Die Thorakotomierate aus dieser Indikation ist auf 10% gesunken. Der gezielte und rasche Verschluß vorhandener Parenchymfisteln, die Möglichkeit einer raschen Pleurodese ohne die Nachteile der bisher verwendeten Pleurodeseverfahren scheint uns ein enormer Vorteil dieser neuen Technologie zu sein [1, 3, 5, 9].

Tabelle 1. Lungenfunktion nach Fibrinklebung (n = 32)

	M	± S
VK (%)	96,1	14,2
FEV_1 (%)	79,6	9,0
TLC (%)	117,8	25,2
RV (% TLC)	37,0	9,2
RT	2,0	0,6 ($cmH_2O/L/s$)
PEF (%)	95,3	19,2
MEF_{50} (%)	74,1	23,6

Bronchoskopischer Fistelverschluß

Bei postoperativ persistierender bronchopleuraler Fistel wurde meist, bedingt durch eine schlechte Lungenfunktion, mittels atraumatischer Klemmen oder auch automatischen Staplergeräten [4] ein nicht dem anatomischen Segment entsprechender Teil des Lungenparenchyms reseziert.

Hierbei kommt es manchmal zur Verletzung von Segmentbronchien, die nicht in der gewünschten Weise ausheilen. Es bildet sich vielmehr eine persistierende bronchopleurale Fistel meist mit einer kleinen Resthöhle, in der sich die Lunge nicht ideal ausdehnt. Der Fistelgang ist lang und dünn und kann daher gut mit Fibrinkleber verschlossen werden. Die Lokalisation der Fistel wird bronchoskopisch [2] mit der Fiberoptik durchgeführt, die solange vor die verschiedenen Segmente plaziert wird, bis keine Luft mehr über die Thoraxdrainage austritt. Dann kann der Katheter in das Subsegment vorgeschoben und die Fistel mit 1–2 ml Fibrinkleber verschlossen werden. Wir haben diese Technik in 6 Fällen erfolgreich angewandt. Die Lunge dehnt sich nach Fistelverschluß meist komplikationslos aus.

Ein nach wie vor schwieriges Problem stellen die zentralen Bronchusfisteln nach Lobektomien oder Pneumonektomien durch Dehiszenz am Bronchusstumpf dar [7].

Operationsserien ohne eine gewisse Fistelrate gibt es bis heute noch nicht. Die Literaturangaben schwanken zwischen 1–15%. In unserem Krankengut beträgt sie seit der Verwendung von Auto-Suture-Geräten 2%. Da sich das Krankheitsbild der sich ausbildenden zentralen Bronchusfistel dramatisch darstellt und alle operativen Versuche, die Fistel zu schließen, wenig erfolgreich und sehr gefährlich sind, strebt man den schonenden endoskopischen Fistelverschluß besonders an.

Auch hier bietet sich die neue Fibrinklebertechnologie aus verschiedenen Gründen an, denn sie wurde sowohl experimentell als auch klinisch getestet und kann erfolgreich sein [3].

Wir unterscheiden dabei früh oder spät auftretende Fisteln durch Nahtdehiszenz, mit einem Durchmesser von maximal 3 mm. Derartige Fisteln können endoskopisch nach Entfernung des Epithels im Fistelgang mit einem Fibrinklot geschlossen werden. Der Klot muß dabei vor der Fistel größer sein, durch die Fistel rinnen, und an der mediastinalen Fläche quasi eine Abstützung bilden. Nach Fistelverschluß endoskopieren wir am 3., 7. und etwa 12. Tag nach, um eventuell abgebautes Fibrin ersetzen zu können. Wir konnten bis jetzt 3 derartige Fälle verschließen. Bei uns hat sich besonders die sich ausbildende Frühfistel als dafür geeignet erwiesen.

Bei großen, also über 3 mm im Durchmesser messenden zentralen Bronchusfisteln ist uns ein Verschluß mit Fibrin allein nicht gelungen. Wir haben daher biologische, resorbierbare Implantate mit besonderen mechanischen Eigenschaften gesucht, um sie mit Fibrinkleber in solche Fisteln zu implantieren. Wir haben zunächst im Experiment dekalzifizierte Spongiosa als geeignet gefunden. Derartige Spongiosateile können komprimiert werden und quellen dann durch das Fibrin in der Fistel wieder zu ihrer ursprünglichen Größe auf und verschließen mit dem Fibrinkleber zusammen die Fistel sofort luft- und flüssigkeitsdicht. Sie verspreizen sich mechanisch durch Quellung. Sie stellen einen Fremdkörperreiz dar, lösen dadurch die Granulation der Fistel aus und werden gleichzeitig langsam resorbiert, sodaß die darunter wachsende Schwiele ebenfalls Zeit hat, die Fistel zu decken [11]. An mehreren thoraxchirurgischen Zentren wurde diese neue Technik bis jetzt in insgesamt 20 Fällen angewandt, in 16 Fällen davon erfolgreich.

Anschließend an diesen Fistelverschluß wird regelmäßig alle 2–3 Tage bronchoskopiert und, wenn notwendig, mit Fibrinkleber nachgeklebt.

Schlußbemerkung

Mißerfolge der Fibrinklebung großer Bronchialfisteln können wir noch nicht endgültig deuten. In den Fällen, die wir selbst gesehen haben, wurde das Implantat zu klein gewählt oder es war zu schwierig zu plazieren. Die Fistel muß zum Zeitpunkt des Fistelverschlusses natürlich einigermaßen stabil sein – sie darf sich also nicht mehr vergrößern. Außerdem braucht man einige Millimeter Wand bzw. medistinale Schwiele, um das Implantat fixieren zu können. Die Technik ist noch nicht endgültig ausgereift, erscheint uns jedoch für weitere Untersuchungen in größeren Serien als geeignet.

Literatur

1. Andersen I, Nissen H (1968) Results of silvernitrate pleurodesis in Spontaneous pneumothorax. Dis Chest 54: 230–233
2. Barker WL, Faber LP, Ostermiller WE, Langston HT (1971) Management of persistent bronchopleural fistulas. J Thorax Cardiovasc Surg 62: 393
3. Goldszer RC, Bennet J, Van Dampen J, Rudnitzky J (1970) Intrapleural tetracykline for spontaneous pneumothorax. JAMA 241: 724–725
4. Konrad RM, Ammedick U (1980) Verwendung automatischer Nahtgeräte in der Lungenchirurgie. Aktuel Chir 15: 95
5. Larrieu AJ, Tyers GF, Williams EH, O'Neill MJ, Derrick JR (1979) Intrapleural instillation of quinacrine for treatment of recurrent spontaneous pneumothorax. Ann Thorax Surg 28: 146–150
6. Pinges HP, Redl H, Kuderna H, Matras H (1979) Histologie nach Fibrinklebung. Dtsch Zschr f Mund- Kiefer- Gesichts- Chir 3: 295
7. Pridun N, Redl H, Schlag G (1987) Ein neues biologisches Implantat zum Verschluß bronchopleuraler Fisteln. Z Herz-, Thorax-, Gefäßchir 1: Suppl I
8. Scheele J, Mühe E, Wopfner F (1978) Fibrinklebung, eine neue Behandlungsmethode beim persistierenden und rezidivierenden Spontanpneumothorax, Chirurg 49: 235–243
9. Van der Schuren RG (1981) Le talcage pleural dans le pneumothorax spontane. Poumon-Cœur 37: 273–276
10. Waclawiczek HW, Wayand W, Chemelizek F Homologe Fibrinklebung am Bronchusstumpf nach Pneumonektomie im Tierexperiment. Ludwig-Bolzmann-Institut für experimentelle und gastroenterologische Chirurgie an der I. Chirurgischen Abtlg der LKA Salzburg

Endoskopische Verklebung kongenitaler ösophago-trachealer Rezidiv-Fisteln und Fisteln

B. C. Manegold, H. Lochbühler und *H. Lochbühler*

Die Ösophagusatresie kommt in einer Häufigkeit von 1 auf 3500 Lebendgeburten vor [2], sie ist in 95% der Fälle mit einer ösophago-trachealen Fistel kombiniert. Die Ösophagusatresie ist ein dringlicher chirurgischer Notfall in der Neugeborenenperiode. Ösophago-tracheale Fisteln ohne Atresie oder Stenose des Ösophagus (sogenannte H-Fisteln) sind selten. Sie können singulär oder noch seltener multipel auftreten. Ösophago-bronchiale H-Fisteln können lange Zeit stumm verlaufen und sich erst im Erwachsenenalter manifestieren [1, 6, 10, 11].

Postoperativ ist in 3,6% bis 6,6% der Fälle mit Rezidiv- oder Rekanalisierungs-Fisteln zu rechnen [8]. Die Rezidiv-Fisteln können zu lebensbedrohlichen Lungenkomplikationen führen. Sie entstehen durch Rekanalisation, nach Anastomoseninsuffizienz oder repräsentieren einen zusätzlichen Fistelgang, der bis dahin unbekannt geblieben war. Der operative Verschluß derartiger Rezidiv-Fisteln erfordert die Rethorakotomie bei pulmonal schwer geschädigtem Kind.

Der bronchoskopische Verschluß einer Rezidivfistel wurde erstmalig von Gdanietz mit dem Gewebekleber Histoacryl erfolgreich vorgenommen [3]. Dieser Kleber setzt mechanisch und chemisch lokale Schäden, die je nach Art und Menge von blander Entzündung bis zur Nekrose reichen. Diese initiale Entzündung ist die Voraussetzung für ein langsames Zugranulieren der Fistel. Der polymerisierte Klebstoff Histoacryl bleibt nur wenige Tage als zusammenhängende Substanz bestehen. Er zerfällt und wird entweder abgehustet oder er gelangt über den Ösophagus in den Digestionstrakt. Wiederholungsklebungen sind in der Regel notwendig. Erste eigene Erfahrungen mit der Verklebung kongenitaler ösophagealer-tracheo Fisteln reichen bis 1974 zurück [9].

Krankengut

In der Zeit von August 1974 bis Oktober 1988 haben wir 11 Patienten mit kongenitaler ösophago-trachealer Rezidiv-Fistel bzw. Fistel gesehen und unter bronchoskopischer Kontrolle die Fistelklebung vorgenommen [7, 12]. Die Kinder befanden sich im Neugeborenen- oder Säuglingsalter und waren zwischen 27 und 212 Tage alt (Tabelle 1). Ein Kind mit einer Rezidiv-Fistel war 781 Tage alt. 7 Patienten waren wegen Ösophagusatresie vom Typ VOGT III b, 1 Patient wegen Ösophagusatresie vom Typ VOGT III c am Tage der Geburt operiert (Abb. 1). Bei 3 am Ösophagus nicht

B. C. Manegold (Hrsg.)
Fibrinklebung in der Endoskopie

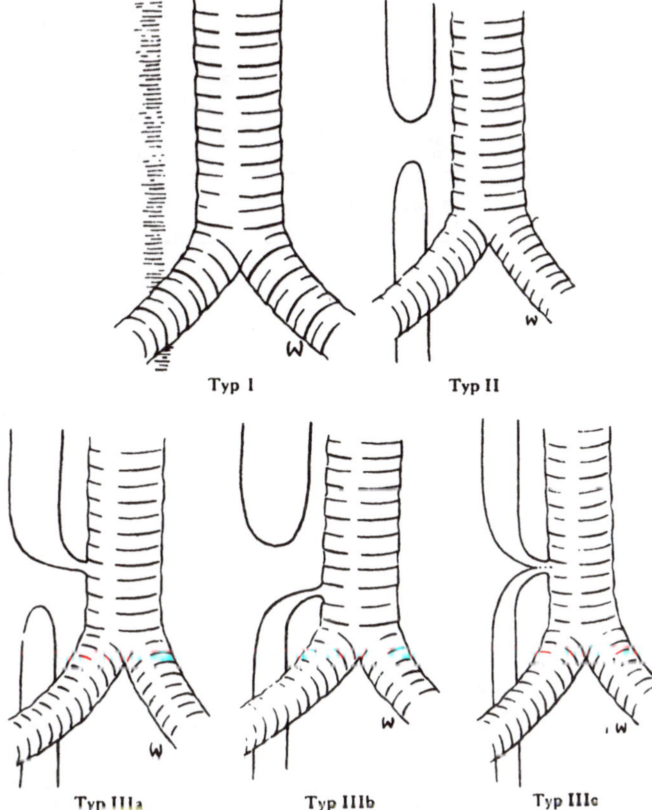

Abb. 1. Häufigste Formen der Ösophagusatresie mit ösophago-trachealer Fistel, Einteilung nach Vogt (n.4)

voroperierten Patienten handelte es sich um H-Fisteln im zervikalen oder thorakalen Bereich (Abb. 2). Die H-Fisteln waren singulär. In 6 Fällen handelte es sich um Frühgeborene, das jüngste wurde in der 34. Schwangerschaftswoche bei einem Gewicht von 1850 g geboren. Die primäre Rekonstruktion des Ösophagus war in 4 Fällen in auswärtigen Kliniken und in 7 Fällen in der Kinderchirurgischen Klinik Mannheim (Direktor: Prof. Joppich) vorgenommen worden. Die Neugeborenen befanden sich prä- und postoperativ sowie zum Zeitpunkt der endoskopischen Interventionen unter intensiv-medizinischer Kontrolle der Kinderklinik des Klinikums Mannheim (Direktor: Prof. Huth, Prof. Niessen). Säuglinge wurden auf der kinderchirurgischen Wachstation betreut. Neben der ösophago-trachealen Fistel bzw. Rezidiv-Fistel lagen bei 8 Kindern weitere, zum Teil multiple Fehlbildungen (VATER- oder VACTERL-Syndrom) vor (Tabelle 2).

Tabelle 1. Endoskopische Verklebung kongenitaler ösophago-trachealer Rezidiv-Fisteln und Fisteln

Nr.	Patient	Daten zur Geburt			APGAR	Fisteltyp	Weitere Fehlbildungen	Fistelnachweis	Alter bei 1. Klebung (Tage)	Klebesitzungen	Klebematerial	Klebeerfolg	Verlauf der ösophago-trachealen Fistel
		S.S.W.	(Gewicht) (g)	(KL) (cm)									
1.	S.P., w. *13.8.73 (554/74)		2800			Vogt IIIb-Rezidiv		Klin Rö Endo		3	Histoacryl	+	Heilung
2.	M.C., w. *28.9.77 (3650/77)	zum errechneten Termin	3200	50	10/10/10	cervicale H-Fistel	Ø		27	4	Histoacryl	(+)	Fistelrezidiv nach 3½ Mon.
	(1515/78)					H-Fistel-Rezidiv			212	2	Fibrin	+	Heilung
3.	Ch.D., m. *9.3.82 (1709/82)	zum errechneten Termin	2750	50	6/7/7	Vogt IIIb-Rezidiv	+		29	1	Fibrin + Kollagen	+	✠ 2. Tag post interventionem, Autopsie: Fistel geschlossen
4.	M.L., w. *19.1.81 (1347/83)	35.	2500			Vogt IIIb-Rezidiv	Ø		781	1	Fibrin	+	Heilung, 10/1987 Bronchiektasen li. U'lappen
5.	T.B., m. *13.10.84 (5517/84)	36.	2850		7/8/9	Vogt IIIb-Rezidiv	+		39	2	Fibrin	+	Heilung

6.	D. Sch., w. *2.8.84 (534/85)	35.	1850	46	6/ 7/ 7	Vogt IIIb- Rezidiv	+	Rö	183	1	Fibrin	+	Heilung, 1/1985 ösophago- mediast. Fistel: Fibrinklebung. 4/1987 Reflux- oesophagitis, ∅ Fistel (ÖGD), ∅ Stenose
7.	L. G., w. *19.12.86 (327/87)	34.	2000	52	9/ 10/ 10	Vogt IIIc- Rezidiv	+		32	2	Fibrin + Placenta	+	✝ 93. d post interventionem, keine Autopsie
8.	T. M., m. *27.6.87 (4423/87)	34.	1930		10/ 10/ 10	Vogt IIIb- Rezidiv	+	Klin Rö Endo	48	3	Fibrin + Placenta + Spongiosa	∅	Rethorako- tomie, Ligatur der Rezidiv-Fistel. 10/1988 Ö-Stenose zur Bougierung n. REHBEIN
9.	L. H., w. *30.7.88 (5341/88)		2000			cervicale H-Fistel	+	Klin Rö Endo	47	1	Fibrin	+	noch in statio- närer Kontrolle
10	S. R., m. *6.6.88 (5427/88)	35.	2030	47		thorakale H-Fistel	+	Klin Rö Endo	105	3	Fibrin	+	noch in statio- närer Kontrolle
11.	Ü. K., m. *4.9.88 (6351/88)	37.	2550		3/ 5/ 8	Vogt IIIb- Rezidiv	+	Rö	57	1	Fibrin	+	noch in statio- närer Kontrolle

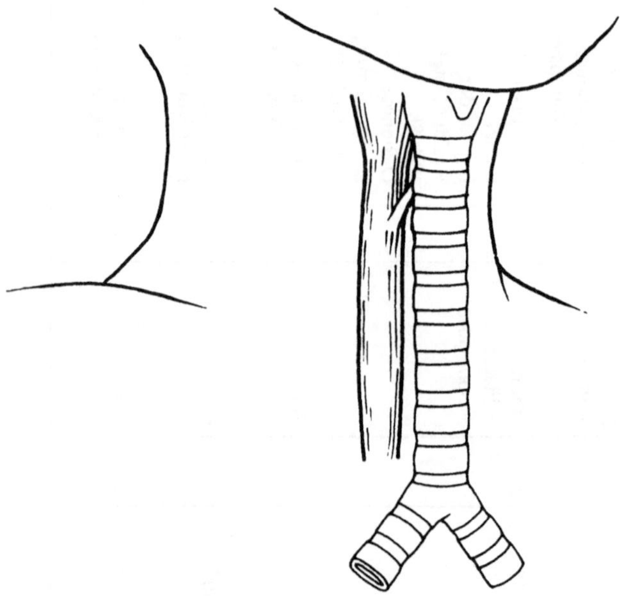

Abb. 2. Zervikale H-Fistel. Der Fistelgang verläuft von proximal tracheal nach distal ösophageal (n.5)

Tabelle 2. Zusätzliche Fehlbildungen, beobachtet bei 11 Kindern mit kongenitalen ösophago-trachealen Rezidiv-Fisteln bzw. Fisteln (8/1974–10/1988)

I	Kardiovaskuläre Anomalien	IV	Anomalien des Skelettes
	VSD, ASD Fallot'sche Tetralogie Dextropositio aortae Aortenisthmusstenose		Klumphand, Klumpfuß Syndaktylie
II	Gastrointestinale Anomalien	V	Zentralnervöse Anomalien
	Cheilognathopalatoschisis Duodenalatresie, Ileumatresie Analatresie		Mongolismus Mentale Retardation
III	Renovesikuläre Anomalien		
	Hydroureteronephrose Megacystis, Megaureter Einseitige Nierenagenesie		

Instrumentarium

Zur Verklebung ösophago-trachealer Fisteln im Neugeborenen- und Säuglingsalter verwenden wir das starre Kaltlichtbronchoskop der Firma Karl Storz/Tuttlingen (10338 E, Größe 3, Gesamtlänge 20 cm, Arbeitslänge 15 cm, Außendurchmesser 4,8 mm) mit 0°-HOPKINS-Optik (27020 A, Durchmesser 2,8 mm), Beatmungsansatz und Ansatz zur Einführung eines flexiblen Hilfsinstrumentes (Abb. 3). Als Absaugsystem dient ein flexibler Absaugkatheter, der über den Instrumentier-Ansatz unter optischer Kontrolle eingeführt wird. Zur Elektrokoagulation verwenden wir eine

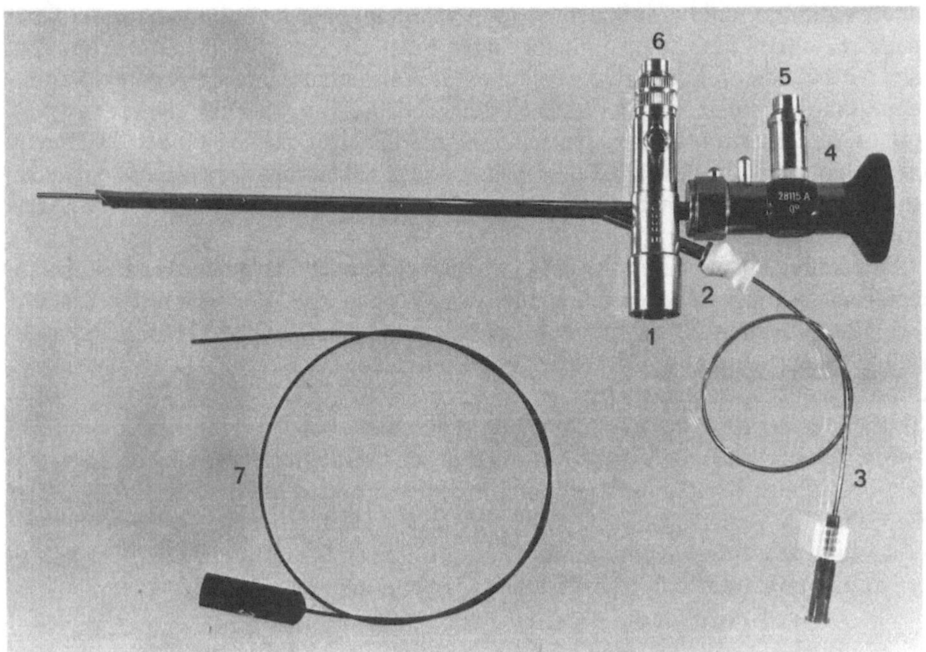

Abb. 3. Beatmungsbronchoskop Storz: Arbeitslänge 15 cm, Außendurchmesser 4,8 mm mit 1 = Beatmungsansatz, 2 = Instrumentieransatz und 3 = eingeführtem Cavafix-Katheter, 4 = 0° Hopkinsoptik und 5, 6 = Kaltlichtanschlüssen, 7 = Elektrokoagulationssonde

monopolare 50 cm lange, 1 mm starke Knopfelektrode (Storz 27160 AA), zur Applikation des Fibrinklebers Tissucol den einlumigen Venenkatheter Cavafix/ Braun MT 134 (32 cm lang, AD 0,9 mm, ID 0,5 mm).

Zur Implantation von Spongiosa oder lyophilisierter Plazenta in die Fistelöffnung eignet sich die 35 cm lange, 1 mm starke Miniatur-Alligatorzange (Storz 10338 U), die wie die Elektrokoagulationssonde oder Klebesonde über den Instrumentierkanal eingeführt wird. Das Spongiosa- oder Placentastückchen kann nicht im Zangengriff durch den Instrumentierkanal gebracht werden. Es wird nach Entfernen der Optik in den Bronchoskopschaft gelegt, die Zange wird durch den Instrumentierkanal geschoben. Nach Wiedereinführen der Optik wird unter optischer Kontrolle das Implantat im Bronchoskopschaft mit der Zange gefaßt, vorsichtig zur Fistelöffnung transportiert und dort in den Fistelkanal versenkt. Als Kleber verwenden wir den Zweikomponentenkleber Tissucol in der schnellklebenden Version (Thrombinkonzentration 1000 IE) bei minimalen Mengen unter Verwendung des Duploject-Applikators und damit simultaner Injektion.

Anästhesie

Das prämedizierte Kind gelangt im Inkubator zur Endoskopie-Abteilung. Es ist meist noch nasotracheal intubiert und kontrolliert beatmet. In einigen Fällen waren die

Kinder extubiert und bei suffizienter Spontanatmung. Nach vorausgegangener Ösophagusrekonstruktion liegt in vielen Fällen noch ein Gastrostomie-Katheter. Das Kind wird auf dem Endoskopietisch auf einer Wärmematte und unter einer Wärmelampe bei 37° gelagert. Die Extremitäten sind in Wattewickeln eingepackt. Ein Stethoskop zur Kontrolle der Herz-, Atem- und Fistelgeräusche ist präcordial fixiert und dauernd im Ohr des Anaesthesisten. Danach Einleitung der Narkose entweder per inhalationem mit einem O_2/N_2O/Halothan-Gemisch oder i.v. mit einem Barbiturat.

Relaxierung mit Succinylchlorid (Lysthenon) und nach Oxygenierung Einführung des Bronchoskopes und Beatmung über das Bronchoskop. Bei intubierten Kindern nach Narkoseeinleitung Absaugung des Nasen-Rachen-Raumes, Hyperventilation mit 100%igem Sauerstoff, Extubation und Einführung des Beatmungsbronchoskopes unter laryngoskopischer Sicht.

Hierbei ist der Kopf des Patienten in Reklinationsstellung in einem wattierten Ring und der Thorax auf einer Tuchrolle unter den Schulterblättern ca. 5 cm hochgelagert. Die Passage der Rima glottis gelingt mit dem 4,8 mm starken Bronchoskop ohne Hindernis. Ein Beschlagen der Optik kann durch Aufträufeln eines Antibeschlagmittels verhindert werden. Kontinuierliche Kontrolle von Blutdruck, Puls, EKG, rektaler Körpertemperatur und transkutaner pO_2-Sättigung oder Pulsoxymetrie.

Fibrinklebung

Nach Einführen des Bronchoskopes zunächst orientierende Exploration des rechten und linken Hauptbronchus und gegebenenfalls Absaugung von retiniertem Sekret. Danach Suchen und Einstellung der vermuteten Fistel. Die Fistel stellt sich dar als tief klaffender Trichter vor einem deutlich erhabenen halbmondartigen Querwulst oder als kaum erkennbarer longitudinaler Schlitz im Schleimhautniveau (Abb. 4).

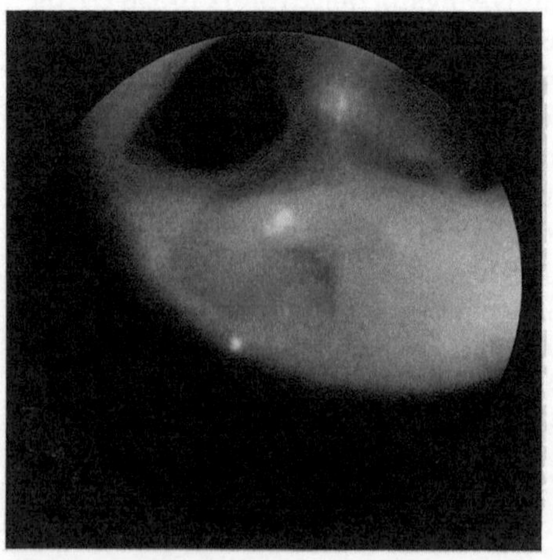
a

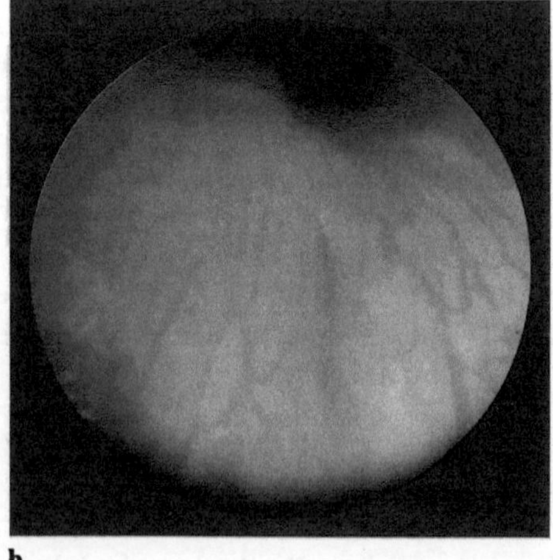
b

Abb. 4a, b. Ösophago-tracheale Fistel **a)** trichterförmig klaffend, **b)** schlitzförmig geschlossen

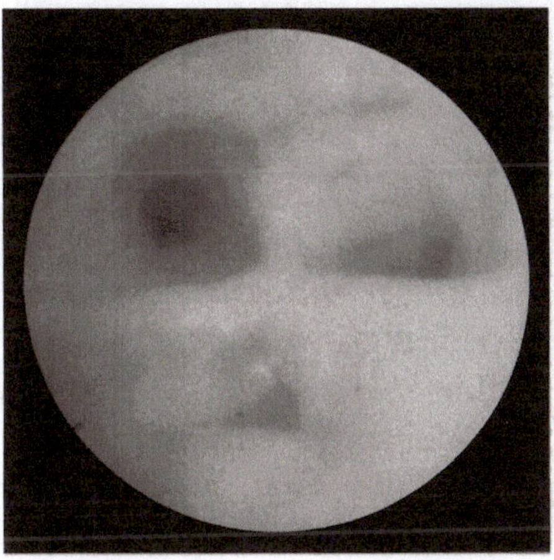

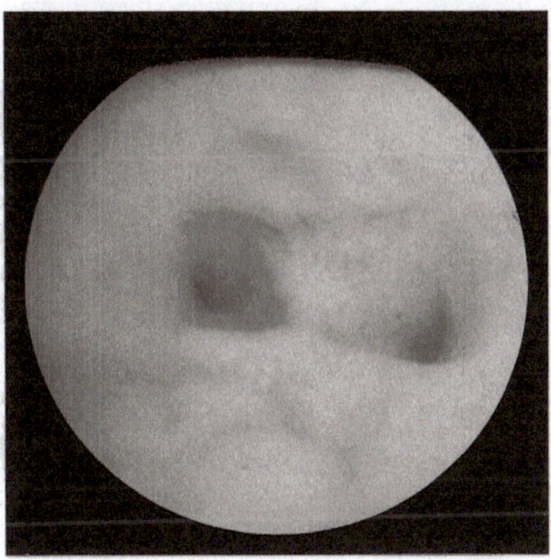

a b
Abb. 5a, b. Ösophago-tracheale Fistel **a)** bei Inspiration geöffnet, **b)** bei Exspiration geschlossen

Die Fistelmündung öffnet sich bei Inspiration und schließt sich bei Exspiration (Abb. 5). Meist läßt sich die Fistelöffnung weit distalwärts sondieren. Es gibt jedoch Fälle (Beobachtung 6 und 11), in denen eine Fistel durch Kontrastmittel eindeutig röntgendokumentiert oder durch klinische Beobachtung eindeutig manifest ist, aber bronchoskopisch zunächst nicht beweisbar ist. In derartigen Situationen ist die Instillation einer Blaulösung in den Ösophagus hilfreich, da der Farbstoff über die Fistel trachealwärts läuft und somit die Fehlverbindung beweist.

Fistelöffnung und Fistelgang sind im Sinne einer Lippenfistel vollständig epithelialisiert. Um eine wirksame Fibrinklebung (Tissucol) zu erzielen, muß das Epithel an Fistelmündung und/oder Fistelgang destruiert werden. Erst aus der Wundfläche entsteht ein Granulationsgewebe, aus dem Fibroblasten in den Fibrinklot einsprossen und ihn schließlich ersetzen können. Die Gewebsdestruktion erreichen wir durch 3–4malige monopolare punktförmige Elektrokoagulation à ¼ sec. Dauer (Erbotom Riwoplan E, Einstellung 1,5/3). Nachfolgend wird der Fibrinkleber auf die verschorfte Fistelöffnung appliziert (Abb. 6). Dies geschieht über den einlumigen Venenkatheter unter optischer Kontrolle. Der Venenkatheter hat ein eigenes Füllungsvolumen von 0,02 ml. Bei korrekter Position des Katheters in, nicht vor der Fistelmündung wird das Tissucol schnell eingegeben. Es wird in der Regel nicht mehr als 0,2 ml Gesamtmenge benötigt. Der Applikations-Katheter wird sofort retrahiert und ist wegen Okklusion durch den Kleber nicht weiter verwendbar. Der Fibrinklot verfestigt sich innerhalb von 5 sec.

Die Eingabe des Fibrinklebers erfolgt nach vorheriger Hyperventilation mit 100%igem Sauerstoff unter Apnoe für 1–3 Minuten unter fortwährender transkutaner pO_2-Messung oder Pulsoxymetrie (nicht unter 88%). Apnoe für 1 Minute im Säuglingsalter bedeutet das Fehlen von 60 Atemzügen! Unter günstigen Bedingungen setzt nach kurzer Apnoephase Spontanatmung bei 100%iger Sauerstoffzufuhr ein, so daß eine manuelle Beatmung unter Druck und nach Entfernen des Beatmungsbronchoskopes eine Re-Intubation nicht erforderlich wird.

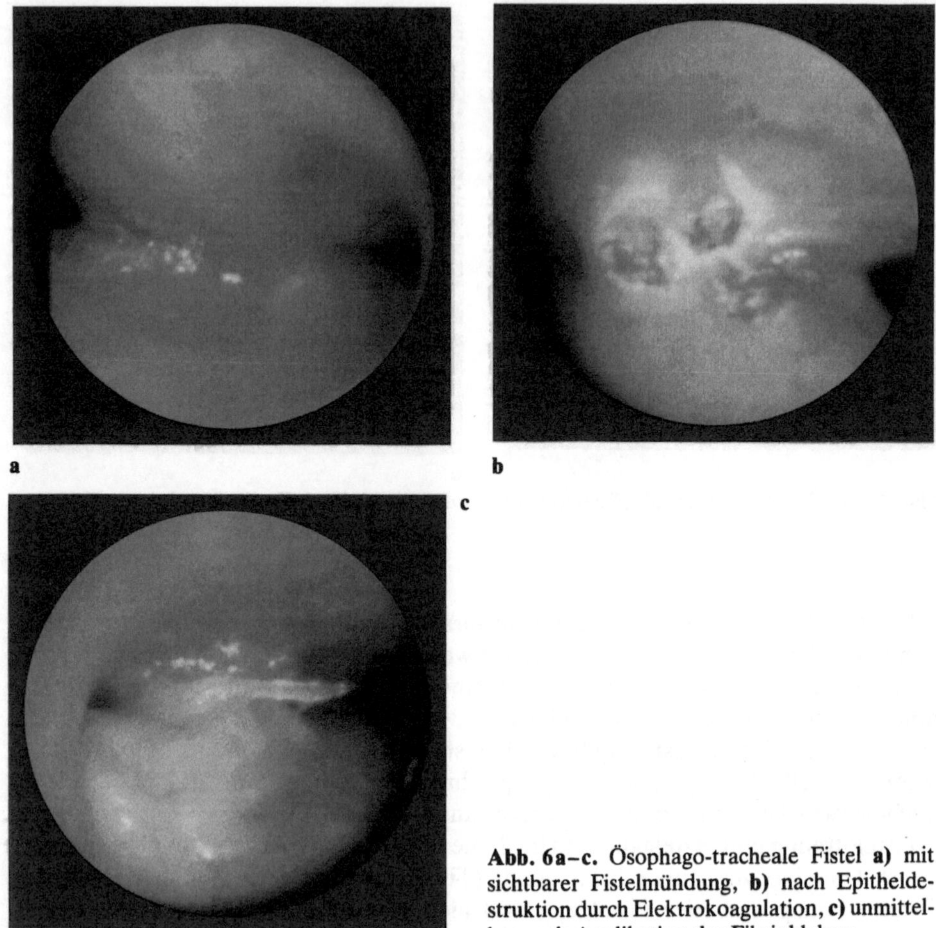

Abb. 6a–c. Ösophago-tracheale Fistel **a)** mit sichtbarer Fistelmündung, **b)** nach Epitheldestruktion durch Elektrokoagulation, **c)** unmittelbar nach Applikation des Fibrinklebers

Nachsorge

Der Nachsorge nach Fistelklebung ist besondere Aufmerksamkeit und Sorgfalt zu widmen. Es ist für etwa 3 Tage zu vermeiden, daß der Fibrinklot in der ösophagotrachealen Fistel unter Druck gerät. Dies ist erreichbar bei Beachtung einer Reihe von Vorbedingungen (Tabelle 3).

Entweder erfolgt eine parenterale Ernährung oder eine naso-enterale Sondenernährung über eine spezielle selbstgefertigte Doppellumensonde (naso-gastraler Schenkel 30 cm, naso-duodenaler Schenkel 40 cm, Fixierung der beiden Sondenschäften aneinander durch Plastikkleber). Der längere Sondenschaft wird über einen Seldinger-Pilotdraht unter Bildwandlerkontrolle endoskopisch plaziert.

Tabelle 3. Nachsorge nach bronchoskopischer Verklebung kongenitaler ösophago-trachealer Rezidiv-Fisteln und Fisteln

Spontanatmung: Vermeidung von Schreien, Pressen, Husten
Schonende nasotracheale Absaugung
Schonende nasotracheale Beatmung (falls erforderlich) bei niedrigen Beatmungsdrucken, Vermeiden von Gegenatmen und Husten
Hochlagerung des Oberkörpers des Patienten um 60°
Offene gastrale Sekretableitung (naso-gastral bzw. über Gastrostoma) zur Vermeidung des gastro-ösophagealen Refluxes
Künstliche enterale Sondenernährung (bei fehlendem intravenösem Zugang) über naso-gastrale Rücklauf- und naso-duodenale Ernährungssonde als Doppellumensonde

Verlaufskontrolle

Die Kontrolle der erfolgreichen Fistelklebung ist klinisch, röntgenologisch und endoskopisch vollziehbar.

Klinische Kontrolle

Ist der Fistelverschluß erfolgreich, bessert sich die Atemfunktion rasch. Bei Wiederaufnahme der oralen Ernährung ist auf eine ungestörte Nahrungsaufnahme zu achten. Husten und Hüsteln kündigen das Fistel-Rezidiv an. Um den Verdacht zu erhärten, kann bei noch offenem Gastrostoma durch Instillation von 5 ml Blaulösung über das Stoma und unter gleichzeitiger orotrachealer Absaugung von Blaulösung eine Fistelpersistenz nachgewiesen werden. Dieser Test ist in der Mehrzahl erfolgreich, da Kinder nach Ösophagusrekonstruktion wegen Ösophagusatresie regelmäßig einen gastro-ösophagealen Reflux haben.

Röntgenologische Kontrolle

Ein wichtiges Indiz für eine offene oesophageale-tracheo Fistel ist das Luftoesophagogramm beim Schreien und die übermäßige Luftfüllung von Magen und Dünndarm im Nativbild (Abb. 7).

Bei liegendem Gastrostoma kann der Fistelnachweis retrograd unter Ausnützung des bestehenden gastro-ösophagealen Refluxes erfolgen. Hierzu sind minimale Kontrastmittelmengen (5 ml) erforderlich. Bei oraler Kontrastmittelgabe kann ein vorhandener Fistelgang bei charakteristischem Fistelverlauf von proximal tracheal nach distal ösophageal leicht übersehen werden. Die Verwendung eines ösophagealen Ballon-Katheters zur Verhinderung eines zu raschen Kontrastmittelablaufes gastralwärts und zur besseren Darstellung des Fistelganges ist wegen erhöhter Aspirationsgefahr nicht zu empfehlen.

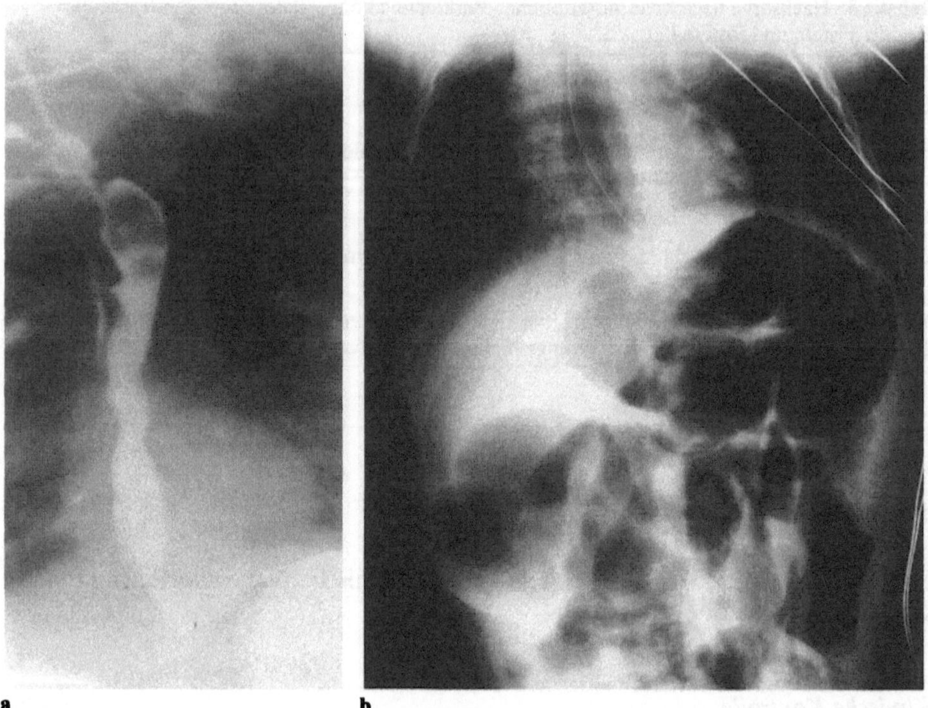

a b

Abb. 7a, b. Ösophago-tracheale H-Fistel, thorakale Form, **a)** dargestellt durch Kontrastmittel (Solutrast) **b)** dargestellt als Luft-Ösophagogramm, gleichzeitig übermäßige Luftfüllung von Magen und Dünndarm

Endoskopische Kontrolle

Die persistierende Fistel ist als weit sondierbare schlitzförmige Öffnung oder als klaffender Trichter darstellbar. Im okkludierten Stadium kann sie als blinde Fistel wenige mm, aber nicht darüber hinaus sondierbar sein. Bei Sondierbarkeit einer Fistelöffnung von der Trachea aus, aber bei fehlendem Blaueinstrom nach Blauinjektion in Speiseröhre oder Magen, ist eine tracheo-mediastinale oder tracheo-pleurale Fistel zu erwägen, die gleichfalls durch Fibrinklebung zu beherrschen wäre. Eine Bronchoskopiekontrolle 14 Tage nach der letzten Verklebung ist grundsätzlich zu empfehlen.

Ergebnisse

Die ösophageale-tracheo Fistel im Neugeborenen- und Säuglingsalter ist meist mit einer Ösophagusatresie kombiniert. Der operative Fistelverschluß durch Unterbindung und Durchtrennung und die gleichzeitige Rekonstruktion des Ösophagus ist die Therapie der Wahl. Bei isolierten H-Fisteln und bei Fistel-Rezidiven ist die endoskopische Fistelverklebung zu favorisieren, wenn auch in einigen Fällen mehrere Sitzungen erforderlich werden. Weitlumige Fistelöffnungen können durch gleichzeitige Applikation von Kollagenkugeln, Spongiosa oder lyophilisierter Placenta verschlossen werden. Notwendig ist ein sehr erfahrener pädiatrischer Anaesthesist während des Klebevorganges und eine konsequente intensiv-medizinische Nachbehandlung auf einer pädiatrischen Intensivstation oder kinderchirurgischen Wachstation. Die Beobachtungen haben gezeigt, daß eine Destruktion des Epithels einer Lippenfistel erforderlich ist, um einen wirksamen Fistelverschluß zu erreichen.

Die Epitheldestruktion erreichten wir bei den ersten behandelten Fällen durch mehrfache chemische und mechanische Fremdkörperreizung durch den Gewebekleber Histoacryl. Die Epithelschädigung rufen wir jetzt durch punktförmige Elektrokoagulationen, durch mehrfache Biopsie oder durch Bürstenabrasion des Fistelkanales hervor. Die Verwendung eines Fibrinklebers ist zu bevorzugen wegen der schonenderen Handhabung und wegen der erfolgreicheren Klebung in wenigeren Sitzungen.

Zusammenfassung

Die kongenitale ösophago-tracheale Fistel und Rezidivfistel ist verklebbar. Diese neue Technik ist vor einer Re-Thorakotomie und auch vor einer beabsichtigten zervikalen Fistelligatur wegen geringerer Invasivität bei berechtigter Aussicht auf Erfolg anzuwenden. Voraussetzung zur endoskopischen Fistelklebung ist eine verständige interdisziplinäre Kooperation mit pädiatrischer Intensivtherapie, pädiatrischer Anästhesie, pädiatrischer Röntgenologie, pädiatrischer Chirurgie und pädiatrisch orientierter Endoskopie.

Literatur

1. Chu W, Mullen JL (1978) Congenital bronchoesophageal fistula in the adult. JAMA 239: 855–856
2. Daum R (1977) Fehlbildungen des Ösophagus. In R Zenker, F Deucher und W Schink (Hrsg): Chirurgie der Gegenwart, Band 3, Urban und Schwarzenberg, München–Berlin–Wien
3. Gdanietz K, Wiesner B, Krause I, Mau H, Jung FJ (1974) Gewebekleber zum Verschluß von Ösophago-Tracheal-Fisteln bei Kindern. Z Erkr Atm 141: 46–50
4. Grewe HE (1959) Dringliche Chirurgie beim Säugling und Kind. Thieme, Stuttgart
5. Helbig D (1974) Chirurgische Pädiatrie, Kurzlehrbuch chirurgischer Erkrankungen im Kindesalter. Schattauer, Stuttgart - New York
6. Hendry P, Crepeau A, Beatty D (1985) Benign bronchoesophageal fistulas. J Thor Cardiovasc Surg 90: 789–791
7. Jung M, Schlicker H, Manegold BC (1987) Therapeutische Endoskopie mit Fibrinkleber. Med Welt 38: 141–146
8. Koop CE, Hamilton JP (1965) Atresia of the esophagus: Increased survival with staged procedures in the poor risk infant. Ann Surg 162: 398
9. Manegold BC (1975) Merits and hazards of operative endoscopy in the upper gastrointestinal tract. In E Seifert (Hrsg): Surgical Endoscopy Witzstrock, Baden-Baden–Brüssel
10. Scheiner NM, Lachance C (1980) Congenital esophagobronchial fistula in the adult. Can J Surg 23: 489–491
11. Smith DC (1970) A congenital broncho-oesophageal fistula presenting in adult life without pulmonary infection. Br J Surg 57: 398–400
12. Waag KL, Joppich J, Manegold BC, del Solar E (1979) Endoskopischer Verschluß ösophagotrachealer Fisteln. Z Kinderchir 27: Suppl 93–98

Behandlung bronchopleuraler Fisteln nach Lungenresektion mittels endoskopischer Applikation von Fibrinkleber

R. Elfeldt, D. Schröder und *Ch. Beske*

Das Auftreten bronchopleuraler Fisteln nach Lungenresektionen ist entweder Folge einer zentralen Bronchusstumpfinsuffizienz oder einer peripher gelegenen Undichtigkeit im Bereich verbliebenen Lungenparenchyms.

Pathophysiologische Grundlagen

Die zentrale Bronchusstumpfinsuffizienz ist in der Regel Folge eines technischen Fehlers im Sinne einer undichten Bronchusnaht. Ursache kann aber auch eine Durchblutungsstörung am Bronchusstumpf sein, bedingt durch ausgiebige Skelettierungsmaßnahmen am Bronchus bei radikalen Lungeneingriffen. Die peripher gelegene Lungenparenchymfistel ist dagegen häufiger Folge einer Durchblutungsstörung und nur in selteneren Fällen operationstechnisch bedingt.

In der Regel tritt die zentrale Bronchusstumpfinsuffizienz relativ früh, d. h. bis zum 7. postoperativen Tag auf und ist anfangs nicht zwangsläufig mit einem Pleuraempyem verbunden. Die periphere Lungenparenchymfistel macht sich dagegen häufig erst sehr spät, d. h. nach dem 14. postoperativen Tag bemerkbar, wobei das Pleuraempyem meist das erste Anzeichen für das Vorhandensein einer Fistel ist.

Mit einem spontanen Verschluß bronchopleuraler Fisteln nach Lungenresektionen ist, wenn überhaupt, am ehesten bei den Parenchymfisteln zu rechnen. Jedoch können auch hier so ausgedehnte Befunde vorliegen, daß ein spontaner Verschluß nicht mehr erfolgen kann. Ein operatives Vorgehen zur Beseitigung der Fistel kommt in der Regel nur bei den früh auftretenden zentralen Bronchusstumpfinsuffizienzen ohne Pleuraempyem in Frage. Auch hier sind die Ergebnisse der operativen Therapie insgesamt wenig befriedigend.

Liegt eine Infektion der Pleurahöhle vor, verbietet sich meistens eine Operation. In diesen Fällen bestand das therapeutische Vorgehen bisher in einer oft Wochen oder Monate dauernden regelmäßigen Spülbehandlung der Pleurahöhle über Bülaudrainagen. Durch die Anwendung eines Fibrinklebers, der mittels doppellumiger Katheter endoskopisch appliziert werden kann, ist es nun möglich geworden, einen Verschluß bronchopleuraler Fisteln nach Lungenresektionen auf nichtoperativem Wege zu erreichen und somit dem Patienten eine langwierige stationäre und ambulante Behandlung zu ersparen.

B. C. Manegold (Hrsg.)
Fibrinklebung in der Endoskopie

Ergebnisse

Es soll nun anhand von 2 Fallbeispielen erläutert werden, welches Verfahren sich bei uns zum endoskopischen Verschluß peripher gelegener Lungenparenchymfisteln bewährt hat.

Kasuistik 1

Ein 55jähriger Patient, bei dem auswärts wegen einer koronaren Herzkrankheit ein dreifacher aortokoronarer Venenbypass und in gleicher Sitzung wegen eines nachgewiesenen Oberlappenkarzinoms linksseitig eine atypische Oberlappenresektion unter Belassung eines Teils der Lingula durchgeführt wurde, erholte sich zunächst recht gut von diesem Eingriff. Die Bülaudrainagen konnten zeitgerecht entfernt werden.

Drei Wochen postoperativ kam es zum Auftreten septischer Temperaturen, die schließlich zur stationären Aufnahme bei uns führten. Bei einer zunächst angefertigten Röntgenthoraxaufnahme zeigte sich ein Spiegel in der linken Thoraxhälfte. Daraufhin wurde eine Bülaudrainage eingelegt, die neben Eiter unter Dauersog große Mengen Luft förderte. Somit lag ein Pleuraempyem vor, welches offenbar durch eine spät entstandene bronchopleurale Fistel bedingt war.

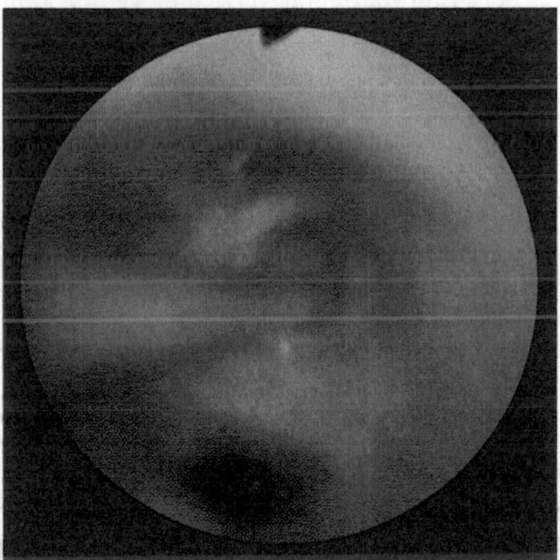

Abb. 1. Vorschieben des Katheters in die Segmentostien zur röntgenologischen Darstellung der Fistel

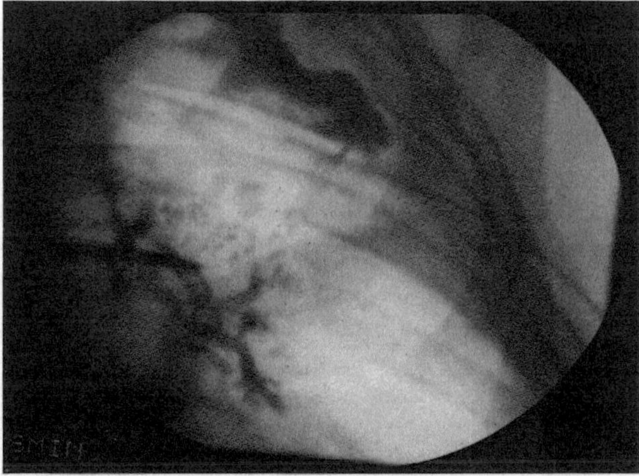

Abb. 2. Röntgenbild nach Kontrastmittelapplikation über den Katheter. Es stellt sich eine bronchopleurale Fistel mit Kontrastmittelübertritt in die freie Thoraxhöhle (oben rechts) dar

Nach sorgfältiger Spülung der Thoraxhöhle über mehrere Wochen, unter der keinerlei Besserung der Fistelung erkennbar war, führten wir zunächst eine Bronchoskopie mit einem flexiblen Gerät durch. Die noch einsehbaren Segmentostien des linken Oberlappens erschienen unauffällig.

Nach gezielter Kontrastmittelgabe über einen gesondert eingelegten Katheter in die Segmentostien des Oberlappens konnte ein deutlicher Kontrastmittelübertritt aus dem Bronchialsystem in den Pleuraraum gesehen werden (Abb. 1 und 2).

Zur genauen Lokalisation der Fistel wurde nun folgendes einfache Verfahren angewandt. Unter Dauersog an der Bülaudrainage wurden sämtliche Segmentostien des linken Oberlappens mit der Bronchoskopspitze nacheinander intubiert und somit temporär verschlossen. In dem Augenblick, wo der befallene Segmentbronchus durch das Bronchoskop verschlossen wurde, mußte auch die Fistelung aufhören, was an einem Sistieren der Blasenbildung in dem Wasserschloß erkennbar war.

Bei dem oben genannten Patienten zeigte sich nun auf diese Weise, daß die bronchopleurale Fistel im Bereich des inferioren Lingulasegmentbronchus zu suchen war. Daraufhin wurde über einen langen doppellumigen Katheter, der durch das Bronchoskop in den betreffenden Segmentbronchus vorgeschoben wurde, Fibrinkleber in das Lungengewebe appliziert und somit ein sofortiger Verschluß der bronchopleuralen Fistel erreicht. Wenige Tage später konnten wir die Bülaudrainagen entfernen und den Patienten beschwerdefrei nach Hause entlassen. Nach einem Vierteljahr stellte sich der Patient zu einer Nachuntersuchung vor. Er war vollkommen beschwerdefrei.

Es hatte sich nun gezeigt, daß durch Intubation der Segmentostien mit dem Bronchoskop eine viel einfachere und genauere Methode zur Lokalisation der Fistel zur Verfügung stand, so daß bei dem nächsten Patienten auf die relativ aufwendige und für den Patienten unangenehme Röntgendarstellung der Fistel vollständig verzichtet werden konnte.

Kasuistik 2

Bei einem 66jährigen Patient wurde wegen eines Karzinoms eine Unterlappenresektion linksseitig vorgenommen. Bereits intraoperativ war es bei der Präparation des stark entzündlich verklebten Interlobärspaltes zu einem größeren Parenchymdefekt im Bereich des Oberlappens gekommen. Trotz verschiedener Maßnahmen, wie etwa Übernähung der fistelnden Stellen sowie Überdeckung des Parenchymdefektes mit Kollagenvlies, konnte intraoperativ keine befriedigende Abdichtung des Defektes erreicht werden. Die Operation wurde beendet in der Hoffnung, daß ein spontaner Fistelverschluß erfolgen würde.

Im Laufe der folgenden Wochen trat jedoch keine Besserung der Fistelung ein, sodaß schließlich ein endoskopischer Fistelverschluß versucht wurde. Auch hier bedienten wir uns zur Lokalisation der Fistel des oben genannten Verfahrens, in dem wir die Segmentostien des verbliebenen Oberlappens mit der Bronchoskopspitze nacheinander intubierten. Es zeigte sich nun, daß die Fistel im Bereich der verbliebenen Lingula zu suchen war. Ein erster endoskopischer Verklebungsversuch führte zwar zu einer Minderung der Fistelung, jedoch war nach einigen Tagen ein zweiter Versuch erforderlich, der schließlich zu einem vollständigen Fistelverschluß führte.

Auch hier konnten kurze Zeit später die Bülaudrainagen entfernt und der Patient nach Hause entlassen werden. Bei einer ersten Nachuntersuchung drei Monate später war der Patient vollkommen beschwerdefrei. Röntgenologisch fand sich lediglich noch ein kleiner basaler Pneumothorax. Dieser hatte sich bei der nächsten Nachuntersuchung, wiederum drei Monate später, vollkommen zurückgebildet.

Schlußfolgerungen

Durch den gezielten Einsatz von Fibrinkleber ist es möglich geworden, bronchopleurale Fisteln nach Lungenteilresektion auf endoskopischem Wege in Lokalanästhesie zu verschließen. Bei den bei uns behandelten Patienten handelt es sich ausschließlich um Fälle peripher gelegener Lungenparenchymfisteln. Die längste Fistelverklebung liegt zwei Jahre zurück. Wir verfügen jetzt über Erfahrungen an vier Patienten, wobei alle bei uns durchgeführten Verklebungsversuche erfolgreich waren. In einem Fall waren zwei Sitzungen erforderlich, um einen definitiven Fistelverschluß zu erreichen.

Durch gezielte Intubation der in Frage kommenden Segmentostien unter Dauersog an der Bülaudrainage scheint uns ein relativ einfaches Verfahren zur Verfügung zu stehen, um die Lokalisation der Fistel sowie einen eventuellen Erfolg der Verklebung sofort zu erkennen. Hierdurch kann man auf das relativ aufwendige und für den Patienten unangenehme Röntgenverfahren verzichten.

Ösophagus

Verklebung von Fisteln am Ösophagus

M. Jung

Endoskopische Fisteltherapie am Verdauungs- und Respirationstrakt wurde in den vergangenen Jahren mit verschiedenen Gewebeklebern und unterschiedlichen Techniken propagiert. Zum Einsatz kamen Kunststoffkleber (Histoacryl, Bucrylat) und schnellhärtende Substanzen (Ethibloc) [4, 10, 14, 15, 16]. Zur Fistelokklusion wurde die alleinige Umspritzung mit Polidocanol empfohlen oder für eine Diathermiebehandlung plädiert [11, 13]. Klare Indikationen für die eine oder andere Therapieform konnten nicht demonstriert werden. In der Literatur sind Einzelfalldarstellungen die Regel, kritische Analysen zu größeren Behandlungskollektiven fehlen bis heute. [3, 9].

Material und Methode

In der Behandlung von Fisteln gilt seit kurzem der Fibrinklebung besondere Aufmerksamkeit [5, 6, 7]. Grundlage dieser Methode ist die Nachahmung der plasmatischen Gerinnung in ihrem letzten Abschnitt. Mit dem mehrfach beschriebenen 2-Komponenten-System Tissucol wird das Fistellumen nach Deepithealisierung der Wundränder durch einen Fibrinklot verschlossen. Dieser Pfropf bildet dabei eine Matrix für das umgebende Gewebe und stimuliert so die Wundheilung im verklebten Areal. Der Fibrinklot ist biologischer Natur und kein Fremdkörper, die endoskopische Fibrinklebung wird als biologische Klebung verstanden. Grundlagen und Applikationsformen sind wiederholt und ausführlich dargestellt worden [8, 12].

In der Endoskopie wurde die Fibrinklebung erstmals in der Behandlung von Säuglingen mit angeborenen ösophago-trachealen Rezidiv-Fisteln nach korrigierter Ösophagusatresie verwandt [2, 6]. Beeindruckende Erfolge führten danach zu weiteren Indikationsstellungen im Bereich des Gastrointestinaltraktes und der Atemwege.

Die Speiseröhre ist heute das bevorzugte Organ für eine endoskopische Fistelverklebung. Für flexible und starre Optiken leicht zugänglich, ist eine rasche Behandlungsmöglichkeit gegeben. Die Belastung des Patienten wird durch kurze Wege gering gehalten.

Anatomisch betrachtet liegt die Speiseröhre, von ihrem cardianahen Anteil abgesehen, eingebettet im hinteren und mittleren Mediastinum. Eine lockere Tunica adventitia vermittelt den nachgiebigen Zusammenhang mit der Nachbarschaft [1]. Fisteln können daher blind im umgebenden Gewebe enden (ösophago-mediastinal) oder mit anderen Organsystemen kommunizieren (ösophageale tracheo-broncho-Fisteln).

B. C. Manegold (Hrsg.)
Fibrinklebung in der Endoskopie

Für die endoskopische Verklebung ösophago-trachealer und -bronchialer Fisteln sind solche mit kleiner Öffnung, kurzem und schlankem Verlauf am besten geeignet. Verbindungen zur Trachea können über beide Organsysteme angegangen werden.

Bei der Fibrinklebung sind bestimmte Regeln einzuhalten. Deepithealisierung (Elektrokoagulation, Aufrauhung mit der Zytobürste), rasche Instillation auf möglichst trockenes Gewebe über kurze, effektive Überleitungssonden und Ruhigstellung der verklebten Areale sind unabdingbare Voraussetzungen für ein Gelingen der Therapie. Dabei ist es offenbar unerheblich, ob die Klebung bevorzugt mit niedrigem (4 I. E./ml) oder hohem (500 I. E./ml) Thrombinanteil erfolgt. Wichtig ist nur, daß der Pfropf sich im Bereich der Fistel formiert, adaptiert und nicht eine vorzeitige Gerinnung in der Überleitungssonde stattfindet. Unser Vorgehen – zunächst langsame Klebesubstanz in das Lumen geben und die Fistelöffnung mit schneller Klebung verschließen – basiert dabei auf Erfahrungswerten und erhebt nicht den Anspruch auf eine allgemeine Gültigkeit. Von entscheidender Bedeutung allerdings ist die organische Beschaffenheit des Fistelgewebes. Kann der Fibrinpfropf im Fistelkanal überhaupt angehen und damit eine regelrechte Wundheilung stattfinden? Tumorgewebe und strahlengeschädigtes Epithel lassen einen regelrechten Heilungsprozeß kaum mehr zu. In hochinfektiösem Gewebe haftet der Klot nicht. Therapieversager sind vorzugsweise auf falsche Indikationsstellung, auf unzureichende Technik oder auf mangelnde Sorgfalt bei der Präparation der Komponenten zurückzuführen. Angesichts dieser eingeschränkten Kriterien ist es von vorneherein verständlich, daß eine Fistelbehandlung mit Klebeproteinen ihre speziellen Anwendungsgebiete besitzt. Nicht alle Defekte können mit einem Fibrinpfropf definitiv versiegelt werden. Die Fibrinklebung ist die Behandlungsform für den speziellen Fall und keine Therapie für jeden Tag.

Ergebnisse

Von Juni 1986 bis August 1988 wurden bislang 12 erwachsene Patienten mit Fisteln am Ösophagus durch endoskopische Fibrinklebung behandelt. Den Fisteln lagen Anastomosen-Leckagen nach operativen Eingriffen, Perforationen nach endoskopischer Bougiertherapie und Tubusimplantation, entzündliche und radiogene Ursachen, Traumen sowie Tumorleiden zugrunde. Der erfolgreiche und definitive Fistelverschluß gelang bei 10 von 12 Patienten in 1–4 Sitzungen (Tabelle 1).

Tabelle 1. Endoskopische Fibrinklebung bei Fisteln am Ösophagus (6/86–8/88, n = 12)

Ursache	Anzahl	Fistelverschluß
Postoperativ	5	5
Radiogen	3	3
Entzündlich	1	1
Trauma	1	1
Tumor	2	–
	12	10

Kasuistik 1

Ein 76jähriger Patient erlitt beim Essen eines Fleischstückes einen Bolusverschluß am distalen Drittel der Speiseröhre. Bei vergeblichen Versuchen der Ehefrau, den Bolus mittels „Heimlich-Handgriff" zu mobilisieren, trat eine breite Perforation zum Mediastinum ein. Der Bolus wurde endoskopisch mit der Schlinge geborgen, eine konservative Behandlung der Perforation mit enteraler Sonden-

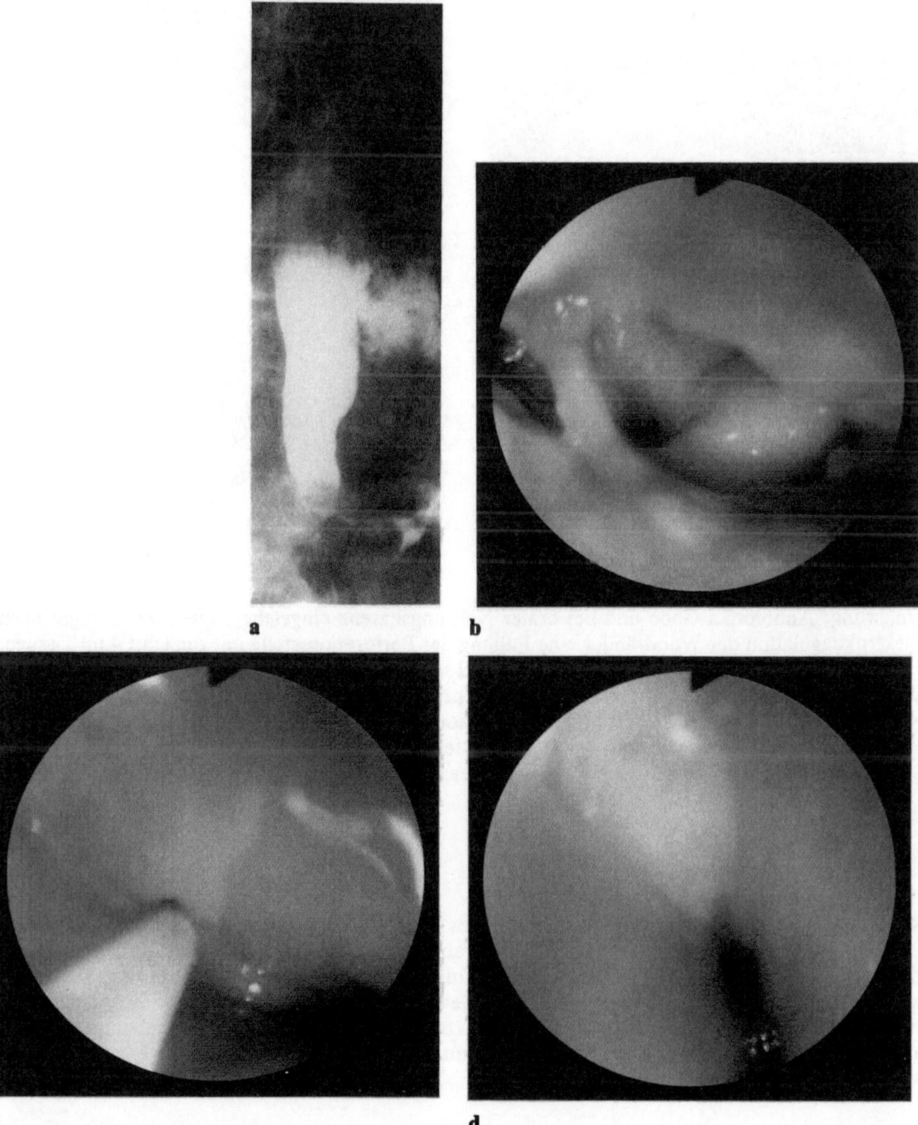

Abb. 1a–d. 76jähriger Patient mit breiter ösophago-mediastinaler Fistel nach Bolusverschluß. **a)** Gastrografinschluck mit Darstellung der Perforationshöhle. **b)** Endoskopische Darstellung der Perforationshöhle. **c, d)** Fibrinklebung. **e)** Winzige Restfistel nach 3 Wochen. **f, g)** Komplette Abheilung der Fistel nach 4 Wochen (Rö-Gastrografin)

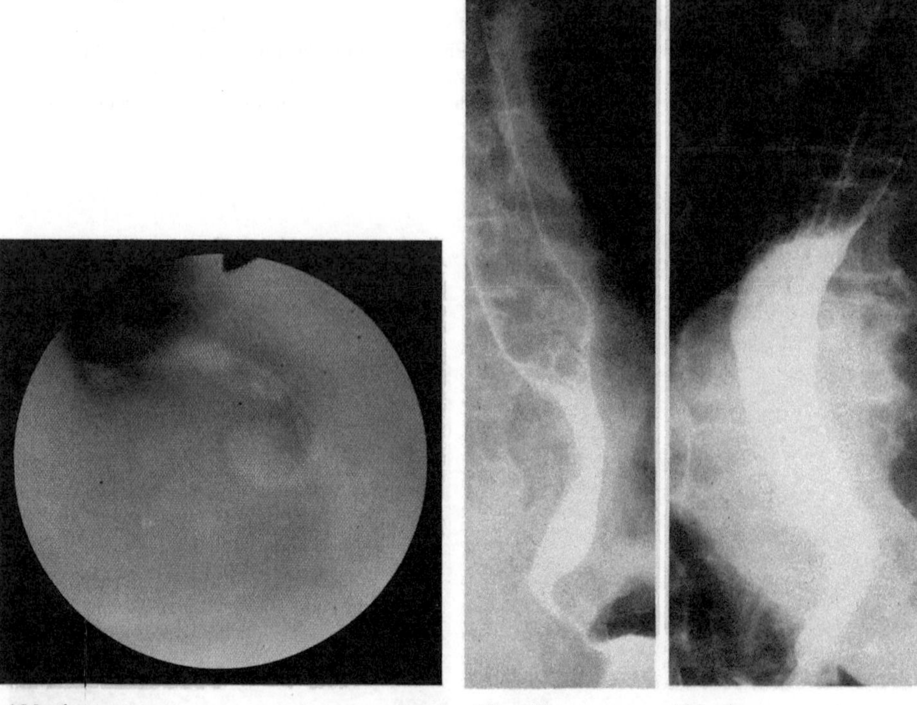

Abb. 1e **Abb. 1f** **Abb. 1g**

ernährung, Antibiotika-Gabe und bei oraler Nahrungskarenz eingeleitet. Daneben erfolgte nach Elektrokoagulation der Wundränder eine Füllung der Perforationsstelle mit zunächst 4 ml Tissucol (Thrombin 4 I. E./ml). Der Defekt wurde mit 2 ml schneller Klebesubstanz (Thrombin 500 I. E./ml) abgedichtet. Eine Woche später zeigte sich ausgeprägtes Granulationsgewebe im Bereich der Ösophagusruptur und eine Verkleinerung der Perforationsstelle. Die Behandlung mit Fibrinkleber wurde endoskopisch noch zweimal in der zweiten und dritten Woche fortgesetzt. Die Perforation heilte nach 4 Wochen komplett ab, ohne daß ein chirurgischer Eingriff erforderlich wurde (Abb. 1a–g)

Kasuistik 2

56jähriger Patient. Die definitive Verklebung des über 2 Monate alten Anastomosenlecks (nach Gastrektomie) mit Verbindung zur rechten Pleurahöhle und zum subhepatischen Raum erforderte Zeit und Geduld. Obwohl die innere Fistelöffnung selbst relativ klein und ideal zum Verkleben erschien, haftete der Klot im hochentzündlichen Gewebe zunächst nicht. Erst nach 3 Behandlungssitzungen wurde eine Verkleinerung des Fistellumens beobachtet, die komplette Ausheilung schließlich nach 6 Wochen bei Nahrungskarenz und nasojejunaler Sondennahrung durch Rö-Kontrastdarstellung nachgewiesen (Abb. 2a–d)

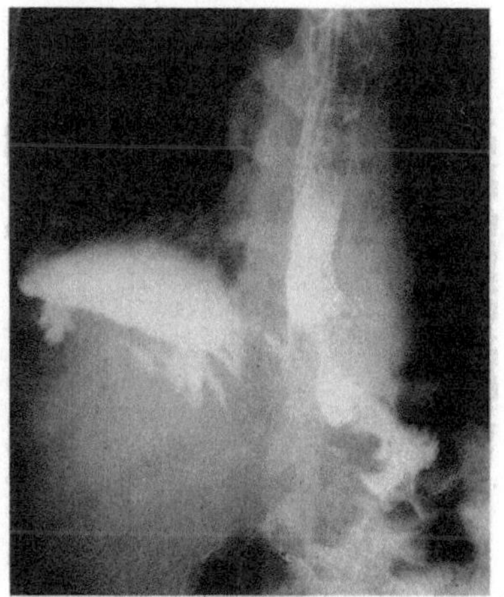
a

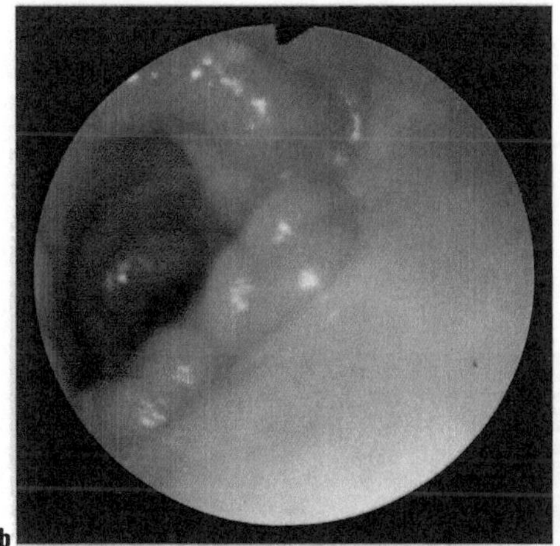
b

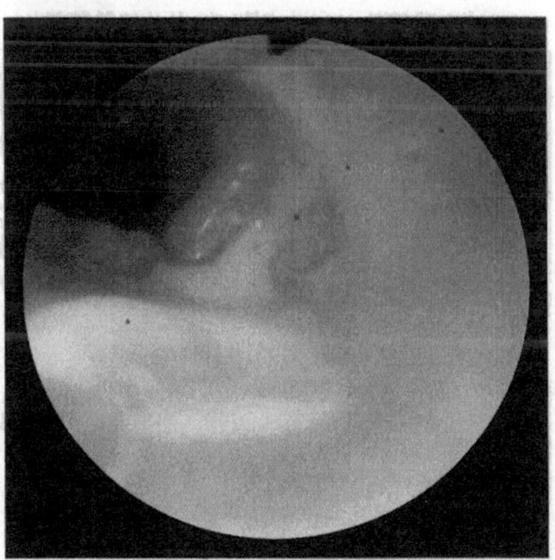
c

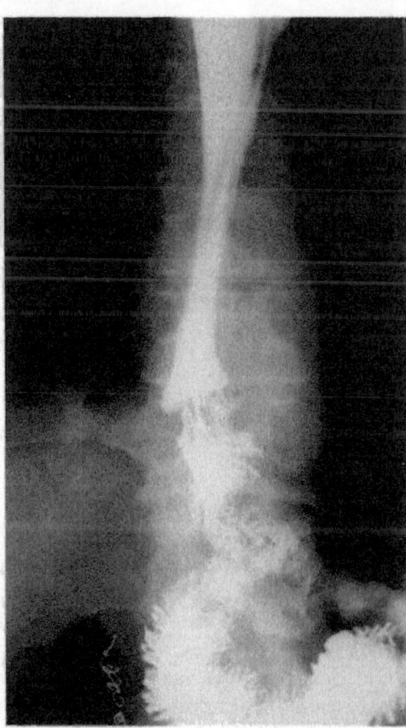
d

Abb. 2a–d. 56jähriger Patient mit ösophago-pleuraler und subhepatischer Fistel nach Gastrektomie wegen Adeno-Karzinoms der Kardia (T2 NO MX). Ösophago-Jejunostomie nach ROUX-Y. Persistierende Fistel über 2½ Monate mit rezidivierenden Fieberschüben. **a)** Darstellung der Fistel im Gastrografinschluck. **b)** Endoskopische Darstellung der Ösophago-Jejunostomie, die punktförmige Fistel ist nur eben an der Schleimhauteinziehung bei 6 h zu vermuten, aber gut zu sondieren. **c)** Endoskopische Fibrinklebung in 3 Sitzungen mit Fibrinklot im Bereich der äußeren Fistelöffnung und überschüssigem Fibrin am Ösophagus. **d)** Komplette Ausheilung der Fistel nach gut 6 Wochen

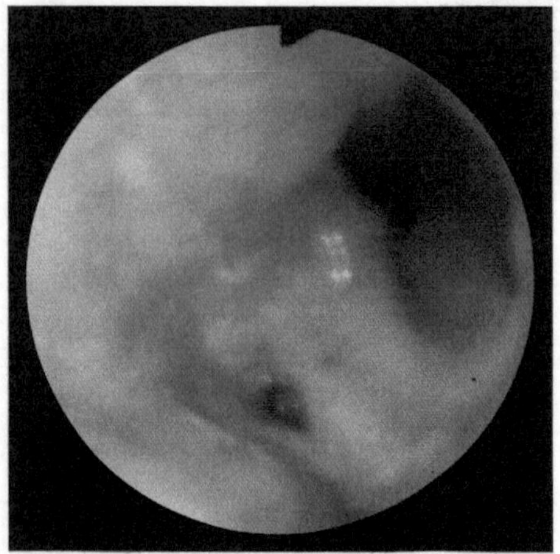

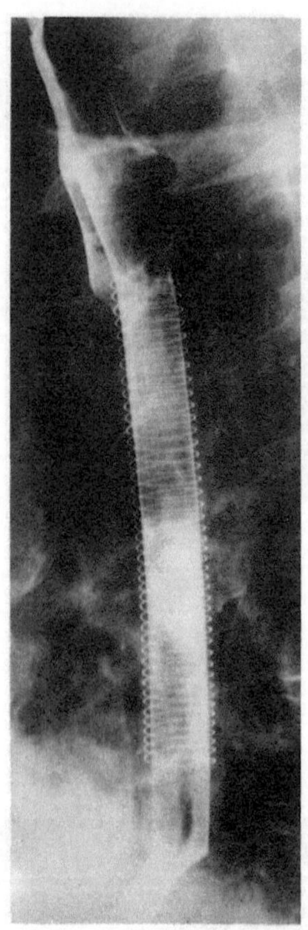

Abb. 3a–b. Ösophagostracheale Fistel nach Strahlentherapie eines Ösophaguskarzinomes **a)**. Fisteldeckung durch ösophagealen Lufttubus **b)**

Kasuistik 3

54jähriger Patient mit inoperablem Plattenepithel-Karzinom der Speiseröhre. Perkutane Strahlenbehandlung bis 18 Gy, danach Auftreten eines gut 1 cm breiten Defektes zwischen Ösophagus und Trachea (Abb. 3a). Einleitung einer Fibrinklebe-Therapie. Der korrekt applizierte Fibrinklot wurde bereits wenige Stunden nach Einbringung abgehustet oder herausgewürgt.

Die Erklärung für das Mißlingen dieser Behandlung liegt im Fistelgewebe selbst. Tumorgewebe besitzt kaum regenerationsfähige Wundflächen. Die zur Heilung notwendige Einsprossung von Fibroblasten bleibt dabei weitgehend aus. So ist bei den oft ausgedehnten Tumorverbindungen zwischen Speiseröhre und Trachea auch bei Strahlenschäden, die endoskopische Protheseninplantation (Vakuummantel-Abdichtungsprothesen) die Therapie der Wahl (Abb. 3b).

Diskussion

Die Fibrinklebung hat in der Behandlung ösophagealer Fisteln bei Beachtung ihrer speziellen Indikationen einen hohen Stellenwert. Immer wieder profitieren schwerkranke Patienten von einer derartigen Behandlung, wenn operative Therapiemöglichkeiten ausgereizt sind oder als zu risikoreich angesehen werden. Da der Fibrinkleber entsprechend seiner Grundstruktur nur regelrechtes Wundgewebe aktivieren kann, schränkt dies die Anzahl möglicher Indikationen für eine endoskopische Fistelbehandlung an der Speiseröhre ein. Es wird verständlich, daß auch im eigenen Krankengut die Anzahl erfolgreich behandelte Patienten den Rahmen einer erweiterten Kasuistik nicht überschreitet.

Werden radiogene Wanddefekte zwischen Ösophagus und Bronchialbaum nicht vollständig durch einen Tubus abgedichtet, so kann die zusätzliche Verklebung des freien Fistelendes mit einem Fibrinklot möglich sein [6]. Der Therapieerfolg steht und fällt aber auch hier mit der Regenerationsfähigkeit des umgebenden Gewebes. Strahlenfisteln sind ein schwieriges Kapitel. Der Einsatz kann aber durchaus lohnend sein.

Aus bisherigen Erfahrungen heraus sind postoperative Leckagen am ehesten für eine derartige Behandlungsform geeignet. Therapeutisch angehbar sind Ösophagusperforationen nach endoskopischen Eingriffen, Traumen und Fisteln entzündlicher Genese. Bei radiogenen Schäden ist der Einsatz als relativ zu sehen, Tumorfisteln bilden unseres Erachtens keine Indikation für eine erfolgversprechende Fibrinklebung (Tabelle 2).

Tabelle 2. Indikationen zur endoskopischen Fibrinklebung am Verdauungstrakt

allgemein:	kleine, tubuläre, endoskopisch gut darstellbare Defekte ohne Beziehung zur Bauchhöhle
absolut:	postoperative Leckagen an Ösophagus, Trachea, Bronchus
relativ:	radiogene Defekte
schwierig:	infektiöse Fisteln
keine Indikation:	Tumorfisteln

Zusammenfassung

Endoskopische Klebetechniken sind zur Zeit in Mode. Der Verwendung einer biologischen Substanz kommt bei Fisteln am Ösophagus eine besondere Bedeutung zu. Der Vorteil gegenüber Fremdkörperklebern ist dabei augenfällig. Bemerkenswerte Heilerfolge in schwierigen Krankheitssituationen unterstreichen den herausragenden Stellenwert des Fibrinklebers. Weitere spezielle Indikationen zu finden und Anwendungsmöglichkeiten zu präzisieren, wird die nächste Aufgabe sein.

Literatur

1. Bargmann W (1967) Histologie und mikroskopische Anatomie des Menschen. Thieme, Stuttgart, 423
2. Brands W, Lochbühler H, Raute-Kreinsen U, Joppich I, Schaupp W, Menges HW, Manegold BC (1983) Die Fibrinklebung angeborener Ösophagusmißbildungen. Zbl Chir 108: 803–807
3. Eimiller A, Neuhaus H, Zellmer R, Paul F (1987) Behandlung von Fisteln bei Morbus Crohn durch Fibrinklebung. In: Henning H, Classen M (Hrsg) Fortschritte der gastroenterologischen Endoskopie. Band 17, 60–62
4. Gdanietz K, Wiesner B, Krause I, Mau H, Jung FJ (1974) Gewebekleber zum Verschluß von Ösophago-Trachel-Fisteln bei Kindern. Z Erkr Atm 141: 46–50

5. Groitl H, Scheele J (1987) Initial experience with endoscopic application of fibrin tissue adhesive in the upper gastrointestinal tract. Surg Endosc 1: 93–97
6. Jung M, Schlicker H, Manegold BC (1987) Therapeutische Endoskopie mit Fibrinkleber. Med Welt 38: 141–146
7. Jung M, Brands W, Manegold BC (1988) Endoskopische Fisteltherapie mit Fibrinkleber Schweiz Rundschau (Med Praxis) 77: 3–5
8. Kaeser A, Dumm M (1987) Grundlage der Fibrinklebung-Wirkprinzip und Infektionssicherheit von Tissucol. Z Herz-, Thorax-, Gefäßchir 1 Suppl 1: 5–10
9. Kohler B, Köhler G, Riemann JF (1987) Ösophago-tracheale Fistel durch ein Ulkus in einer Magenschleimhautheterotopie der cervikalen Speiseröhre. Dtsch med Wschr 112: 1130–1133
10. Marco C, Doncel F, Veloso E, Viver JM, Vidal J (1987) Nonsurgical closure of a benign oesophago-bronchial fistula. Br J Surg 74: 415
11. Meyer G, Lange H, Wenk H, Schildberg FW (1988) Endoscopic sealing of gastrointestinal fistulae. Surg Endosc, 62 Abstract
12. Redl H, Schlag G (1986) Fibrin sealant and its modes of application. In: Schlag G, Redl H (Eds) Fibrin sealant in operative medicine Volume 5. Thoracic Surgery- Cardiavascular Surgery, 13–26
13. Rangecroft L, Bush GH, Lister J, Irving IM (1984) Endoscopic diathermy obliteration of recurrent tracheoesophageal fistulae. Journal of Pediatric Surgery, Vol 19 No 1: 41–43
14. Riemann JF, Ell Ch (1985) Endoskopischer Verschluß einer tumorbedingten ösophagomediastinalen Fistel mit einer schnellhärtenden Aminosäurelösung. Dtsch med Wschr 110: 396
15. Straumann A, Gyr K, Stalder A (1984) Verschluß einer malignen ösophago-bronchialen Fistel mit Klebstoff-fixierter Endoprothese. Schweiz Rundschau (Med Praxis) 73: 1086–1087
16. Waag KL, Joppich I, Manegold BC, Del Solare E (1979) Endoskopischer Verschluß ösophagotrachealer Rezidiv-Fisteln. Z Kinderchir 93–98, Supplement zu Band 27

Fibrinkleber-Verschluß einer ösophagotrachealen Fistel nach Perforation eines Ulcus oesophagi

B. Kohler und *J. F. Riemann*

Im Rahmen der diagnostischen Ösophagogastroduodenoskopie können in bis zu 5% Magenschleimhautinseln im oberen Ösophagus gefunden werden [6]. Diese Anomalie, die sich endoskopisch deutlich durch ihre charakteristische rötliche Farbe vom blassen Ösophagusepithel unterscheidet, kann singulär oder multipel in einer Höhe zwischen 15–20 cm ab oberer Zahnreihe diagnostiziert werden. Die Größe dieser Heterotopie variiert zwischen wenigen Millimetern und 3–4 cm, zum Teil ist die gesamte Zirkumferenz ausgekleidet [3]. Grundsätzlich kann heterotope Magenschleimhaut im gesamten Gastrointestinaltrakt vorkommen. Der Endoskopiker sichert sie anhand der Biopsie, beispielsweise im Bulbus duodeni oder extrem selten auch im kolorektalen Bereich [4]. Die bekannteste Komplikation ist das blutende oder perforierte Meckel'sche Divertikel.

Die klinische Relevanz der Magenschleimhautinseln im zervikalen Ösophagus ist umstritten. Das Auftreten von sogenannten "Webs" im Randbereich von Schleimhautinseln kann zur Dysphagie führen, vereinzelt wurden Ulzera auf diesen Anomalien gefunden. Raritäten stellen Adenokarzinome im oberen Ösophagus dar, bei denen offensichtlich die Magenschleimhaut als Matrix für dieses Malignom fungiert [5]. Die überwiegende Mehrzahl der Personen mit heterotoper Magenschleimhaut im oberen Ösophagus ist komplett beschwerdefrei.

Kasuistik

Gleiches gilt für den hier beschriebenen 50jährigen Patienten, der bis auf eine früher durchgemachte Lungentuberkulose nie ernsthaft krank war bzw. unter gastrointestinalen Beschwerden litt. Bei ihm traten plötzlich nach Ingestion von Flüssigkeit Hustenattacken auf, die schließlich jegliche orale Nahrungsaufnahme verhinderten. Die radiologische Untersuchung durch den Hausarzt erbrachte eine schmale ösophagotracheale Fistel im oberen Ösophagusdrittel (Abb. 1). Unter der Verdachtsdiagnose einer reaktivierten Lungentuberkulose erfolgte die stationäre Einweisung.

Die zu Beginn bei uns durchgeführte Bronchoskopie zeigte unterhalb des Kehlkopfes 2 kleinere Schleimhautdefekte. Histologisch fand sich Granulationsgewebe ohne Hinweis für eine spezifische Ursache, zytologisch war nur bakterienhaltiges Sekret mit zahlreichen Granulationen nachweisbar.

Die ÖGD ergab folgenden Befund: In 17 cm ab Zahnreihe fanden sich 2 ovale, im Durchmesser 3 cm große sowie eine kleinere rötliche Effloreszenz. Im distalen Bereich einer dieser beiden größeren Flecken lag ein ca. 1 cm großer Defekt mit einer

B. C. Manegold (Hrsg.)
Fibrinklebung in der Endoskopie

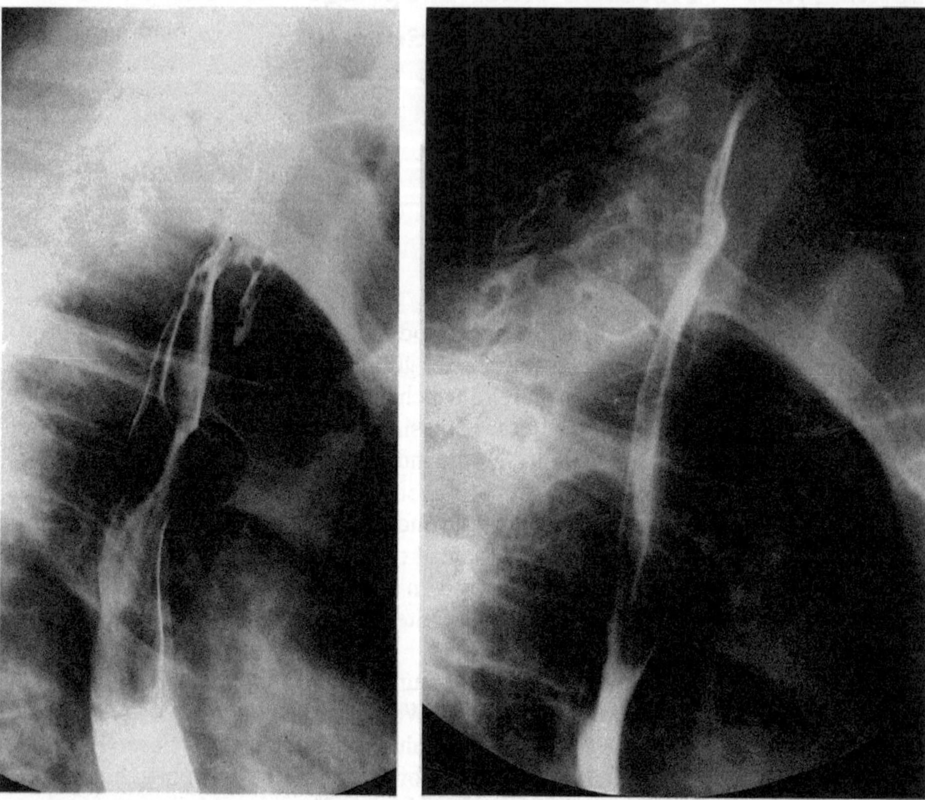

Abb. 1. Radiologische Fisteldarstellung: links vor – rechts nach Fibrinklebertherapie

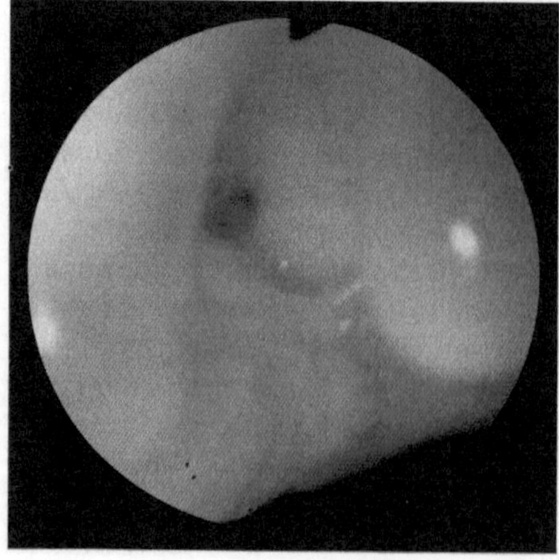

Abb. 2. Ulcus oesophagi mit Fistelöffnung

kleinen Fistelöffnung (Abb. 2). Beim Versuch, diesen Bereich mit der Biopsiezange zu berühren, traten sofort heftige Hustenattacken auf. Erst nach ausgiebiger Sedierung konnte dieser Bereich biopsiert werden. Die endoskopische Verdachtsdiagnose lautete „perforiertes Ulcus oesophagi", lokalisiert in einer Magenschleimhautinsel. Die histologische Aufarbeitung bestätigte die Verdachtsdiagnose anhand des Nachweises von Magenantrum sowie -korpusschleimhaut mit Haupt- und Belegzellen und reichlich Granulationsgewebe (Abb. 3).

Da hierdurch die zwei differentialdiagnostisch wahrscheinlichsten Diagnosen, nämlich ein Malignom bzw. eine spezifische Infektion, weitgehend ausgeschlossen war, wurde der Versuch durchgeführt, den Fistelgang mit 4 ml Fibrinkleber (Tissucol) zu verschließen.

Bei der endoskopischen Kontrolle 4 Tage später imponierte der Ulkuskrater deutlich kleiner, woraufhin eine nochmalige selektive Instillation von 2 ml Fibrinkleber in die Fistelöffnung erfolgte. Schließlich, nach weiteren 5 Tagen, sah der Bereich endoskopisch völlig reizlos aus, eine Fistelöffnung war nicht mehr erkennbar. Die radiologische Kontrolle zeigte einen regelrechten Schluckakt mit glatter Ösophaguspassage ohne Kontrastmittelextravasat (Abb. 1). Während dieser lokalen Therapie erhielt der Patient ein Breitbandantibiotikum und einen H_2-Rezeptorantagonisten.

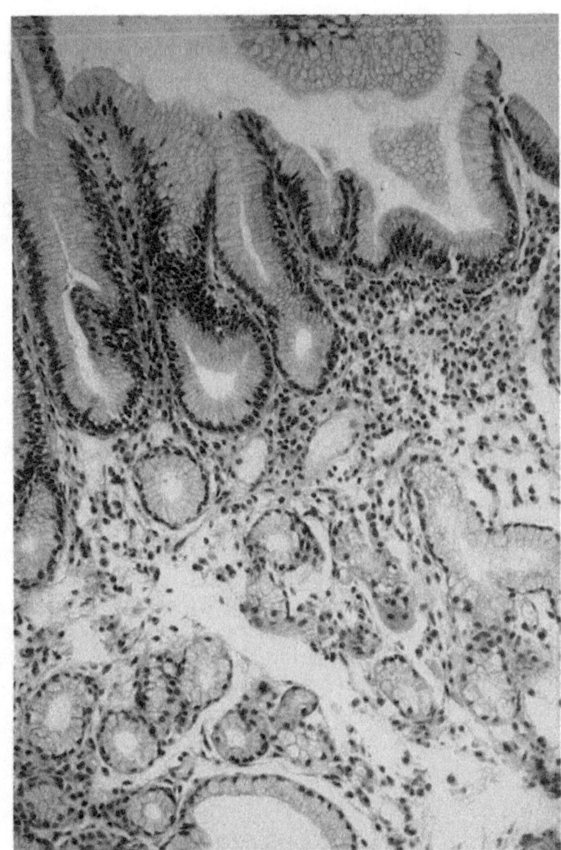

Abb. 3. Magenschleimhaut, im Stroma azidophile Belegzellen in Drüsenformationen

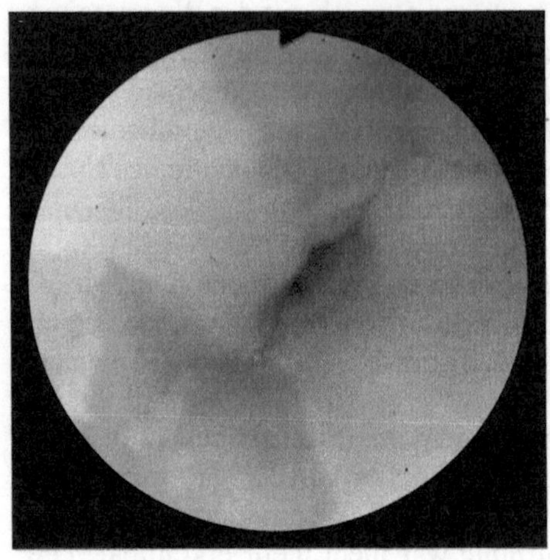

Abb. 4. Glatte reizlose Magenschleimhautheterotopien 6 Monate nach Fibrinkleberapplikation

Seit mehr als 1½ Jahren ist der Patient komplett beschwerdefrei, wobei sich endoskopisch nur die bekannten reizlosen Magenschleimhautinseln finden lassen (Abb. 4).

Schlußfolgerung

Dieses Beispiel bestätigt die schon in der Pädiatrie beobachtete Erfahrung [1, 2], benigne ösophagotracheale Fisteln primär endoskopisch mit einem Fibrinkleber zu verschließen. Erst der Mißerfolg erfordert den operativen Eingriff.

Literatur

1. Brands W, Joppich I, Lochbühler H (1982) Anwendung von hochkonzentriertem Human-Fibrinogen in der Kinderchirurgie – ein neues Therapieprinzip. Z Kinderchir 35: 159
2. Jung M, Schlicker H, Manegold BC (1987) Therapeutische Endoskopie mit Fibrinkleber. Med Welt 38: 141
3. Ottenjann R, Kunert H, Kühner W, Seib HJ (1983) Magenschleimhautinseln im zervikalen Ösophagus. Dtsch med Wschr 108: 246
4. Schmidt G, Börsch G, Wegener M (1985) Magenschleimhautheterotopien des Gastrointestinaltraktes. Z Gastroent 23: 545
5. Schmidt H, Riddell H, Walter B, Skinner DB, Riemann JF, Groitl H (1985) Adenokarzinome in heterotoper Magenschleimhaut des proximalen Ösophagus. Leber Magen Darm 15: 144
6. Weber J, Kohler B, Harloff M, Riemann JF (1987) Magenschleimhautheterotopien im oberen Gastrointestinaltrakt Leber Magen Darm 17: 220

Behandlung einer malignen ösophagobronchialen Fistel durch Tubusimplantation mit Klebstoff-Fixation

In der Palliativtherapie maligner Ösophagusstenosen hat die endoskopische Tubusimplantation seit Ende der 70er Jahre ihren festen Platz [1, 5]. Durch diesen, meist gut tolerierten und mit akzeptablen Risiken belasteten Eingriff gelingt es in gut 90% der Fälle, die perorale Nahrungsaufnahme aufrechtzuerhalten sowie Dysphagie- und Speichelprobleme zu beherrschen [2, 8]. Liegen gleichzeitig maligne Fisteln vor, lassen sich diese durch eine Tubusimplantation in den allermeisten Fällen problemlos mitbehandeln.

Ungelöst war bisher jedoch die Frage der Behandlung maligner Fisteln ohne gleichzeitig vorhandene Tumorstenosen. Situationen dieser Art treten primär bei flächenhaft wachsenden Karzinomen sowie sekundär nach behandlungsinduzierter Tumorremission auf. Wegen Fehlen einer stabilen Verankerungsmöglichkeit verbietet sich in diesen Fällen eine Endoprothesenimplantation. Drohende Pneumonie und Mediastinitis verunmöglichen zudem ein Fortführen der peroralen Nahrungsaufnahme. Als einzige Ernährungsmöglichkeiten blieben chirurgische oder endoskopische Gastrostomie, Langzeitnährsonde oder parenterale Langzeiternährung. Diese Verfahren beeinträchtigen allesamt massiv die Lebensqualität. Ich beschreibe hier – im Sinne einer präliminären Mitteilung – eine einfache Methode zur Implantation und Verankerung einer Endoprothese in einem nichtstenosierten Ösophaguslumen.

Fallbeschreibung

Ein 65jähriger, männlicher Patient litt im Sommer 1983 an einer progredienten Dysphagie. Die radiologische und endoskopische Abklärung des oberen Magendarmtraktes lieferte die Diagnose eines ausgedehnten, massiv stenosierenden Plattenepithelkarzinoms im mittleren Ösophagusdrittel (Abb. 1). Eine palliative Strahlentherapie mit 5.200 rad führte zur Beschwerdefreiheit und vollständigen Tumorremission. Unmittelbar nach Ende der Strahlentherapie wurde der Patient febril. Eine weitere radiologische Kontrolle zeigte eine kurze, blind endende ösophagomediastinale Fistel (Abb. 2). Der Patient wurde der Abteilung für Gastroenterologie der Universitätsklinik Basel mit der Diagnose einer drohenden Mediastinitis bei ösophagomediastinaler Fistel zugewiesen.

Endoskopisch fanden wir einen normal weitlumigen Ösophagus mit einem leicht gestörten Faltenrelief im mittleren Drittel. Tumormassen oder Fistelöffnungen waren nicht zu sehen (Abb. 3).

Unter einer Behandlung mit Antibiotika, Nahrungskarenz und ausschließlich parenteraler Ernährung entfieberte der Patient. Leider zeigte eine radiologische Kontrolluntersuchung am Ende der 4wöchigen Behandlungsperiode eine massive Größenzunahme der Fistel mit Verbindung zum Bronchialsystem des rechten Unterlappens (Abb. 4). Nach Versagen der medikamentösen nichtinvasiven Therapiemöglichkeiten waren wir gezwungen, nach weiteren Lösungen zu suchen.

B. C. Manegold (Hrsg.)
Fibrinklebung in der Endoskopie

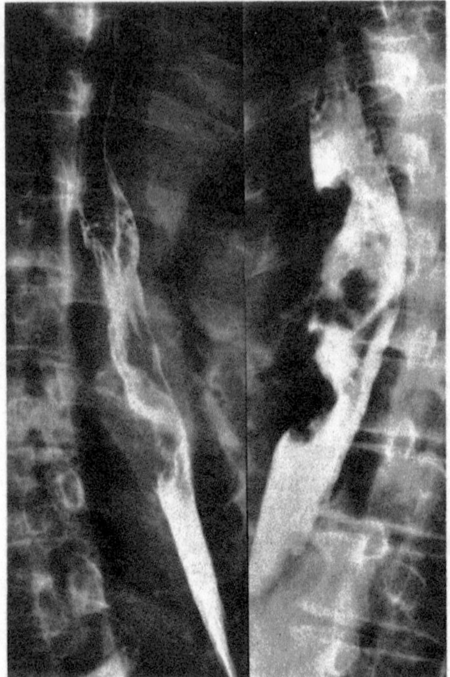

Abb. 1

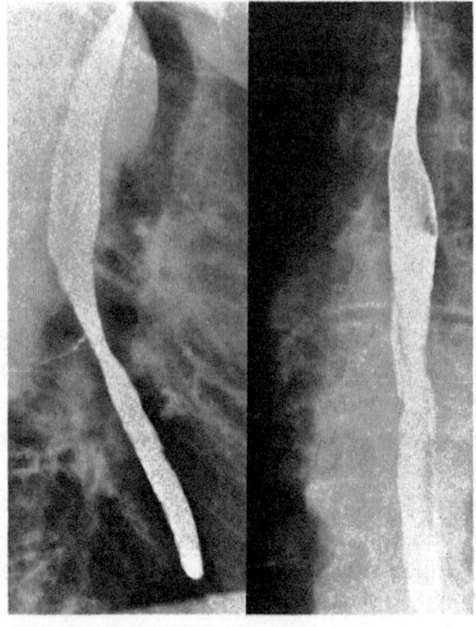

Abb. 2. Kurze, blind endende ösophagomediastinale Fistel bei vollständiger Tumorremission nach Abschluß der Strahlentherapie

Abb. 1. Stenosierendes Plattenepithelkarzinom im mittleren Ösophagusdrittel vor Therapiebeginn

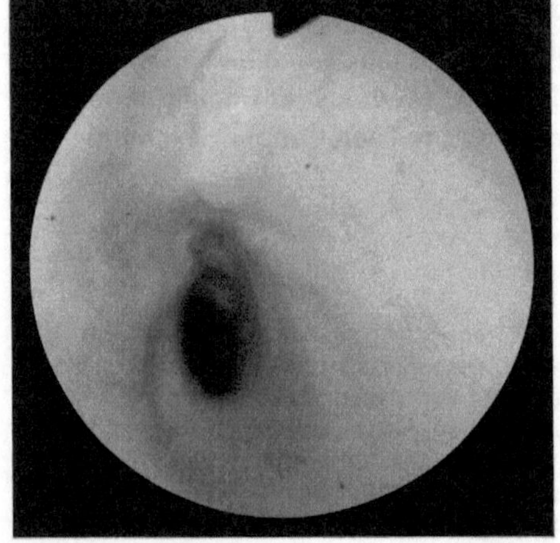

Abb. 3. Endoskopischer Lokalbefund der Tumorregion nach Abschluß der Strahlentherapie mit lediglich leicht gestörtem Faltenrelief im mittleren Ösophagusdrittel

1. Therapieversuch

Mittlerweile ließ sich die Fistelöffnung endoskopisch darstellen und kanülieren (Abb. 5). Mit Hilfe einer ERCP-Sonde injizierten wir 3 ml eines Acryl-Cyanat-Klebstoffes (Histoacryl-Braun) in den Fistelgang hinein (Abb. 6). Die anschließende radiologische Kontrolle zeigte jedoch, daß die ösophagobronchiale Verbindung trotz Klebstoffplombe persistierte.

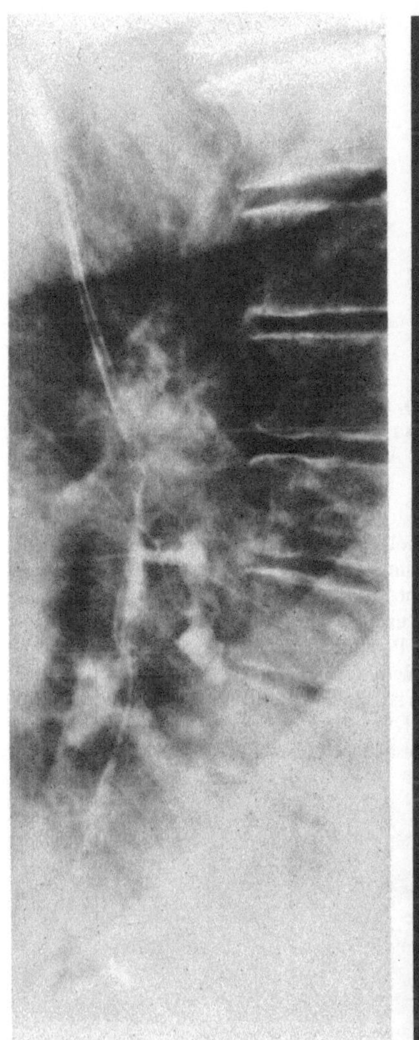

Abb. 4. Ösophagobronchiale Fistel nach 4wöchiger, medikamentöser Behandlung und Nahrungskarenz

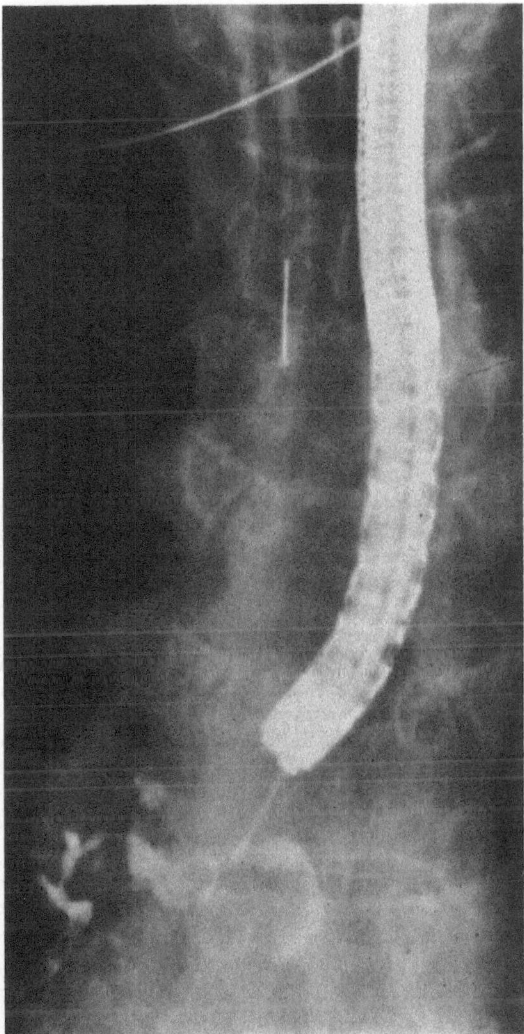

Abb. 5. Endoskopische Darstellung und Kanülierung der Fistel mit ERCP-Sonde und Injektion eines wasserlöslichen Kontrastmittels

2. *Therapieversuch*

Mit der Idee, die klaffende Fistelöffnung durch eine Endoprothese abzudecken, suchten wir nun nach Möglichkeiten, das fehlende Tumorwiderlager durch einen Gewebekleber zu ersetzen.

Um mehr über die Hafteigenschaften von Acryl-Cyanat-Klebstoff, Endoprothese und Ösophagusmukosa zu erfahren, untersuchten wir die Klebverbindung mit Hilfe von Ösophaguspräparaten. Zwischen einer mit einem dünnen Klebstoffilm beschichteten Endoprothese und einem darauf gepreßten Ösophaguspräparat entstand in wenigen Sekunden eine solide Verbindung. Die Trennung

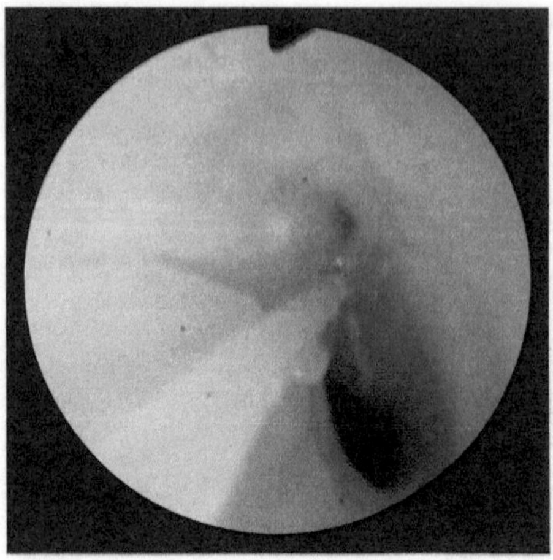

Abb. 6. Endoskopische Darstellung und Kanülierung der Fistel mit einer ERCP-Sonde und Applikation einer Klebstoffplombe

der beiden Komponenten gelang anschließend nur mit erheblichem Kraftaufwand. Nach Diskonnektion blieb der Klebstoff in Form eines aufgerauhten Filmes an der Tubusoberfläche haften. Die Ösophagusmukosa blieb dabei makroskopisch intakt (Abb. 7).

Da Acryl-Cyanat-Klebstoffe nach Kontakt mit Wasser und Gewebsflüssigkeit in Sekundenbruchteilen polymerisieren und härten, mußten wir weiter das Problem der absolut trockenen Klebstoffapplikation in den kapillären Spalt zwischen Tubusaußenseite und Ösophagusmukosa lösen. An der Außenseite einer kommerziell erhältlichen Endoprothese fixierten wir mit Catgut einen dünnen, 120 cm langen Polyäthylenkatheter mit röntgendichter Spitze (Abb. 8). In Allgemeinnarkose markierten wir in einem ersten Schritt die Fistel durch endoskopische Kanülierung der Fistelöffnung und

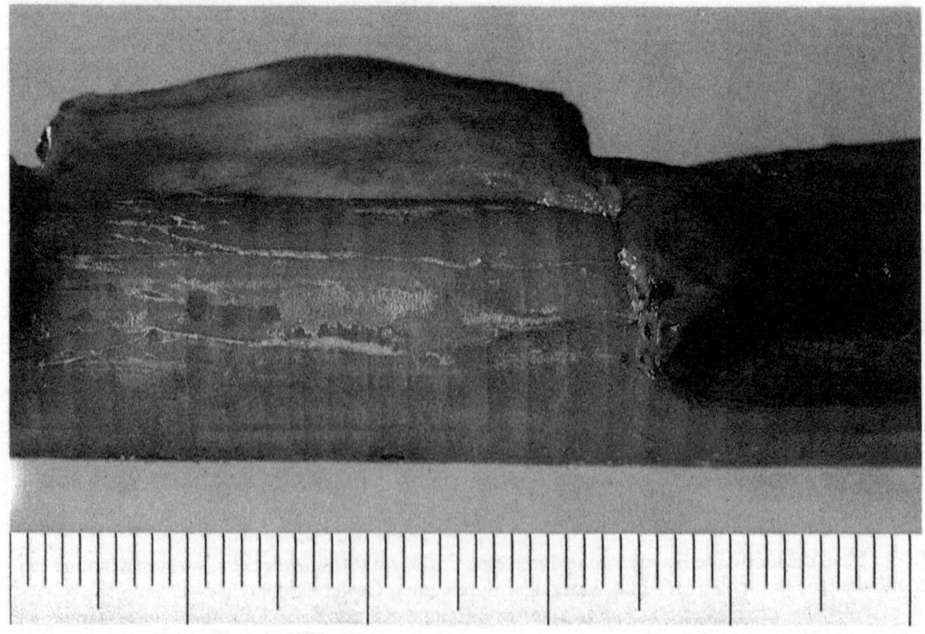

Abb. 7. Auf Endoprothese aufgeklebtes und teilweise abgetrenntes Ösophaguspräparat. Klebstoff in Form eines aufgerauhten Filmes an der Tubusoberfläche haftend

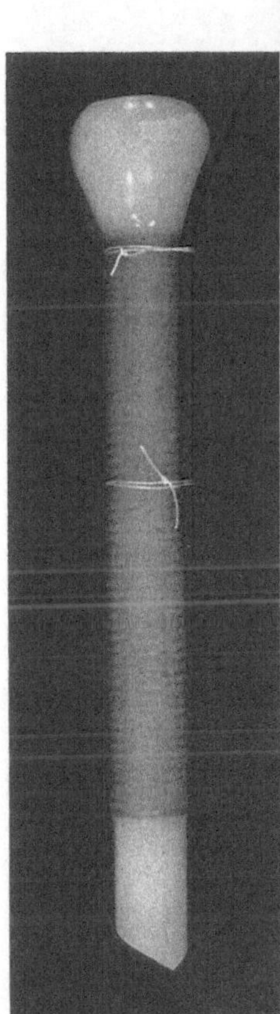

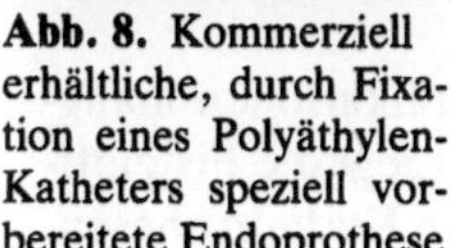

Abb. 8. Kommerziell erhältliche, durch Fixation eines Polyäthylen-Katheters speziell vorbereitete Endoprothese

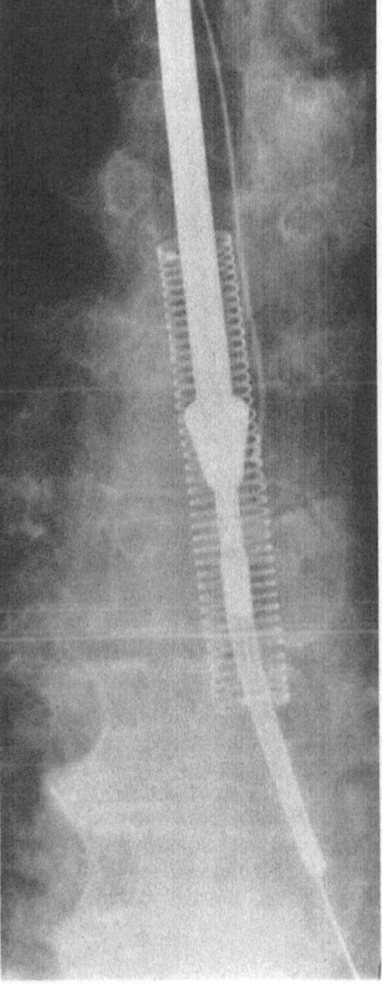

Abb. 9. Präparierte Endoprothese mit Einführungsset in situ. Beachte mit Kontrastmittel markierte Fistel unmittelbar rechts paravertebral

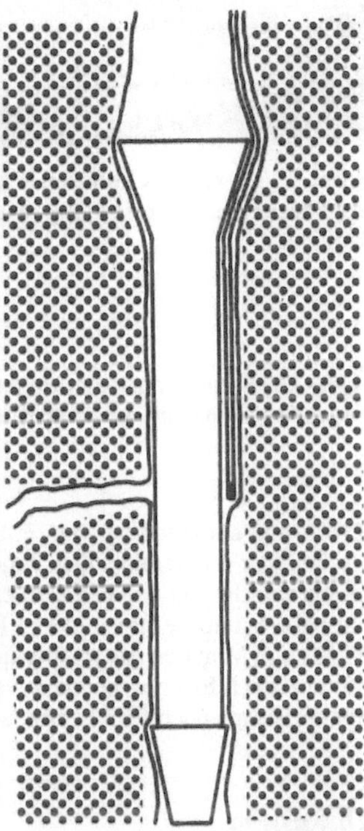

Abb. 10. Korrekte Endoprothesen- und Katheterlage in Relation zur Fistel vor Klebstoffapplikation

Injektion eines wasserlöslichen Kontrastmittels. Nach Einlegen eines Führungsdrahtes in den Ösophagus entfernten wir das Endoskop. Anschließend plazierten wir unter Bildverstärkerkontrolle die vorbereitete Endoprothese in klassischer Weise [4]. Nachdem wir die korrekte Lage von Endoprothese und Polyäthylenkatheter in Beziehung zur Fistel radiologisch bestätigt hatten (Abb. 9), entfernten wir das Einführungsset (Abb. 10). Über das nun peroral mündende Katheterende injizierten wir 1,5 ml Histoacryl-Braun in den kapillären Spalt zwischen Tubus und Ösophagus. Unmittelbar anschließend entfernten wir den Katheter durch sanften Zug. Die endoskopische Nachkontrolle unmittelbar nach erfolgtem Eingriff bestätigte die korrekte Prothesenlage (Abb. 11). Die tags darauf durchgeführte radiologische Kontrolle zeigte eine freie Passage des Kontrastmittels bei korrekt liegendem Tubus ohne Nachweis einer Fistel (Abb. 12). Nach Wiederaufnahme der peroralen

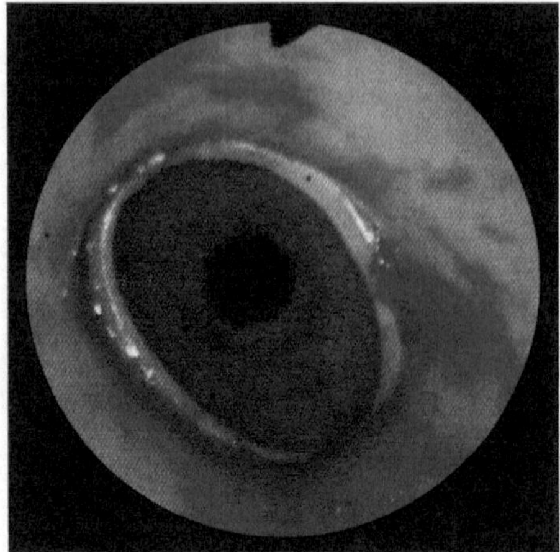

Abb. 11. Proximales Tubusende nach Klebstoffapplikation und Entfernung des Polyäthylenkatheters

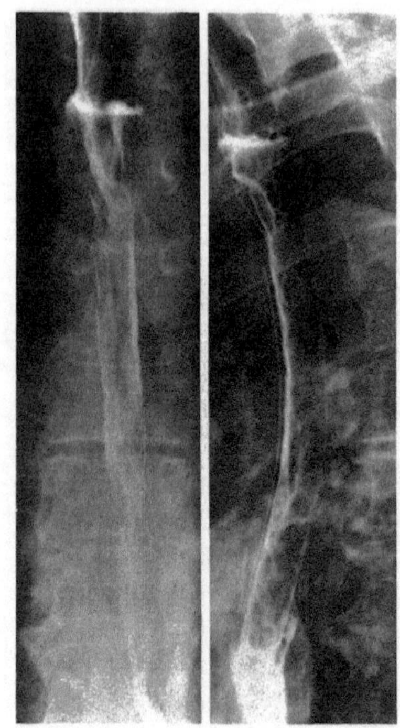

Abb. 12. Freie Kontrastmittelpassage durch korrekt liegenden Tubus mit verschlossener Fistelöffnung

Ernährung entließen wir den Patienten am zweiten postoperativen Tag nach Hause. Der weitere Verlauf war problemlos. Der Patient konnte sich praktisch ungehindert peroral ernähren, die Pneumonie verschwand und das Körpergewicht stieg von 53 auf 56 kg an. Mehrere radiologische Kontrollen bestätigten die unverändert korrekte Prothesenlage während des ganzen weiteren Verlaufes. Nach neun Monaten traten langsam progredient retrosternale Schmerzen auf und insgesamt vierzehn Monate nach Protheseneinlage verstarb der Patient an den Folgen seiner Grundkrankheit. Weder Speisepassage noch Fistel verursachten während dieser Krankheitsdauer weitere Probleme.

Diskussion

Ösophagobronchiale Fisteln sind bekannte und gefürchtete Komplikationen maligner ösophagealer, bronchialer und mediastinaler Tumoren [3, 6]. Liegt die Fistelöffnung inmitten einer Tumorstenose, lassen sich durch eine palliative Endoprothesenimplantation gleichzeitig die Probleme von Stenose und Fistel lösen. Beim Fehlen einer Stenose verbot sich bisher eine Prothesenimplantation wegen den Gefahren einer Tubusdislokation infolge fehlender Verankerungsmöglichkeit.

Mit Hilfe der oben beschriebenen Methode ersetzten wir das fehlende Tumorwiderlager durch einen Gewebekleber. Das Risiko des Eingriffes dürfte gegenüber einer klassischen Tubusimplantation nicht wesentlich erhöht sein. Im Vergleich zu weiteren beschriebenen Methoden [4] lassen sich mit unserer Technik auch die instrumentellen Risiken – hauptsächlich klebstoffbedingte Effekte – auf ein Minimum reduzieren, da zum Zeitpunkt der Klebstoffapplikation weder Endoskop noch Einführungsinstrumentarium benötigt werden.

Die Hauptrisiken der Methode sind Fehlplazierungen von Endoprothese oder Klebstoff. Es ist demzufolge äußerst wichtig, Endoprothesen- und Katheterlage vor Applikation des sofort härtenden Klebstoffes minutiös zu kontrollieren.

Aus den Versuchen mit Ösophaguspräparaten wissen wir, daß unmittelbar nach Applikation des Klebstoffes eine solide Verbindung zwischen Ösophagusmukosa und Endoprothese existiert. Über Lebensdauer und Spätzustand der Haftstelle fehlt uns jedoch jegliche Information. In unserem Fall blieb der Tubus während vierzehn Monaten in unverändert korrekter Position. Ich zweifle jedoch daran, ob der Klebstoff per se im Stande war, während dieser Zeit eine suffiziente Haftung zu garantieren. Es dünkt mich wahrscheinlicher, daß entweder aufgerauhte Tubusoberfläche oder entzündliche Fremdkörperreaktion eine Dislokation verhindert haben.

Zwischen Acryl-Cyanat-Klebstoffen und vitalem Gewebe kommt es nie zu einer soliden, organisierten Verbindung. Diese Eigenschaft des Klebstoffes erklärt das Scheitern des ersten Versuches, die Fistel durch direkte Applikation einer Klebstoffplombe zu verschließen. Bei der endoskopischen Anwendung von Acryl-Cyanat-Klebstoffen bereitet zudem die Notwendigkeit einer absolut trockenen Klebstoffapplikation nicht unerheblich Probleme und Risiken. Dieser Klebstofftyp eignet sich somit nur bedingt zur endoskopischen Anwendung.

Die Resultate direkter endoskopischer Klebung maligner Tumorfisteln sind auch mit anderen Klebstoffarten enttäuschend [7]. Die kombinierte Anwendung von Endoprothese und Klebstoff ist hier am erfolgversprechendsten. Weitere Erfahrungen mit anderen Klebstoffen drängen sich jedoch auf. Falls sich obiges Resultat in weiteren Anwendungen bestätigt, würde eine einfache und risikoarme Therapiemöglichkeit bei dieser zwar seltenen, jedoch bis heute deletären Situation zur Verfügung stehen.

An dieser Stelle möchte ich meinen Lehrern in Gastroenterologie und Endoskopie, Herrn Prof. G. A. Stadler, Herrn Prof. K. Gyr und Herrn Prof. J. Fahrländer herzlich danken für die stets stimulierende Zusammenarbeit. Ebenfalls danken möchte ich meiner Sekretärin, Frau M. Siegrist, für das Erstellen des Manuskriptes

Literatur

1. Atkinson M, Ferguson R (1977) Fibreoptic endosopic palliative intubation of inoperable oesophagogastric neoplasms. Br Med J 1: 266–267
2. Atkinson M, Ferguson R, Parker GC (1978) Tube introducer and modified Celestin tube for use in palliative intubation od oesophagogastric neoplasms at fibreoptic endoscopy. Gut 19: 669–671
3. Barbier P, Joss R, Scheurer U, Aeberhard P (1982) Das Öesophaguskarzinom heute. Schweiz med Wschr 112: 1026–1032
4. Barthelemy C, Audigier JC, Fraisse H (1983) A Non-tumoral Esophago-bronchial Fistula Managed by Isobutyl-2-Cyanoacrylate. Endoscopy 15: 357–358
5. Den Hartog Jager FCA, Bartelsman JFWM, Tytgat GNJ (1979) Palliative Treatment of Obstructing Esophagogastric Malignancy by Endoscopic Positioning of a Plastic Prostesis. Gastroenterology 77: 1008–1014
6. Earlam R, Cunha-Melo JR (1980) Oesophageal squamous cell carcinoma: II. A critical review of radiotherapy. Br J Surg 67: 457–461
7. Jung M, Brands W, Manegold BC (1988) Endoskopische Fisteltherapie mit Fibrinkleber. Schweiz Rundschau Med 77: 3–5
8. Lux G, Groitl H, Riemann JF, Demling L (1983) Tumor Stenosis of the Upper Gastrointestinal Tract – Non – surgical Therapy by Bridging Tubes. Endoscopy 15: 207–212

Kombinierter therapeutischer Einsatz von Fibrinkleber und Tubusimplantation bei ösophagobronchialen Tumorfisteln

H. C. Rolfs und *A. Bülzebruck*

Die Lebenserwartung von Patienten mit Karzinomen des Ösophagus oder des Bronchialsystems der Stadien III und IV ist in der Regel auf wenige Monate reduziert. Lokale Stenosen, Fistelbildungen und Perforationen in angrenzende Organe fördern Kachexie und finale Komplikationen. Die Lebensqualität ist hierdurch erheblich beeinträchtigt.

Rezidivierende Pneumonien mit Atemnot und Todesgefühl erzwingen ärztliches Handeln. Die Palliation der Erkrankung aus chirurgischer Sicht ist entmutigend. Sie ist eine Herausforderung an das allgemeinärztliche Handeln unter Berücksichtigung spezieller endoskopischer Techniken.

Methoden

Durch den Einsatz neuer Fibrinklebematerialien und Applikationssets in Verbindung mit der konventionellen endoskopischen Tubusimplantation ist es möglich, entstandene Fisteln zunächst zu verschließen und anschließend bei gleichzeitiger Steno-

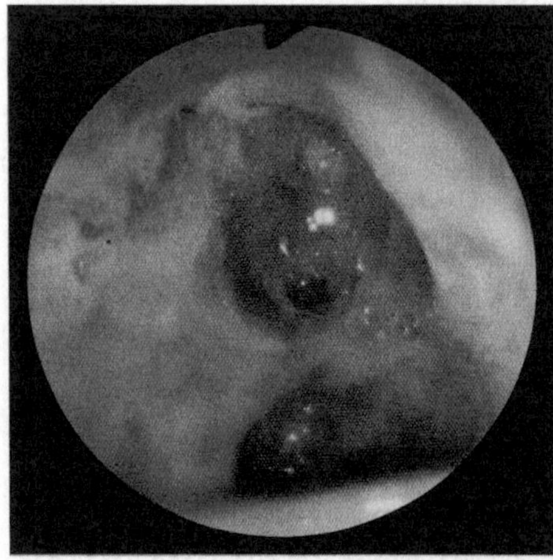

Abb. 1. Ösophago-bronchiale Fistel mit disloziertem Tubus vor Fibrinklotapplikation zum Verschluß der Fistel

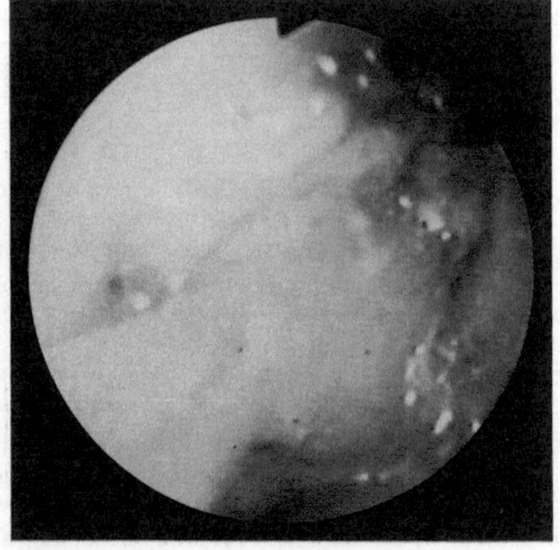

Abb. 2. Sondenspitze mit Fibrinklot in der Fistelhöhle. Fibrinmasse hellblau eingefärbt unmittelbar nach Applikation

B. C. Manegold (Hrsg.)
Fibrinklebung in der Endoskopie

sierung mittels Tubus zu überbrücken. Die Lebensqualität kann so wirksam heraufgesetzt werden, vorausgesetzt, beide Methoden werden problemorientiert angewandt.

Der Einsatz des Fibrinklebers (Tissucol/Immuno) allein ohne endoskopische Tubusimplantation erwies sich bei fehlender Stenosesymptomatik als Methode der Wahl zum Verschluß der Tumorfistel. Methodisch wurde mit zwei Fiberendoskopen einzeitig gearbeitet. Mit einem Bronchoskop und einem normalen Fogarty-Katheter wurde während der Fibrinapplikation über ein Routine-Gastroskop das häufig bleistiftdicke Fistelostium des Bronchialbaums pneumatisch durch den Fogarty-Ballon abgedichtet, um den Fibrinübertritt ins Lumen des Bronchialsystems zu verhindern und eine Aspiration des noch nicht verfestigten Fibrins zu vermeiden. Diese Technik gestattet komplikationsfreies Arbeiten bei stark sedierten Patienten. Aspirationsbedingte, den Erfolg der Klebung gefährdende Hustenanfälle treten dann nicht auf.

Ergebnisse

Insgesamt wurden mit dieser Technik bei 7 Patienten Fisteln erfolgreich verschlossen. Rezidive waren häufig, als Folge der Grunderkrankung jedoch unvermeidbar. Überlebenszeiten bis zu einem Jahr konnten erreicht werden, ohne daß Aspirationspneumonien für den Tod der Patienten verantwortlich waren. Drei Patienten mußten zusätzlich mit einem Ösophagustubus versorgt werden. In der Regel reicht die Fibrinklebung zunächst einige Monate aus und erspart zusätzliche Eingriffe. Bei passagebehindernder Stenose ist die gleichzeitige Tubusimplantation indiziert. Insgesamt wurden in den letzten 3 Jahren mit diesen Palliativmaßnahmen (Fibrinklebung und/oder Tubusimplantation) über 40 Patienten behandelt.

Eine bindegewebige Organisation der Fistelränder nach Fibrinklebung haben wir nicht gesehen. Histologisch-bioptisch waren nur Tumorgewebe oder Nekrosematerial verifizierbar.

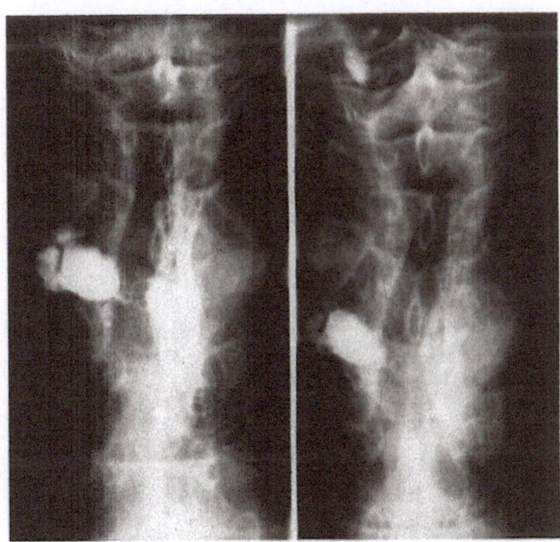

Abb. 3. Röntgenmorphologische Darstellung des Fibrinklots in der Fistel. Fibrinmasse mit Telebrix zur Kontrastierung dargestellt

Schlußfolgerung

Wir glauben, daß bei sachgerechter Technik der Fibrinklotverschluß von Tumorfisteln eine lebensverlängernde therapeutische Maßnahme darstellt, die in der Hand des Erfahrenen weitgehend risikolos ist und ohne wesentliche Belastung des Patienten wiederholt durchgeführt werden kann. Die Fibrinklebung als neues Therapiekonzept in der Behandlung von Tumorfisteln findet ihre Bestätigung nicht zuletzt in der Tatsache, daß andere Alternativen versagen bzw. nicht zur Verfügung stehen.

Endoskopische Fibrinklebung von Skleroulzera der Speiseröhre

W. Schmitt

Die endoskopische Sklerosierungstherapie von Ösophagusvarizen hat in den letzten Jahren zunehmende Verbreitung gefunden.

Komplikationen der Methode [9] sind: Thoraxschmerzen und Dysphagie in 25%, Fieber in 10%, Bakteriämie in 5%, pulmonale Komplikationen bis zu 50% (Pleuraergüsse, selten akute respiratorische Insuffizienz) sowie Störungen der Ösophagusmotilität und Ösophagusstrikturen in bis zu 20% der Fälle. Die schwerwiegendste Komplikation ist die Ösophagusperforation, die nach Literaturangabe in bis zu 3% der Fälle auftreten soll [8].

Als häufigste Komplikation findet man in bis zu 80% der Fälle Schleimhautulzerationen (4). Ihre Häufigkeit ist abhängig von der Sklerosierungstechnik (paravasal, intravasal, kombiniert), von der Art des verwendeten Sklerosierungsmittels und dem zeitlichen Abstand zwischen den einzelnen Sklerosierungsbehandlungen [11].

Erosionen und kleinere Ulzera heilen in der Regel nach zwei bis drei Wochen komplikationslos ab. Jedoch kommt es in etwa 20% der Fälle zu tiefen, großflächigen und schweren Ulzerationen. Hierbei ist in etwa 1% mit gravierenden Komplikationen, wie Ulkusperforation oder massive Ulkusblutung, zu rechnen [2]. Leichtere Blutungen werden in bis zu 15% beschrieben. Ulzera können jedoch starke Blutungen hervorrufen, insbesondere, wenn benachbarte Varizen nicht ausreichend sklerosiert worden sind [1]. Bestehende Ulzerationen der Schleimhaut stellen eine Kontraindikation für die Fortsetzung der Sklerotherapie dar. Dadurch kommt es zu einer Verzögerung der Behandlung und einer Verlängerung der Hospitalisation der Patienten.

Eine rasche Heilung großer nekrotischer Areale in der Schleimhaut der Speiseröhre nach endoskopischer Sklerosierungstherapie wäre deshalb wünschenswert.

Nach Übersprühen großflächiger Ulzera mit Fibrinkleber während der Endoskopie wurde die Heilungstendenz beobachtet.

Methodik

Zehn Patienten mit ausgeprägten, großflächigen Ulzerationen nach Ösophagusvarizensklerosierung wurden ausgewählt. Die Ulzerationen waren in jedem Falle mehrere Zentimeter ausgedehnt, in einem Fall war sogar mehr als die Hälfte der Zirkumferenz des Ösophaguslumens betroffen.

Die endoskopische Sklerosierungsbehandlung der Ösophagusvarizen wurde mit Äthoxysklerol 2% in der kombinierten intra- und paravasalen Technik durchgeführt

B. C. Manegold (Hrsg.)
Fibrinklebung in der Endoskopie

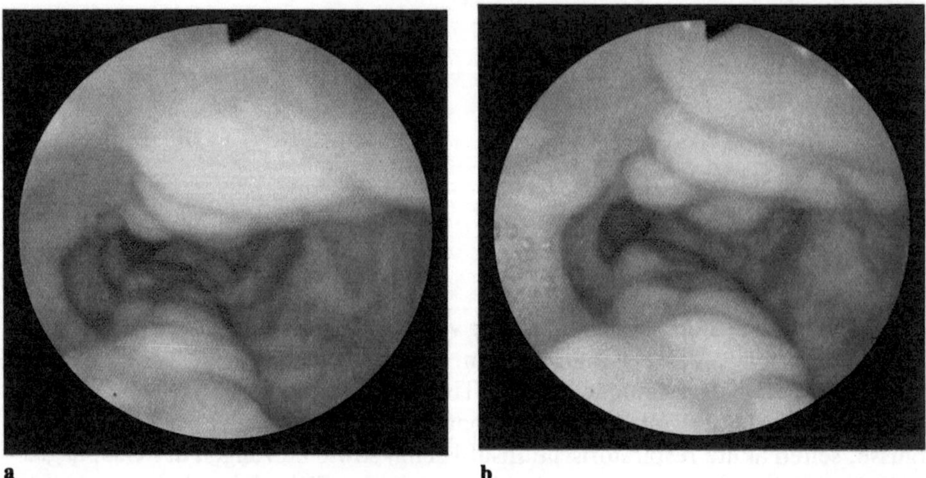

a b

Abb. 1a, b. Ösophagusvarizen vor endoskopischer Sklerotherapie

[10]. Die Patienten waren in das klinische Child-A-Stadium einzuordnen. Bereits mehrfache Varizenblutungen waren bekannt, mehrere endoskopische Sklerotherapien waren durchgeführt worden.

Ösophagusvarizen vor der Sklerotherapie zeigt Abb. 1. Eine Woche nach der Sklerotherapie wurde die erste Kontrollgastroskopie vorgenommen, sie zeigt die Skleroulzera nach Injektionsbehandlung (Abb. 2a), die Läsionen wurden mit Fibrinkleber übersprüht (Abb. 2b).

Für die endoskopische Fibrinklebung wurde das komplette Set der Firma Immuno GmbH Heidelberg verwendet:

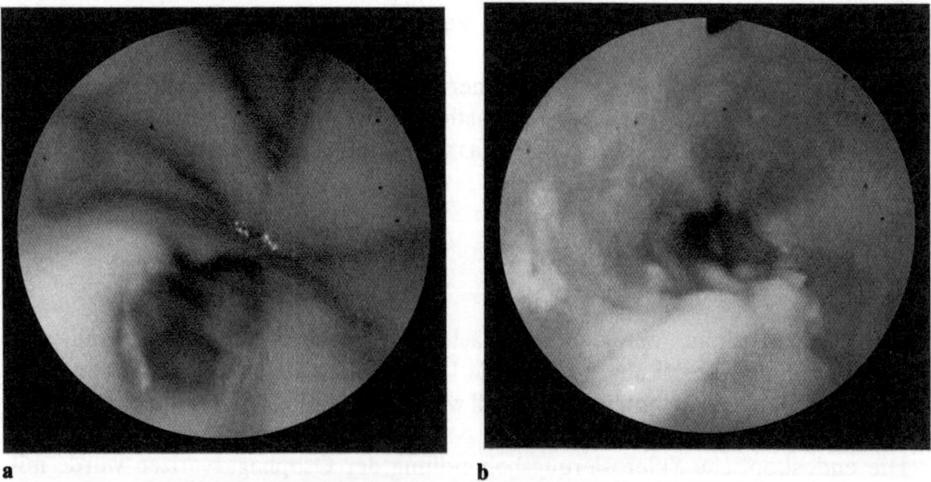

a b

Abb. 2 a, b. a) Skleroulkus nach endoskopischer Sklerotherapie **b)** Zustand nach Übersprühung des Skleroulkus mit 0,5 bis 1,0 ml Tissucol

1. Tissucol-Kit 1,0 ml zur Herstellung eines Zwei-Komponentenklebers (Thrombinlösung und Fibrinogenlösung). Die Fibrinogenkomponente ist auch als Tissucol-Fibrinkleber tiefgefroren in Verbindung mit einem Applikationsset zur Herstellung der Thrombinlösung erhältlich.
2. Duploject-System zur simultanen Applikation gleicher Mengen der beiden Kleberkomponenten.
3. Vierlumiger Sprühkatheter, der durch den Instrumentierkanal eines Routineendoskopes eingeführt werden kann. Mittels Treibgas (Druckluft) wird am Katheterende eine feinste Zerstäubung der getrennt austretenden Kleberkomponenten erreicht.

Abbildung 2b zeigt das mit Tissucol übersprühte ulzerierte Areal. In der Anfangsphase wurde der Zwei-Komponentenkleber blau gefärbt (Disulphine-blue, Firma ICI-Pharma, Plankstadt). Die Konzentration des Farbstoffes betrug 20 µl pro ml Kleber. Durch diese Maßnahme ist es möglich, den feinzerstäubten Kleber besser kenntlich zu machen (Abb. 3).

Ergebnisse

Sieben Tage nach der endoskopischen Fibrinklebung, also 14 Tage nach der endoskopischen Sklerotherapie, wurde eine weitere Kontrollgastroskopie durchgeführt. Alle Patienten wurden 21 Tage nach Sklerosierung erneut nachendoskopiert.

Bei allen Patienten waren die Ulzerationen 14 Tage nach endoskopischer Sklerotherapie und Übersprühen mit Fibrinkleber deutlich verkleinert und zeigten eine Heilungstendenz. Bei 5 Patienten wurde eine komplette Heilung beobachtet. Bei der neuerlichen endoskopischen Nachkontrolle, drei Wochen nach Sklerotherapie, d.h. 14 Tage nach Fibrinklebung, waren sämtliche Ulzerationen geheilt (Tabelle 1).

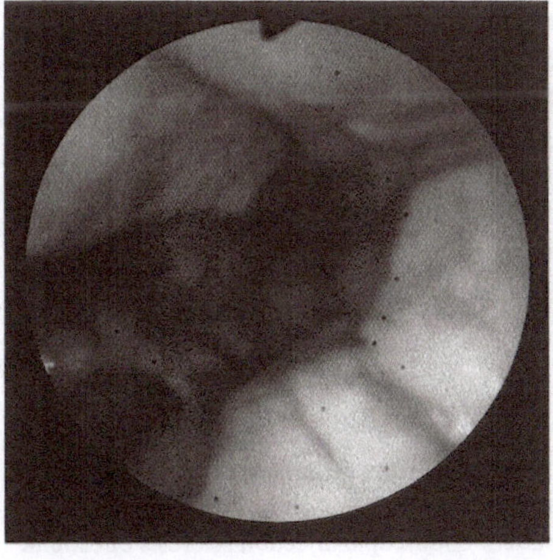

a

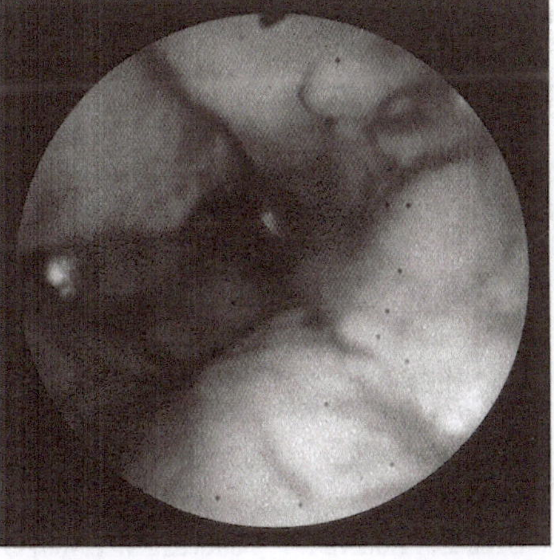

b

Abb. 3a, b. Färbung des Fibrinklebers mit Disulphin-blue (20 µl pro ml), dann Übersprühen der Skleroulzera mit 0,5– 1 ml Tissucol. Der am Ulkusgrund haftende Kleber färbt sich tiefblau an

Tabelle 1. Fibrinklebung von 10 Patienten mit Riesenulzera nach Sklerotherapie

	Ulzera verkleinert	Ulzera geheilt
1 Woche nach Therapie	10	0
2 Wochen nach Therapie	5	5
3 Wochen nach Therapie	–	10

Während des gesamten Beobachtungszeitraumes wurden die Patienten mit H_2-Blockern und Antazida behandelt.

Diskussion

Über die Heilungsrate sogenannter Riesenulzera nach endoskopischer Sklerotherapie gibt es nur spärliche Mitteilungen. In der Regel ist mit einer Zeitdauer von drei bis vier Wochen zu rechnen [11]. Wir konnten in Einzelfällen wesentlich längere Zeitabstände von sogar acht Wochen beobachten. Helpap [3] konnte in einer pathologisch-anatomischen Studie an Speiseröhrenpräparaten verstorbener Patienten mit Ösophagusvarizenblutungen, die in unterschiedlich langen Zeitabständen ein- oder mehrfach sklerosiert wurden, folgendes zeigen: Äthoxysklerol verursacht eine innerhalb von Stunden rasch einsetzende leukozytenreiche, teilweise auch nekrotisierende Entzündung, die in Einzelfällen später zu einer phlegmonösen Ösophagitis mit tödlicher Mediastinitis führen kann.

Die Ulzerationen treten 5 bis 7 Tage nach Verödung in Erscheinung [5]. Eine Fibroblasten-Fibrozyten-Reaktion ist in der ersten Woche nicht nachweisbar, jedoch wird in der zweiten Woche eine Faservermehrung festgestellt. Diese Heilungsreaktion könnte durch eine Fibrinklebung gefördert werden.

Von Untersuchungen an Zellkulturen menschlicher Fibroblasten ist bekannt, daß durch Fibrinkleber die Fibroblasteneinsprossung angeregt wird [6, 7].

Nach Applikation von Fibrinkleber wird zunächst ein Wundverschluß der ulzerierten Region hergestellt. Durch Einsprossung von Fibroblasten wird die Heilung gefördert. Die Fibrinfäden übernehmen dabei wie bei einem natürlichen Blutgerinnsel die Funktion einer Leitschiene. Der verfestigte Fibrinkleber wird schließlich vollkommen durch Fibrinolyse und Phagozytose abgebaut und durch Gewebe ersetzt [6].

Inwieweit der Kleber durch Reflux sauren Magensaftes in die Speiseröhre beeinflußt wird, bedarf einer gesonderten Untersuchung. Außerdem ist zu berücksichtigen, daß die Kontaktzeit des Klebers in der Speiseröhre relativ kurz ist. Eine längere Nüchternperiode des Patienten ist erforderlich. In unserer Versuchsserie wurde den Patienten eine 12stündige Null-Diät vorgeschrieben.

Literatur

1. Ayres SJ, Goff JS, Warren GH (1982) Esophageal ulceration and bleeding after flexible fiberoptic esophageal vein sclerosis. Gastroenterology 83: 131
2. Drell E, Prindiville T, Tudoceau W (1986) Outpatient endoscopic injection sclerosis of esophageal varices. Gastrointestinal Endoscopy 32: 4
3. Helpap B, Hansen H (1983) Vergleichende histologische Untersuchungen nach Ösophagusvarizensklerosierung mit unterschiedlichen Substanzen. Leber Magen Darm 13: 215

4. Larson WA, Cohen H, Zweibohn B (1986) Acute esophageal variceal sclerotherapy. JAMA 255: 497
5. Novis B, Bat L, Pomerantz J (1983) Endoscopic sclerotherapy of esophageal varices. Isr J Med 19: 40
6. Odar J (1984) Fibrinklebung – eine operative Technik hat sich durchgesetzt. Verlag W. Kohlhammer GmbH, Stuttgart, DKZ 12: 747
7. Redl H, Schlag G, Dinges HP (1985) Einfluß ionischer Zusätze auf Fibrinstruktur sowie Morphologie und Wachstum menschlicher Fibroblasten. Vergleich zweier Fibrinkleber. Med Welt 26: 769
8. Sarles HE, Sanowski RA, Ralbert G (1985) Course and complications of endoscopic variceal sclerotherapy: A prospective study of 50 patients. Gastroenterology 80: 595
9. Sivac MV (1985) Sklerotherapie: Stand 1985. Der Internist 26: 32
10. Soehendra N, de Heer K, Kempeneers J (1983) Morphological alterations after endoscopic sclerotherapy of varices. Endoscopy 15: 291
11. Westaby D, Melia WM, Mac Dougall BRD (1984) Injection sclerotherapy for esophageal varicae: A prospective randomised trial of different treatment schedules. Gut 25: 129

Endoskopische Embolisation von Fundus- und Ösophagusvarizen

M. Sporrer

Einleitung

Die endoskopische Sklerotherapie von Ösophagusvarizen ist nunmehr seit Jahren Therapie der ersten Wahl, sei es die Behandlung im Rahmen der akuten Blutung oder einer Intervalltherapie. Als adjuvante oder alternative Therapie bieten sich die Ballontamponade, die vasoaktive Therapie, die Shunt- und Sperroperation oder die perkutane, transhepatische Embolisation an. Die Sengstaken-Blakemore- und Linton-Nachlas-Sonde wird meist nur noch bei extrem starken, auf Anhieb endoskopisch nicht stillbaren Blutungen vor der eigentlichen Sklerotherapie eingesetzt. Die Behandlung mit vasoaktiven Substanzen (z. B. Vasopressin oder Analoga) ist nicht unberechtigt, ihr Nutzen jedoch noch nicht gesichert. Zu den operativen Verfahren ist zu sagen, daß die Shuntchirurgie in den letzten Jahren deutlich in den Hintergrund getreten ist. So hatten in einer Studie von Warren Patienten, die primär durch einen Shunt versorgt wurden, eine signifikant schlechtere Überlebenschance als solche, die primär sklerosiert wurden und nur im Falle nicht beherrschbarer Blutungen einen Shunt erhielten [10]. Unumgänglich waren operative Verfahren bislang bei endoskopisch nicht stillbaren Ösophagusvarizenblutungen sowie Blutungsrezidiven trotz mehrfachen Einsatzes der Verödungsbehandlung. Die gleichen Verfahren kamen auch bei Fundusvarizenblutungen notfallmäßig oder bei aufgeschobener Dringlichkeit elektiv zur Anwendung [7]. Hier konnte mit den herkömmlichen Verödungsmitteln keine definitive Hämostase erreicht werden.

Als ultima ratio wurde in einzelnen Zentren die perkutane, transhepatische Embolisation eingesetzt, erstmalig 1974 von Lunderquist [4, 5]. Dabei wird durch einen in einen Pfortaderast eingeführten und in die V. coronaria ventriculi vorgeschobenen Katheter ein embolisierendes Mittel injiziert. Trotz der guten Ergebnisse, die mit dieser Methode erzielt wurden, ist zu bemerken, daß das Verfahren sehr aufwendig, technisch schwierig und nicht risikoarm ist. Es wird daher nur noch in einzelnen Zentren angewandt [1, 2, 6].

In unserer Klinik ist die Sklerotherapie seit Jahren die Therapie der ersten Wahl. Enttäuscht jedoch von allen bisherigen Versuchen, Patienten mit Fundus- oder massiven bzw. rezidivierenden Ösophagusvarizenblutungen mittels endoskopischer oder chirurgischer Verfahren zu helfen, haben wir als Alternative seit Oktober 1985 in diesen Fällen die Varizen mit Gewebekleber endoskopisch embolisiert. Aufgrund der bekanntlich schlechten Prognose in dem beschriebenen Patientengut hielten wir ein solches Verfahren für gerechtfertigt.

B. C. Manegold (Hrsg.)
Fibrinklebung in der Endoskopie

Methode

Die Patienten werden mit einem Gemisch von „Sekundenkleber" (Cyanoacrylat/Histoacryl) und Lipiodol als Röntgenkontrastmittel therapiert. Dabei werden jeweils 0,5 ml dieser beiden Substanzen in einer 2 ml-Spritze miteinander vermischt und das Mittel mit Hilfe einer der üblichen Sklerosierungsnadeln mit viel Druck direkt intravasal injiziert. Das Endoskop wird zur Sicherheit, um eine Beschädigung zu vermeiden, mit Silikon eingesprüht. Nach Injektion und Kontakt mit Blut kommt es zu einer sofortigen Polymerisation des Klebers. Um sicherzugehen, daß die Sklerosierungsnadel streng intravasal liegt, werden zunächst 1–2 ml Aqua dest. injiziert (eine paravasale Injektion ist sofort an einem Schleimhautödem erkennbar). Auch unmittelbar nach Injektion des Klebers wird noch einmal die gleiche Menge Aqua dest. injiziert, damit es nicht zur Verklebung der Sonde kommt oder restliche Anteile des Klebers in der Sonde verbleiben. Die Mischung mit Kontrastmittel hat den Vorteil, daß das Ausmaß der Embolisation röntgenologisch exakt dokumentiert werden kann. Während und kurz nach der Injektion darf die Absaugung nicht betätigt werden.

Kasuistik

1. H. B., 74 J., 1983 nach akuter Blutung komplette Sklerosierung aller Ösophagusvarizen, endoskopisch danach glatte Verhältnisse im Ösophagus. Im Oktober 1985 im Rahmen eines Spanienurlaubes akute Rezidivblutung, Transport mit Rettungsflugzeug nach Düsseldorf. Bei der Ankunft Hämoglobin von 5 g%, endoskopisch das Bild einer akuten Fundusvarizenblutung. Nach lokaler Injektion von Gewebekleber definitive Blutstillung, seitdem keine Rezidivblutung, keine Beschwerden. Bei letzter Kontrolle lediglich umschriebene Rötung im Bereich der ehemaligen Injektionsstelle.

2. H. G., 76 J., massive Ösophagusvarizenblutung, trotz mehrmaliger Sklerotherapie mit Äthoxysklerol in überdurchschnittlicher Dosis keine Ausbildung ausreichender Sklerosierungsulzera. Nach vier schweren Rezidivblutungen Injektion von Gewebekleber in einen größeren Varizenstrang (Abb. 1a). Endoskopisch fand sich unmittelbar nach Injektion eine bei Betasten mit der Sonde „knochenharte" Varize. Seit der Zeit keine Rezidivblutung, keine Beschwerden, keine Komplikation. Vier Wochen später hatte sich im mittleren Anteil des Varizenstranges ein Großteil des Embolisates herausgelöst (Abb. 1b). Erkennbar blieben zipfelige Ausstülpungen des ehemaligen Varizenepithels. Vier Monate später war die Ösophagusschleimhaut, abgesehen von diskreten narbigen Residuen, glatt und frei von Varizen (Abb. 1c). In Übereinstimmung mit dem endoskopischen Befund konnte auch röntgenologisch dokumentiert werden, daß sich zunächst ein Großteil des Kleberkontrastmittelgemisches aus der Varize herausgelöst hatte und später als solches nicht mehr nachzuweisen war (Abb. 2a–c).

Ergebnisse

Unter 15 Patienten, die wir behandelt haben, ist lediglich in einem Falle eine Rezidivblutung aus einer gegenüberliegenden Varize aufgetreten. Von 8 Patienten mit Ösophagusvarizen (Abb. 3) sind 3 verstorben. Einer an einer Rezidivblutung, zwei Patienten erlagen ihrem Grundleiden, in einem Fall einem hepatozellulärem Karzinom, im anderen Fall einem Pankreaskopftumor. Von den 7 Patienten mit Fundusvarizen verstarb eine 93jährige Patientin nach Entlassung aus letztlich ungeklärter Ursache. Zwei weitere Patienten starben im Coma hepaticum.

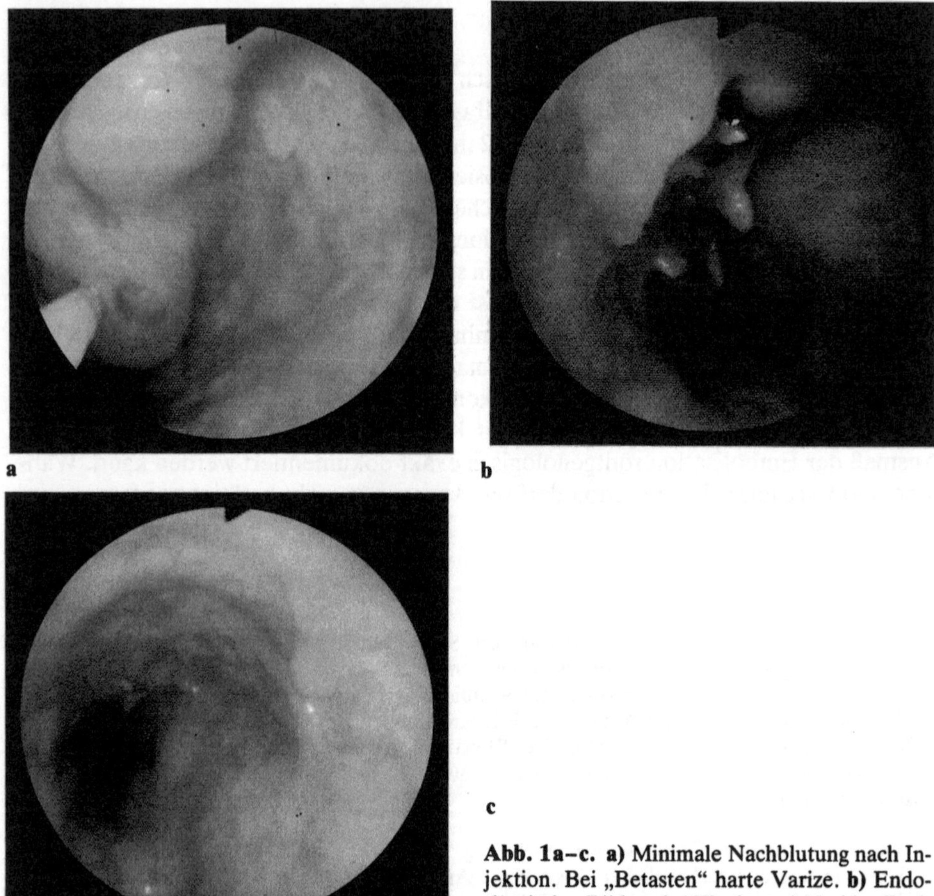

Abb. 1a–c. a) Minimale Nachblutung nach Injektion. Bei „Betasten" harte Varize. **b)** Endoskopisches Bild nach 4 Wochen. **c)** Narbige Residuen nach 4 Monaten

Akute Varizenblutungen konnten auf der Stelle gestillt werden. Komplikationen der herkömmlichen Sklerotherapie, wie z. B. Blutungen aus der Injektionsstelle, Fieber, Schluckbeschwerden, Blutungen aus Sklerosierungsulzera, Wandnekrosen oder narbige Stenosen, wurden in keinem Falle gesehen. In einem Fall haben wir entgegen der sonstigen Gewohnheit wegen einer massiven Blutung die doppelte Dosis in einer Verdünnung von 1:2 zugunsten des Kontrastmittels injiziert. Folge waren einzelne kleinere, röntgenologisch sichtbare, periphere Thrombembolien in der Lunge, klinisch inapparent, autoptisch jedoch bestätigt. Die Patientin war drei Wochen später im hepatischen Koma verstorben. Mittlerweile sind wir dazu übergegangen, in kurzen Abständen, d. h. innerhalb von vier Tagen, drei verschiedene Varizenstränge komplett zu obliterieren. Mit Hilfe der endoskopischen Dopplersonographie, die wir in jüngster Zeit zu Hilfe nehmen, gelingt es, den Therapieerfolg exakt zu dokumentieren. So war bei dem zuletzt geschilderten Fall nirgendwo mehr im Ösophagus ein Flow nachzuweisen.

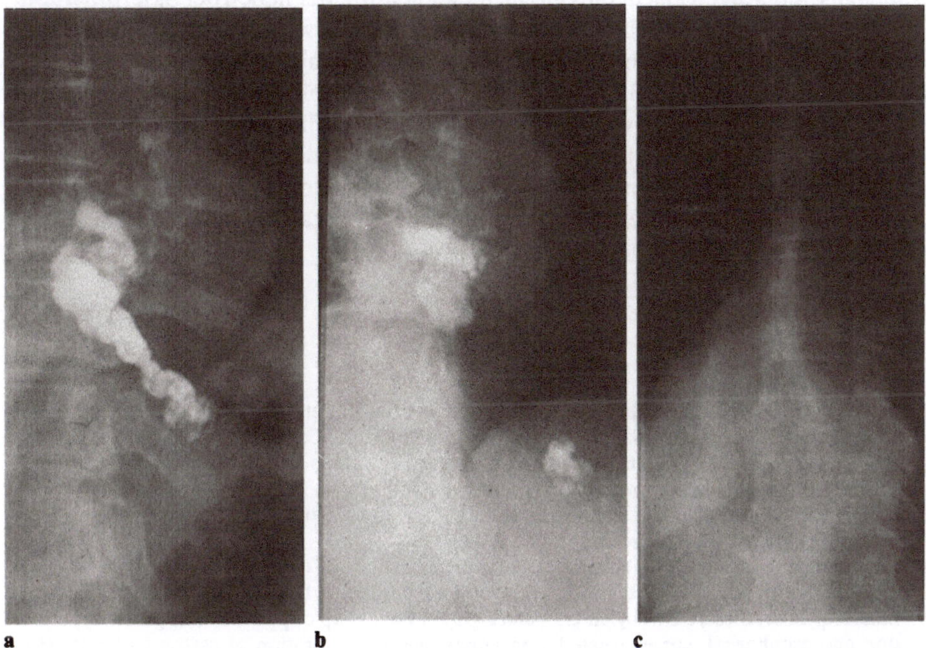

Abb. 2a–c. a) Ein Tag, **b)** 4 Wochen, **c)** 4 Monate nach Embolisation mit Ganoacrylat und Lipiodol

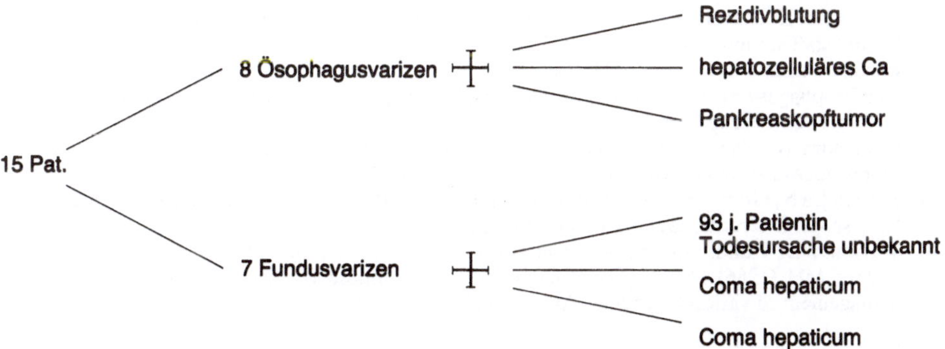

Abb. 3. Ergebnisse der endoskopischen Embolisation von Fundus- und Ösophagusvarizen

Diskussion

Das Hauptproblem der herkömmlichen Sklerotherapie liegt in den frühen Rezidivblutungen, die noch vor Abschluß der Verödungsbehandlung, die häufig viele Wochen, manchmal sogar Monate in Anspruch nimmt, auftreten und oft zum Tode führen. Die therapeutische Latenz bis zur vollständigen Verödung ist zu lang. Ziel muß es sein, die Letalität durch eine rasche definitive Hämostase zu senken. Nur eine frühzeitige, komplette Obliteration aller akut oder potentiell blutenden Gefäße in

Ösophagus und Magen macht dies möglich. Soehendra, der neben der Sklerotherapie als erster seit August 1985 bei 31 von 200 Patienten Gewebekleber auf die gleiche Weise eingesetzt hat, erreichte in dieser Zeit eine Senkung der Krankenhausletalität bei Varizenblutungen von 31,5 auf 17,1% [8, 9]. Wir würden daher zumindest bei Fundusvarizen- oder anderweitig nicht stillbaren Ösophagusvarizenblutungen die beschriebene Therapie empfehlen. Alternativ erscheint der Einsatz eines Fibrinklebers bei gleicher Indikation denkbar [3]. Möglicher Vorteil wäre eine sicherlich „physiologische Thrombosierung". Die Gefahr der Spontanlyse bzw. Rekanalisation erscheint jedoch größer.

Literatur

1. Benner KG, Keeffe EB, Keller FS, Rösch J (1983) Clinical outcome after percutaneous transhepatic obliteration of esophageal varices. Gastroenterology 85: 146–153
2. Conn HO (1987) Endoscopic Sclerotherapy Versus Percutanious Transhepatic Obliteration of Varices: A Conceptual Approach. Gastroenterology 93: 1428–1438
3. Eimiller A, Neuhaus H, Paul F (1987) Fibrinkleber – ideales Mittel zur Ösophagusvarizensklerosierung. Zeitschrift für Gastroenterologie 8: 449
4. Lunderquist A, Vang J (1974) Transhepatic catheterization and obliteration of the coronary vein in patients with portal hypertension and esophageal varices. N Engl J Med 291: 646–649
5. Lunderquist A, Simert G, Thylen U, Vana J (1977) Follow-up of patients with portal hypertension and esophageal varices treated with percutaneous obliteration of gastric coronary vein. Radiology 122: 59–63
6. Olbert F (1984) Die Behandlung der Ösophagusvarizenblutung durch perkutane transhepatische intravasale Sklerosierung. In: Paquet KJ, Denck H, Zöckler CE (Hrsg) Die Ösophagusvarizenblutung, TM-Verlag, Bad Oeynhausen, S 125
7. Paquet KJ, Koussouris P, Henkel M (1987) Die gastroösophageale Diskonnektion nach Hassab-Paquet als Therapie der Wahl beim Leberzirrhotiker mit Blutungen aus Magenvarizen, Ösophagusulzera nach Sonden- oder Sklerosierungstherapie und trotz Sklerosierung wieder auftretenden Ösophagusvarizenblutungen. In: Henning H (Hrsg) Fortschritte der Endoskopie, Band 16, Demeter, Gräfelfing München
8. Soehendra N, Nam VCh, Grimm H, Kempeners I (1986) Endoscopic obliteration of large esophagogastric varices with Bucrylate. Endoscopy 18: 25
9. Soehendra N, Grimm H, Nam VCh, Berger B (1987) N-Butyl-2-Cyanoacrylate: A Supplement to Endoscopic Sclerotherapy. Endoscopy 19: 221–224
10. Warren WD, Henderson JM, Millikan WJ, Galambos JT, Brooks WS, Riepe SP, Salam AA, Kutner MH (1986) Distal splenorenal shunt versus endoscopic Sclerotherapy for long-term management of variceal bleeding. Ann Surg 203: 454–462

Fibrinkleber als Sklerosierungsmittel bei blutenden Läsionen im Gastrointestinaltrakt

A. Eimiller

Ein wesentlicher Fortschritt auf dem Gebiet der Therapie gastrointestinaler Blutungen beruht auf den Möglichkeiten der endoskopischen Blutstillung. Unter den anerkannten Verfahren kommt der Sklerotherapie eine Sonderstellung zu, da sie schnell, an jedem Ort und ohne teure Zusatzausrüstung durchführbar ist [1]. Voraussetzungen für gute Ergebnisse sind langjährige Erfahrung mit der Methode bei einem großen Patientengut und eine für die blutende Läsion ideale Sklerosierungssubstanz [2]. In Deutschland wird vorwiegend Polidocanol verwendet, daneben Phenol-Mandel-Öl, Natriummorrhuat, hypertone Kochsalzlösung, Äthanol und Butylacrylat. Die größte klinische Erfahrung besteht für Polidocanol. Obgleich die Substanz sehr effektiv ist, zeigen sich bei Verwendung von Polidocanol doch erhebliche Nebenwirkungen und Komplikationen.

Erfahrungen mit Polidocanol

Wir mußten an unserer Klinik bei durchschnittlich 250 Notfallsklerosierungen pro Jahr in dem Zeitraum seit 1985 mehrere akute Komplikationen registrieren. Nach der Anwendung von Polidocanol treten regelmäßig an den Injektionsstellen kleine Schleimhautnekrosen auf. In einer kleinen Versuchsreihe konnte gezeigt werden, daß selbst 0,5 ml submukös regelmäßig lokale Schleimhautnekrosen auslösen. Diese regelmäßig auftretenden kleinen Nekrosen nach Sklerotherapie sind klinisch ohne wesentliche Bedeutung. Nach Notfallsklerosierungen bei Fundus- und Ösophagusvarizenblutungen finden sich nach unseren Ergebnissen in rund 50% nicht nur kleine oberflächliche Nekrosen, sondern tiefergehendere Sklerosierungsulzera, die in 20% der Fälle Ursache von Rezidivblutungen waren (Abb. 1). Bei drei Patienten mit spritzenden Blutungen aus Ulcera ventriculi fand sich nach der Notfallsklerosierung eine fast komplette Nekrose der gesamten Magenmukosa, in zwei Fällen mit vollständiger Regeneration, in einem Fall mit einer anschließenden Magenwandperforation. Am Operationspräparat ließ sich bei diesem Fall ein Ulcus ventriculi mit Arrosion der A. lienalis nachweisen. Die Sklerosierung war effektiv und hatte zu einer Thrombosierung der A. lienalis geführt. Die Ursache der Nekrose könnte in einem Einströmen der Substanz in kleinere Arterien liegen.

Diese Komplikationen der Sklerotherapie mit Polidocanol veranlaßten uns, nach nebenwirkungsärmeren effektiven Substanzen für die Sklerotherapie zu suchen.

B. C. Manegold (Hrsg.)
Fibrinklebung in der Endoskopie

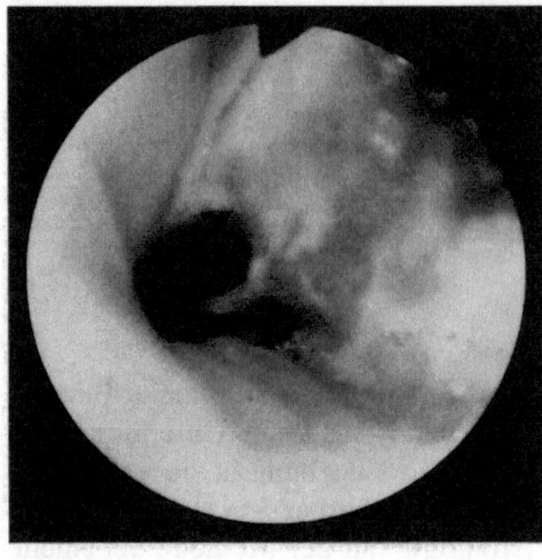

Abb. 1. Sklerosierungsulkus im Ösophagus

Erfahrungen mit Fibrinkleber

Eigene positive Erfahrungen mit Fibrinkleber als Ultima ratio bei Patienten mit Fundusvarizenblutungen ließen uns diese Substanz als Sklerotherapeutikum testen. Die Studie wurde als kontrollierte Studie durchgeführt, allerdings erfolgte die Anwendung von Fibrinkleber auch bei Rezidivblutungen nach initialer Anwendung von Polidocanol. Für die Sklerotherapie wurden handelsübliche Endoskope (Olympus) und handelsübliche Injektionsnadeln verwendet. Die Sklerosierungstechnik war nach Soehendra intra- und paravasal kombiniert, bei der Anwendung von Fibrinklebern erfolgte die Injektion nach der von uns beschriebenen Methode.

Kasuistik

Vor der Erörterung der Ergebnisse sei der Patient dargestellt, bei dem wir Fibrinkleber Anfang 1986 das erste Mal für die Sklerotherapie anwendeten. Der 30jährige Mann kam mit kardianaher Fundusvarizenblutung bei posthepatitischer Leberzirrhose zur stationären Aufnahme. Die Blutung wurde primär mit Polidocanol sklerosiert. Die endoskopischen Kontrollen am 1.–3. Tag zeigten eine suffiziente Blutstillung; bereits am 3. Tag ließ sich ein Sklerosierungsulkus nachweisen, am 4. Tag nach der Initialtherapie trat eine Rezidivblutung aus dem Sklerosierungsulkus auf (Abb. 2a). Die Rezidivblutung konnte erneut mit Polidocanol gestillt werden. Da zwei Tage später erneut ein Blutungsrezidiv auftrat und aufgrund des klinischen Befundes andere Maßnahmen nicht möglich waren, wurde Fibrinkleber als Ultima ratio erstmals für die intravasale Injektion benutzt. Blutungsrezidive traten danach nicht mehr auf. Nachkontrollen zeigten eine taubeneigroße Vorwölbung subkardial (Abb. 2b), das Ulkus auf der Kuppe war nach 3 Monaten abgeheilt. Dieser Befund blieb für 2 Jahre unverändert. Dann verstarb der Patient an einer Sepsis nach Pneumonie. Als Substrat der endoskopisch nachweisbaren Vorwölbung fand sich bei der Sektion eine lokale Bindegewebsanhäufung (Abb. 2c).

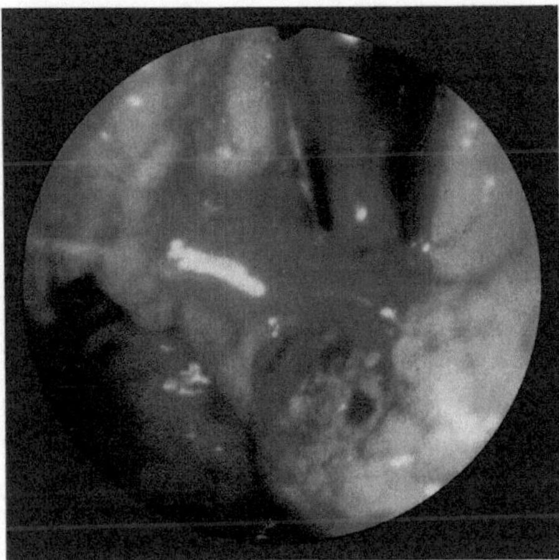

Abb. 2a. Rezidivblutung aus subkardialem Sklerosierungsulkus

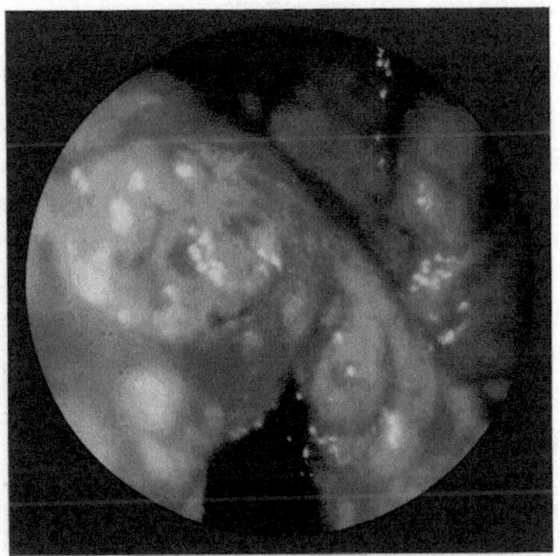

Abb. 2b. Subkardiale umschriebene Schleimhautvorwölbung mit Kuppenulkus nach Sklerotherapie mit Fibrinkleber

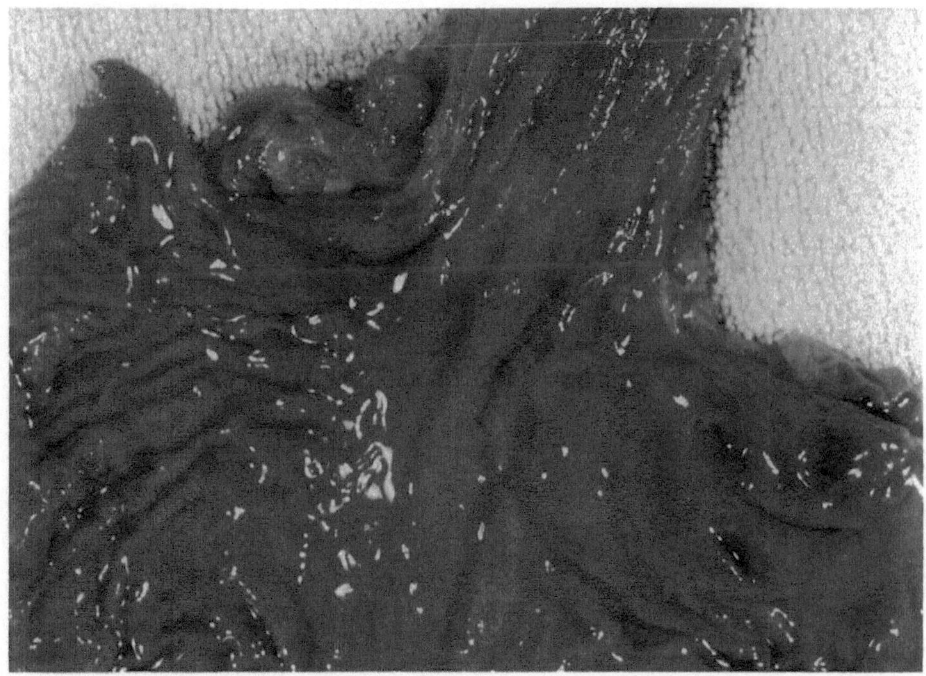

Abb. 2c. Subkardiale Bindegewebsanhäufung 2 Jahre nach Sklerotherapie einer kardianahen Fundusvarizenblutung mit Fibrinkleber

Ergebnisse (Fibrinkleber)

Fibrinkleber wurde von uns nach den initialen positiven Erfahrungen im Rahmen einer kontrollierten Untersuchung bei Blutungen aus Ulcera duodeni et ventriculi auch bei akuten Ösophagus- und Fundusvarizenblutungen sowie bei Darmblutungen und bei elektiven Sklerosierungen eingesetzt.

Die Ergebnisse mittels Fibrinkleber in der Notfallsklerosierung sind in Tabelle 1 aufgelistet. Die mittels Polidocanol erzielten Ergebnisse zeigen die Tabellen 2 und 3. Bei Rezidivblutungen nach Verwendung von Polidocanol erfolgte regelmäßig der Einsatz von Fibrinkleber. In keinem Fall war nach Anwendung von Fibrinkleber eine operative Intervention erforderlich, kein Patient verstarb.

Nach der Anwendung von Fibrinkleber für die Sklerotherapie stellten wir bisher nur in einem einzigen Fall ein Sklerosierungsulkus fest. Bei diesem Fall erfolgte jedoch zunächst die Sklerosierung mit Polidocanol, aufgrund insuffizienter Blutstillung anschließend Sklerosierung mit Fibrinkleber. Rezidivblutungen nach Sklerotherapie mit Fibrinkleber traten bisher bei Ulkusblutungen nicht auf, bei Fundusvarizenblutungen wurden in 3 Fällen Rezidivblutungen registriert, bei Ösophagusvarizenblutungen in einem Fall. Diese konnten durch Resklerosierung beherrscht werden. Wichtig bleibt noch festzuhalten, daß nach Anwendung von Fibrinkleber bei Rezidivblutungen aus Sklerosierungsulzera diese Ulzera meist nach 2 Wochen bereits abgeheilt waren, im Gegensatz zum üblichen Verlauf bei Sklerosierungsulzera. Die Daten hierzu sind jedoch noch zu gering, um diese Beobachtung statistisch abzusichern.

Tabelle 1. Ergebnisse der Sklerotherapie mit Fibrinkleber

Endoskopischer Befund	n	primäre Blutstillung	Rezidivblutung Therapie	Nebenwirkungen Art der Nebenwirkungen
Blutung Forrest I a Ulcus duodeni/ Ulcus ventriculi	11	11	0	0
Blutung Forrest I b Ulcus duodeni/ Ulcus ventriculi	13	13	0	0
Fundusvarizenblutung	16	16	3 Resklerosierung	0
Ösophagusvarizenblutung	28	27	1 Resklerosierung	? (1) Gerinnungswerte
Hämorrhoidalblutung	1	1	0	0
spritzende Blutung aus stielgedrehtem Ascendenspolyp	1	1	0	0
elektive Sklerosierung von nicht blutenden Ösophagusvarizen	51	–	–	0

Tabelle 2. Ergebnisse der Forrest-Ia-Blutungen mit Polidocanol als Sklerosierungsmittel (n = 26)

Therapieverfahren		n	verstorben	Todesursache Blutung
Notoperation		1 (3,9%)	1 (3,9%)	-
Unterspritzung	ohne Rez.	17 (65,4%)	2 (7,8%)	-
	mit Rez.	3 (11,5%)	-	-
Unterspritzung und Operation wegen nicht beherrschbarer Blutung		5 (19,2%)	3 (11,5%)	2 (7,8%)
		26 (100,0%)	6 (23,0%)	2 (7,8%)

Nicht blutungsbedingte Todesursachen (4): kardiopulmonale Insuffizienz nach Pleuropneumonie (1), Magenkarzinom (1), Leberzirrhose (1), Hirntumor (1)

Tabelle 3. Ergebnisse der Forrest-Ib-Blutungen mit Polidocanol als Sklerosierungsmittel (n = 64)

Therapieverfahren		n	verstorben	Todesursache Blutung
Unterspritzung und elektive Operation		1 (1,6%)	-	-
Unterspritzung	ohne Rez.	43 (67,2%)	8 (12,5%)	-
	mit Rez.	8 (12,5%)	3 (4,7%)	1 (1,6%)
Unterspritzung und Operation wegen Rezidiv		3 (4,7%)	1 (1,6%)	1 (1,6%)
keine Unterspritzung		9 (14,0%)	7 (10,9%)	-
		64 (100,0%)	19 (29,7%)	2 (3,1%)

Nicht blutungsbedingte Todesursachen (17): Herzinsuffizienz (3), Myokardinfarkt (2), Leberkoma (2), Tablettenintoxikation (1), Uteruskarzinom (1), Lungenembolie (1), Hirntumor (1), Forrest-Ia-Blutung (1) (Anm.: Der Patient wies zwei blutende Läsionen auf, die Sickerblutung war gestillt), Mesenterialinfarkt (1), Gallenblasenkarzinom (1), Kardiomyopathie (1), Pankreatitis (1), Aspirationspneumonie (1)

Die Blutstillungsrate bei Ulcera duodeni et ventriculi zeigt mit Fibrinkleber bessere Ergebnisse als mit Polidocanol, die Unterschiede sind statistisch signifikant.

Bei allen bisher mit Fibrinkleber behandelten Patienten erfolgte eine engmaschige Kontrolle der Gerinnungsparameter. Nur bei einem Patienten war ein Abfall der Thrombozyten und eine geringe Aktivierung der intravasalen Gerinnung nachweisbar. Dieser Patient kam jedoch mit schwerem hämorrhagischen Schock zur Notfalltherapie, die Veränderungen der Gerinnungsparameter sind hier durch das Schockgeschehen zu erklären. Bei keinem anderen Patienten war eine Veränderung in den klinischen Gerinnungsparametern (Thrombozyten, Quick, PTT, Fibrinogen, Fibrinogenspaltprodukte) nachweisbar.

Diskussion und Zusammenfassung

In ansonsten aussichtslos erscheinenden Fällen mit Fundusvarizenblutungen wurde von uns Fibrinkleber erstmals zur intra- und paravasalen Sklerotherapie angewendet.

Die positiven Ergebnisse veranlaßten zu der vorgestellten kontrollierten Studie. Im Rahmen der Studie konnte gezeigt werden, daß Fibrinkleber in der Sklerotherapie ebenso effektiv angewendet werden kann wie Polidocanol. Die bisherigen Daten ergeben keinen Hinweis auf eine Aktivierung der intravasalen Gerinnung durch die Anwendung von Fibrinkleber zur Sklerotherapie. Genauere gerinnungsanalytische Untersuchungen werden derzeit durchgeführt, die Daten sind jedoch noch nicht ausgewertet.

Die bei Polidocanol bekannten Nebenwirkungen lassen sich durch die Anwendung von Fibrinkleber vermeiden, die Anwendung der Substanzen für die Sklerotherapie ist jedoch aufgrund der hohen Viskosität und der Neigung zur Verfestigung in der Sklerosierungsnadel deutlich schwieriger als mit Polidocanol. Durch die Entwicklung spezieller Sklerosierungsnadeln sollten diese Probleme überwindbar sein.

Literatur

1. Soehendra N, Werner B (1976) New technique for endoscopic treatment of bleeding gastric ulcer, Endoscopy 8: 85–87
2. Soehendra N (1985) Z. Gastroenterologie 23: 12–13

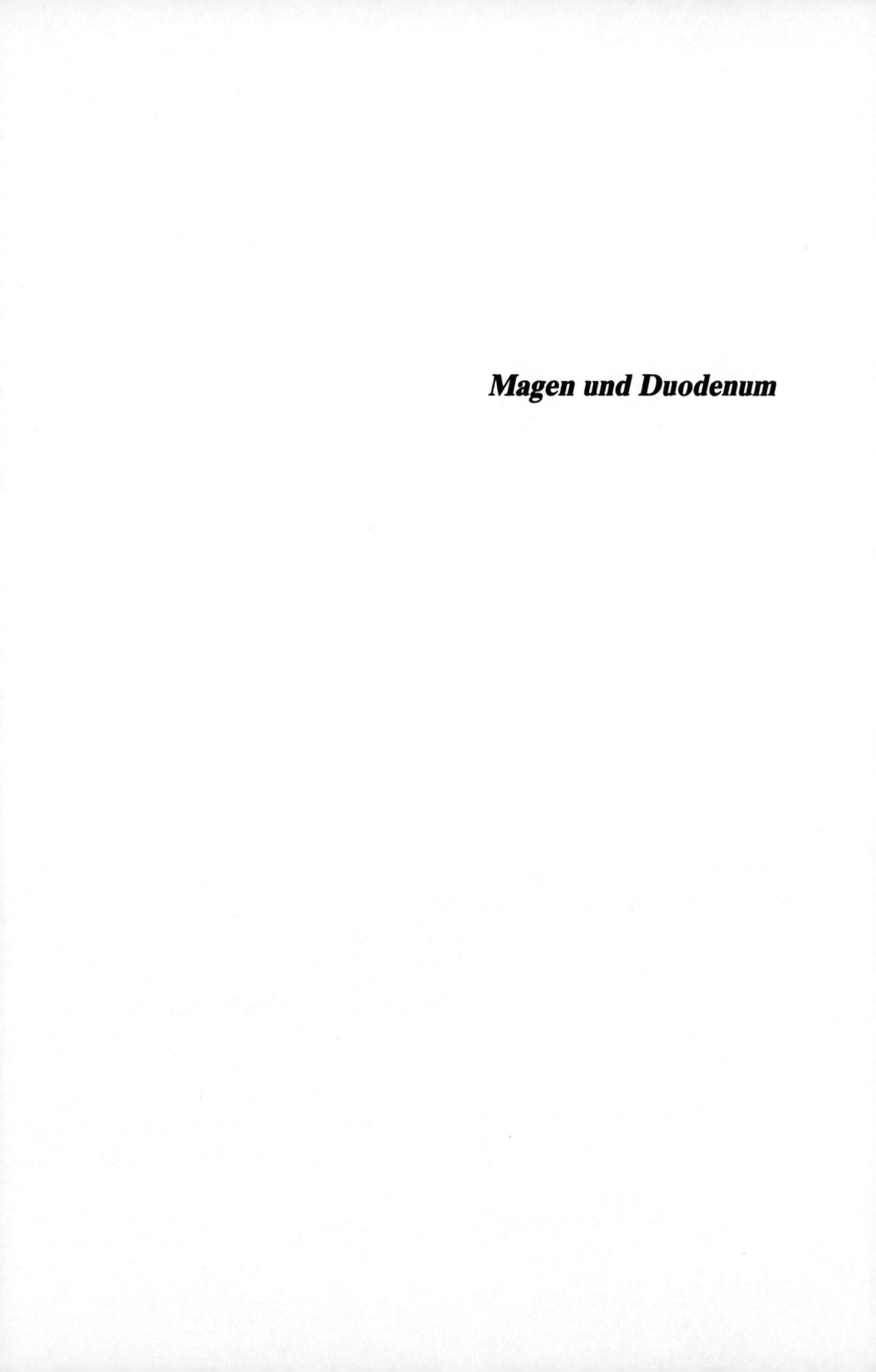

Magen und Duodenum

Submuköse endoskopische Verklebungstherapie bei Blutungen im oberen Gastrointestinaltrakt

O. Friedrichs, L. Beccu und *H. J. Knieriem*

Einleitung

Die obere gastrointestinale Blutung ist ein lebensbedrohlicher Notfall in der inneren Medizin und der Chirurgie. Die Letalität ist hoch, auch wenn die Blutungen häufig spontan sistieren [1, 2, 3, 14, 15]. Allgemein empfohlen wird eine Intensivüberwachung bei Patienten mit oberer gastrointestinaler Blutung. Eine frühe Endoskopie mit den Möglichkeiten der endoskopischen Therapie sollte vorgenommen werden, jedoch darf eine Operation nicht verzögert werden.

Ziele der endoskopischen Therapie

Die prognostischen Faktoren bei Blutungen richten sich nach Art und Intensität der Blutung, der Grundkrankheit, möglichen Begleitkrankheiten wie Herzinsuffizienz und nach dem Alter. Das therapeutische Vorgehen muß auf den Einzelfall abgestimmt sein. Die Ziele der endoskopischen Therapie sind:

- die definitive Blutstillung
- die Vermeidung der Notoperation in der Blutung
- die Vermeidung aller Risikooperationen
- die Induktion der Ulkusheilung

Art und Intensität der Blutung zu bestimmen und somit prognostische Aussagen sind möglich, wenn endoskopisch die Blutungen entsprechend der Forrest-Klassifikation eingeteilt werden [5]. Dabei haben die arteriellen Blutungen das höchste Risiko. Prognostisch ungünstig sind ferner Sickerblutungen und Forrest II-Blutungen, diese insbesondere dann, wenn ein Gefäßstumpf erkennbar ist. Es gibt verschiedene Möglichkeiten der endoskopischen Blutstillung, neben den mechanischen Methoden die Elektro-Hydro-Thermo-Sonde [17], die Injektionsmethoden z. B. mit Äthoxysklerol [20, 21] und auch die Anwendung eines Fibrinklebers, wobei diese letztere Methode zunächst als Aufsprühmethode bekannt wurde [19]. Die Fibrinklebung vollzieht den Endvorgang der physiologischen Gerinnung. Fibrinogen wird über das aktive Enzym Thrombin in Fibrin übergeführt [8, 10, 11, 13, 14, 23]. Innerhalb von Sekunden wird ein mechanisch stabiles Fibrinnetz erzeugt. Wir haben bereits früher die submuköse Injektionstechnik beschrieben und glauben, daß vor allem durch die neu entwickelte submuköse Injektionstechnik künftig gute Chancen für die weitere Anwendung des Fibrinkleberprinzips bestehen [6, 7, 8].

B. C. Manegold (Hrsg.)
Fibrinklebung in der Endoskopie

Methodik

Ein Routineendoskop mit einem 2,8 mm weiten Kanal wird eingeführt, und die blutende Läsion wird dargestellt. Dann wird eine nach unseren Angaben entwickelte doppelläufige Sonde (Duo-Sonde B, Typ Neumühl, Hersteller Endoflex) eingeführt (Abb. 1 a und b). Die doppelläufige Sonde läuft in einem etwas starren Plastikmantel, ihre Lumina sind unterschiedlich, da die fibrinogenhaltige Lösung eine höhere Viskosität besitzt als die thrombinhaltige. Beide Kanäle werden zunächst mit Kochsalzlösung gefüllt und damit luftleer gemacht (0,5 und 1,0 ml). Danach werden die Spritzen mit den Kleberkomponenten des Beriplast aufgesetzt (das Fibrinogen auf den etwas weiteren Kanal). Das Vorbereiten der Sonde mit Aufziehen des Beriplast und der

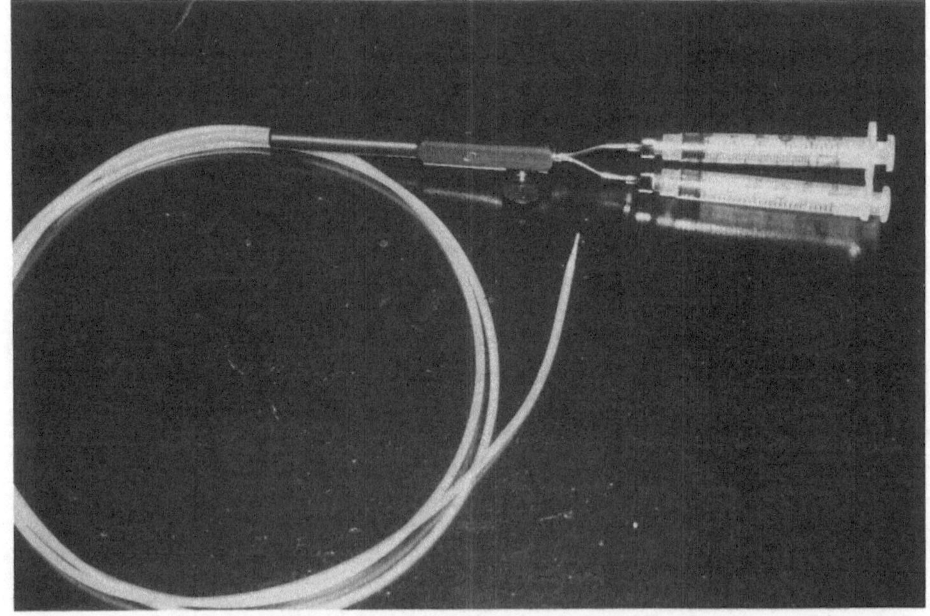

a

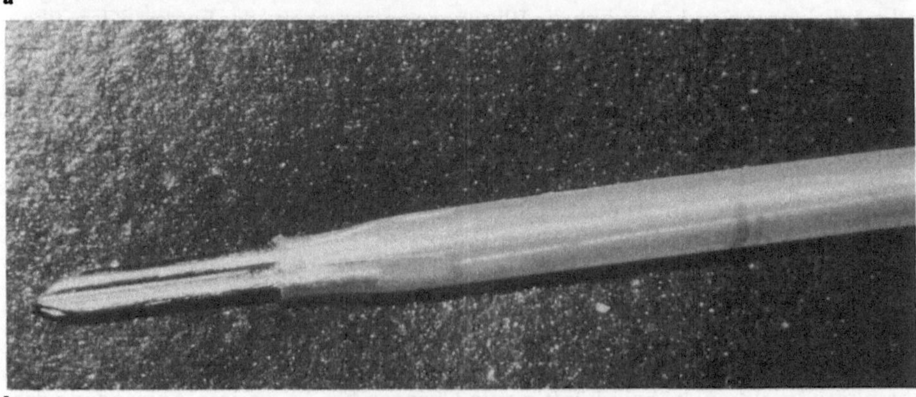

b

Abb. 1a, b. Duosonde, **a)** mit aufgesetzten Spitzen, die Kleberkomponenten enthalten, **b)** Spitze der doppelläufigen Duo-Sonde

Kochsalzkanülen dauert bis zur Bereitstellung für die Injektion je nach Übung des assistierenden Personals 2–4 Minuten. Nach Darstellung der Blutungsquelle wird die Sonde vorgeführt und unter Sicht in die Läsion schräg submukös eingestochen. Der Kleber wird dann manuell simultan injiziert und danach die gleiche Menge Kochsalzlösung nachgespritzt, so daß insgesamt eine Menge von 3 bis 3,5 ml Flüssigkeit submukös injiziert wird. Auf diese Weise vermischen sich bei der submukösen Injektion Thrombin und Fibrinogen unmittelbar in der Umgebung der blutenden Läsion. Eine hohe Druckanwendung bei der Injektion ist nicht erforderlich. Es sollte sich um Spritzen handeln, die mit dem Lock-System fixiert sind. Durch die Injektion entsteht unterhalb der Läsion ein Gerinnselpfropf, endoskopisch ist ein Anschwellen des Ulkusgrundes und der umgebenden Schleimhaut erkennbar. Dieser submuköse Fibrinklot weist einen Durchmesser von etwa 2 bis 2,5 cm und eine Höhe von 1 bis 1,5 cm auf (näheres hierzu siehe Beitrag Beccu et al.). Die Blutung muß sofort sistieren, anderenfalls muß in der Umgebung erneut in die Läsion eingestochen werden [6, 7, 8].

Ergebnisse

Wir haben von März 1987 bis Juli 1988 80 Patienten mit der submukösen Verklebungstherapie behandelt. Hierbei handelte es sich um Patienten mit gastrointestinalen Blutungen, davon 8 arterielle Blutungen, 21 Sickerblutungen und 51 Forrest II-Blutungen mit zum Zeitpunkt der Endoskopie sistierter Blutung sowie Zeichen der stattgehabten Blutung. Zum Freispülen wurde die Elektro-Hydro-Thermo-Sonde eingesetzt und in 2 Fällen wurde zunächst eine arterielle Blutung in eine Sickerblutung umgewandelt, dann in gleicher Sitzung der Fibrinkleber submukös injiziert. Die übrigen 6 arteriellen Blutungen ließen sich unmittelbar mit der Duo-Sonde behandeln. Bei den Sickerblutungen handelte es sich um Ulcera oesophagei, Skleroulzera, Ulcera duodeni sowie insbesondere auch hochsitzende Ulcera ventriculi. Eine Übersicht der Lokalisation zeigt Tabelle 1. Alle Blutungen sistierten nach der Verklebung. In keinem Fall trat eine Rezidivblutung auf. Es wurden sehr engmaschige Kontrollendoskopien vorgenommen, die Befunde wurden video-dokumentiert. Der weitere

Tabelle 1. Klassifikation und Lokalisation von 80 Blutungen

Forrest-Klassifikation	n	Lokalisation
Ia	8	3 Ulcera duodeni 2 Antrumulzera 1 Ösophagusulkus 2 hochsitzende kardianahe Ulzera
Ib	21	10 Ulcera duodeni 2 Antrumulzera 4 hochsitzende Ulcera ventriculi 5 Ösophagusulzera
II	51	19 Ulcera duodeni 17 Antrumulzera 10 hochsitzende Ulcera ventriculi 5 Anastomosenulzera nach Billroth II-Op.

klinische Verlauf hing von den Grundleiden und den Begleitkrankheiten ab. Ernsthafte Komplikationen der Verklebungstherapie wurden bisher nicht beobachtet. Bei den Ulcera ventriculi wurden bei den endoskopischen Kontrollen jeweils Biopsien entnommen. Bereits nach 3 Tagen zeigten sich einsprossende Fibroblasten. Die Ulkusheilung wurde durch den Fibrinkleber induziert. Nach den histomorphologischen Untersuchungen ist der Fibrinkleber nach ca. 9–14 Tagen vollständig auf physiologische Weise abgebaut bzw. organisiert.

Kasuistik

Fall 1

87jährige Patientin mit sickernd blutendem Antrumulkus. Abb. 2a zeigt das Ulkus vor der Verklebung. Abb. 2b zeigt unmittelbar nach der Verklebung die aufgeschwollene Schleimhaut durch den Fibrinclot. Nach 2 Wochen fand sich endoskopisch eine vollständige Abheilung des Ulkus, die Patientin ist seit über einem halben Jahr rezidivfrei.

Fall 2

66jähriger Patient mit intermittierender kreislaufwirksamer Blutung aus einem großen Antrumulkus mit freiem Gefäß. Am 4. Tag nach der submukösen Verklebung zeigt die Biopsie entzündliches Granulationsgewebe mit deutlich einsprossenden Fibroblasten und Kapillarsprossen im Bereich des Ulkusgrundes. Am 19. Tag fand sich endoskopisch lediglich eine Ulkusnarbe. Die Histologie zeigt pseudopolypöse Schleimhauthyperplasien und reichlich kollagene Fasern im Stroma.

Diskussion

Eine hochkonzentrierte Fibrinogenlösung mit hohem Faktor XIII-Gehalt wird mit einer Thrombinlösung von 500 i. E./ml submukös injiziert, so daß sich beide Kompo-

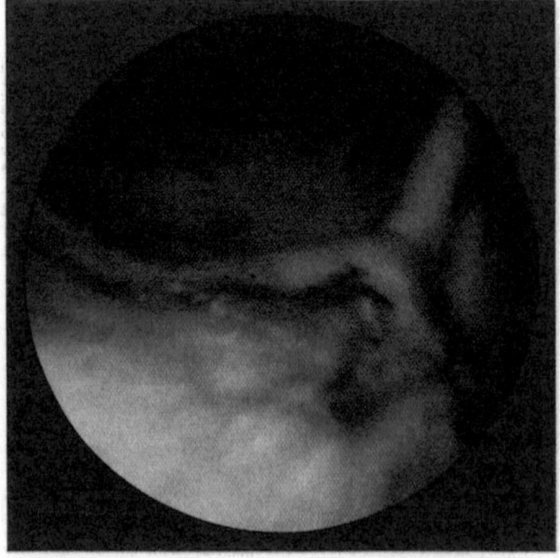

Abb. 2a. Antrumulkus Forrest Ib vor Verklebung

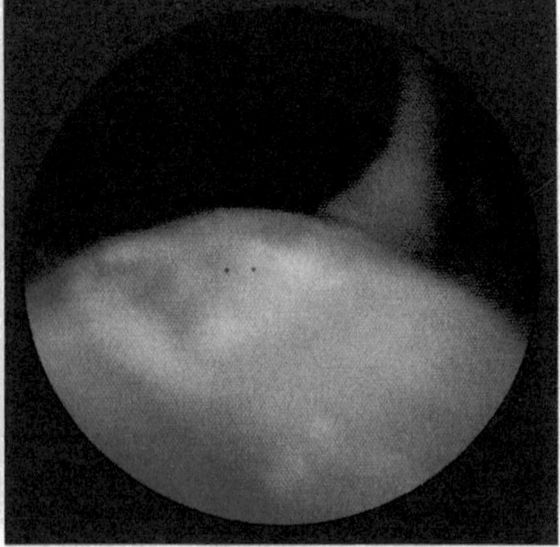

Abb. 2b. Antrumulkus unmittelbar nach Verklebung

nenten im Gewebe vermischen. In diesem Klebergemisch befindet sich zusätzlich das Antifibrinolytikum Aprotinin, um das entstehende mechanisch fest belastbare Fibrinnetz vor zu rascher Fibrinolyse zu schützen. Diese erfolgt dann nach knapp 2 Wochen. Der Kleber wird wie körpereigenes Fibrin physiologisch abgebaut. Die Wundheilung ist dadurch gekennzeichnet, daß Kapillaren und Fibroblasten in das Fibrinnetz einwandern, kollagene Fasern abscheiden und das Fibrinnetz organisieren. Die Wundheilung wird durch den Gerinnungsfaktor XIII beeinflußt, wobei anzunehmen ist, daß der Faktor XIII die Proliferation der Fibroblasten stimuliert. Histomorphologisch entsprechen die reparativen Vorgänge bei der Ulkusheilung im Prinzip denen einer „normalen Heilung einer äußeren Wunde". Die hiermit vorgestellte submuköse Injektion des Fibrinklebers vermeidet die Nachteile der bisher praktizierten Aufsprühmethode, bei welcher der Fibrinpfropf leicht abgelöst werden konnte. Im Vergleich zu anderen Injektionsmethoden – etwa mit Äthoxysklerol oder Adrenalin – wird zudem eine zusätzliche (nämlich iatrogene) Gewebsdestruktion vermieden. Ferner sind die apparativen und personellen Aufwendungen relativ gering, um die Sonde injektionsbereit herzurichten, ein geschultes assistierendes Personal vorausgesetzt. Dies rechtfertigt unseres Erachtens auch die im Vergleich zu anderen Injektionslösungen etwas höheren Kosten, wobei diese allerdings durch die verkürzte stationäre Verweildauer und die Vermeidung von Komplikationen ohnehin wieder relativiert und vermindert werden.

Zusammenfassung und Schlußfolgerung

Die submuköse Injektionsbehandlung führt sehr wirksam zu einer definitiven Blutstillung. Bei allen Patienten mit aktiven Blutungen (n = 29) sowie intermittierenden Blutungen (n = 51) kam es nach der Injektion zum sofortigen Blutungsstillstand und es trat auch keine Rezidivblutung auf. Die Technik der endoskopischen submukösen Fibrinklebung ist relativ einfach und wenig aufwendig. Durch diese Methode kann die Anzahl der Risikooperationen vermindert werden. Die submuköse Fibrinklebung kann mit anderen Methoden kombiniert werden, wie etwa mit der Elektro-Hydro-Thermo-Sonde. Die Wirkungen der submukösen Fibrinklebung werden erzielt:

1. Mechanisch mittels Kompression durch den submukösen Fibrinklot
2. Induktion und Förderung der Ulkusheilung infolge vermehrter Fibroblastenproliferation.

Unsere Ergebnisse zeigen, daß mit Hilfe der endoskopischen submukösen Fibrinklebung Blutungen im oberen Gastrointestinaltrakt erfolgreich zum Stillstand gebracht werden können. Da es sich um eine Therapie mit physiologischen Komponenten handelt, sind keine wesentlichen Komplikationen zu erwarten, zusätzliche Gewebsdestruktionen werden im Gegensatz zu anderen Injektionslösungen vermieden.

Literatur

1. Becker K (1983) Lokale blutstillende Maßnahmen bei Blutungen aus dem oberen Gastrointestinaltrakt (außer Ösophagusvarizenblutungen). Diagnostik 16: 13
2. Eckardt VF, Janisch HD (1982) Der Einfluß der Notendoskopie auf den Krankheitsverlauf bei oberer intestinaler Blutung. Z Gastroenterol 20: 1
3. Erckenbrecht J, Wienbeck M (1981) Beeinflußt die Notfall-Endoskopie die Prognose der akuten Blutung aus dem oberen Verdauungstrakt? Internist (Berl.) 22: 744
4. Fleischer D (1983) Etiology and prevalence of severe persistent upper gastrointestinal bleeding. Gastroenterology 84: 583
5. Forrest JAH, Finlayson NDC, Shearman DJC (1974) Endoscopy in gastrointestinal bleeding. Lancet 2: 394
6. Friedrichs O (Düsseldorfer Endoskopie-Tag 11. 6. 1987) Submuköse Verklebung peptischer Blutungen
7. Friedrichs O (1987) Endoskopischer Einsatz eines Fibrinklebers bei Blutungen im oberen Gastrointestinaltrakt. Die Gelben Hefte XXVII: 185
8. Friedrichs O (1988) Endoskopische Verklebungstherapie bei Blutungen im oberen Gastrointestinaltrakt. Med Welt 39: 457
9. Glover W et al. (1987) Thorac Cardiovasc Surg 93: 470
10. Hunt PS, Hansky J, Korman MG (1983) Mortality in upper gastrointestinal hemorrhage: a ten year prospective study. Gastroenterology 84: 1193
11. Jung MH, Schlicker BC, Manegold (1987) Therapeutische Endoskopie mit Fibrinkleber. Med Welt 38: 141
12. Kohler B, Köhler G, Riemann JF (1987) Ösophagotracheale Fistel durch ein Ulkus in einer Magenschleimhautheterotopie der zervikalen Speiseröhre. Dtsch med Wschr 112/1130
13. Koyama M, Nakamura N (1986) Endoskopischer Einsatz eines Fibrinklebers. Die Gelben Hefte 26: 180
14. Linscheer WG, Fazio TL (1979) Control of upper gastrointestinal hemorrhage by endoscopic spraying of clotting factors. Gastroenterology 77: 642
15. Manegold BC, Gram N, Jung M (1985) In: Chirurgische Intensivmedizin. 14. Urbarn + Schwarzenberg
16. Mc Carthy PM, Frazee RC, Hughes RW Jr, Beart R-W Jr (1987) Barium-impregnated fibrin glue: Application to a bleeding duodenal sinus. Mayo Proc 62: 317
17. Matek W, Frühmorgen P (1983) Elektro-Hydro-Thermo-Sonde. Dtsch med Wschr 108: 816
18. Ottenjahn R, Weingart J (1982) Nutzen der Endoskopie bei oberer GI-Blutung – diagnostisch, therapeutisch und prognostisch. Internist (Berl.) 23: 245
19. Schmitt W, Lux G (1987) Fibrinklebung von Ösophagusulzera nach endoskopischer Ösophagusvarizensklerosierung. Med Welt 38: 657
20. Silverstein FE (1979) A staunch approach to endoscopic therapy. Gastroenterolgy 77: 797
21. Soehendra N, Kempeneers I, de Heer K (1982) Endoskopische Injektionsmethode zur Blutstillung im Verdauungstrakt. Dtsch med Wschr 107: 1474
22. Soehendra N, de Heer K, Kempeneers I (1983) Erfahrungen über die fiberendoskopische Ösophagusvarizenverödung mit Polidecanol. Zbl Chirurgie 108: 328
23. Swain CT, Salmon PR, Kirkham S, Brown SG (1986) Controlled trial of Nd YAG laser photocoagulation in bleeding peptic ulcers. Lancet 1: 1113
24. Waclawiczek H, Chmelizek WF (1985) Endoscopic treatment of bronchus stump fistulae following fibrin sealant in domestic pigs. Thorac Cardiovasc Surg 33: 344

Submuköse Fibrinklebungstherapie bei chronischen therapieresistenten Ulzera des oberen Gastrointestinaltraktes

L. Beccu, H. J. Knieriem und *O. Friedrichs*

Chronische Ulzera stellen wegen ihrer klinischen Symptomatik sowie Blutungsneigung und -häufigkeit eine ernstzunehmende Erkrankung dar. Auch ist zu jeder Zeit die Gefahr gegeben, daß aufgrund von Gefäßarrosionen eine plötzliche „aktive" Blutung mit hohem Letalitätsrisiko entsteht. Über die relativ neue Möglichkeit der Therapie dieser aktiven Blutungen mit Hilfe submuköser Fibrinkleberinjektionen wurde schon an anderer Stelle berichtet (siehe Beitrag Friedrichs et al.). Die überaus günstigen Ergebnisse der submukösen Fibrinklebung bei Ulkusblutungen haben zur Erprobung und Anwendung dieses Therapieprinzips auch bei konservativ therapieresistenten chronischen Ulzera geführt – die übliche konservative Therapie kann dabei durchaus parallel oder zusätzlich weitergeführt werden. Diese erweiterte Anwendungsmöglichkeit bietet sich insbesondere an, wenn Kontraindikationen gegen eine Operation vorliegen oder wenn sichergestellt werden soll, daß eine ohnehin geplante Operation in einem sicher blutungsfreien Intervall stattfinden kann. Die submuköse Fibrinklebung kann Ergänzung, ggf. auch Alternative zu bisherigen Methoden sein. Sie vollzieht den Endvorgang der physiologischen Gerinnung (d. h. Bildung eines mechanisch belastbaren Fibrinnetzes beim Zusammentreffen von Fibrinogen und Thrombin). Es handelt sich somit gewissermaßen um einen physiologischen „Zweikomponentenkleber", dessen entscheidende Bestandteile erst *im* Gewebe zusammengebracht werden.

Wirkungsweise

Das Wesentliche dieser Therapie liegt darin, daß der Fibrinkleber nicht *auf* die Läsion aufgebracht, sondern *in* die Läsion eingebracht wird und somit tief *im* Gewebe seine unterschiedlichen Wirkungen entfalten kann:

a) Die *sofortige* Wirkung besteht darin, daß offenbar schon allein aufgrund des mechanischen Effektes eine Gewebs- und Gefäßkompression erreicht wird und bei bestehender Blutung entsprechend ein sofortiger Blutungsstillstand endoskopisch erkennbar ist. Insgesamt werden etwa 3,5 ml Flüssigkeit in die Wand injiziert. Entsprechend kommt es in der gesunden Magenwand zu einer zeltartigen Anhebung der Schleimhaut, welche endoskopisch erkennbar ist und etwa eine Ausdehnung von 2– bis 2,5 cm im Durchmesser sowie 1– bis 1,5 cm in der Höhe zeigt (Abb. 1). Aufgrund veränderter bzw. durch multiple Fibrosierungen erschwerter Verteilungsbedingungen findet sich in einem Ulkusgrund jedoch eine mehr dissoziierte bzw. diskontinuierliche und unregelmäßige Distribution des

B. C. Manegold (Hrsg.)
Fibrinklebung in der Endoskopie

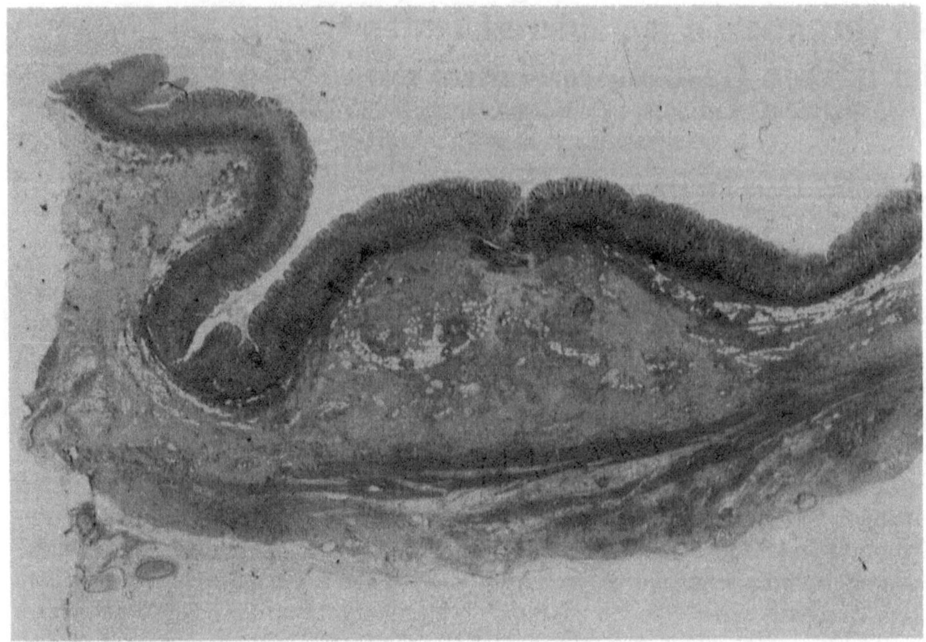

Abb. 1. Submuköser Fibrinclot 4 Tage nach Injektion in gesunde Magenwand. HE-Färbung

Fibrinklebers, welcher hier im Ulkusgrund also primär fragmentiert vorliegt (Abb. 2 und Abb. 3).

b) Die *langfristige* Wirkung besteht darin, daß das sich daraus bildende Fibrinnetz offensichtlich für die umgebenden Gewebsfibroblasten einen deutlichen Reiz darstellt, in das Fibrinnetz einzuwachsen um es durch Abscheidung kollagener Fasern bindegewebig zu „organisieren". Hier dürfte insbesondere auch Faktor XIII wirksam sein. Das Zusammenspiel von Fibroblastenproliferation und entzündlicher Reaktion bedingt das Zustandekommen eines floriden entzündlichen Granulationsgewebes und ermöglicht dadurch die Ulkusheilung, die nicht allein vom randständigen Oberflächenepithel geleistet werden kann, sondern gerade auch vom tiefer gelegenen Granulationsgewebe des Ulkusgrundes ausgehen muß.

c) Als *begleitende* Wirkung läßt sich in der Randzone des Fibrinklebers eine deutliche vaskulitische Komponente nachweisen [4]. Bei stärkerer Vergrößerung fällt ein hoher Anteil eosinophiler Granulozyten innerhalb der entzündlichen Infiltrate auf (Abb. 5). Dies deutet auf eine begleitende allergische entzündliche Reaktion hin. Im Gefolge dieser Vaskulitis kann es zu Gefäßthrombosen kommen (Abb. 6).

Ergebnisse

Diese theoretischen Überlegungen wurden durch unsere praktischen Erfahrungen eindrucksvoll belegt. Alle Behandlungsergebnisse wurden durch endoskopische Kontrollen, Videoaufzeichnungen und ausführliche histologische Untersuchungen

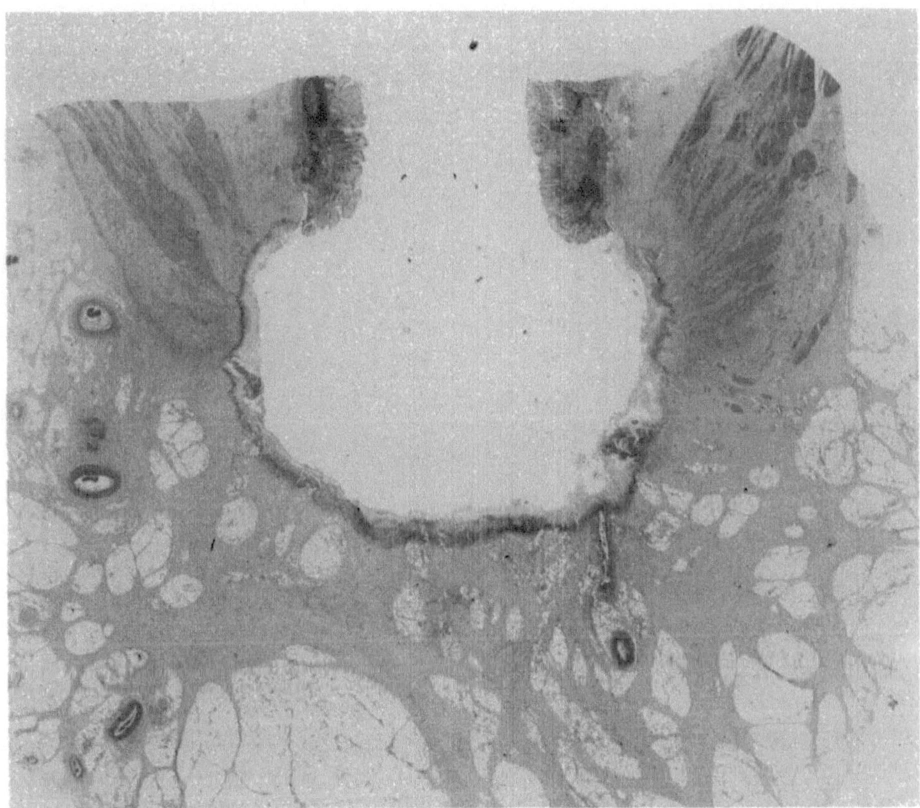

Abb. 2. Penetriertes chronisches Ulkus 9 Tage nach Fibrinklebertherapie. HE-Färbung

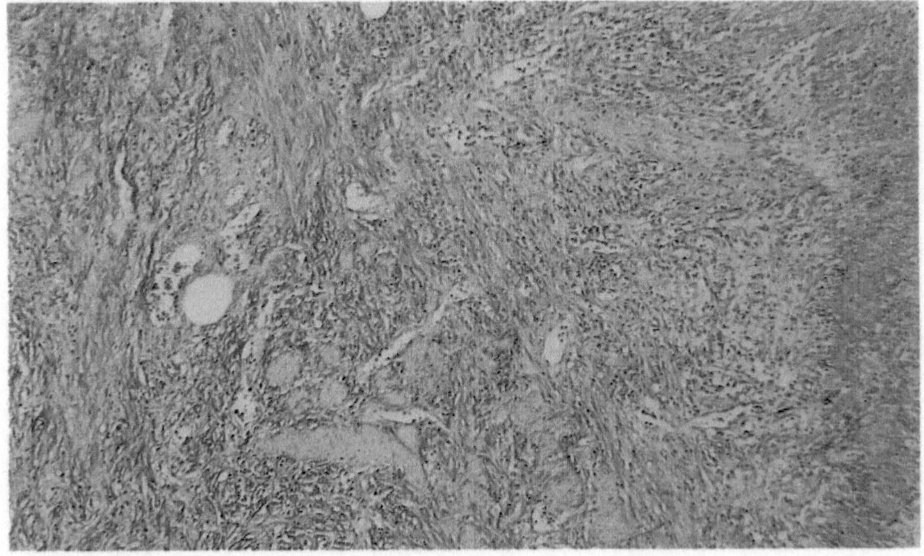

Abb. 3. Detailaufnahme des Ulkusgrundes (Abb. 2) mit entzündlichem Granulationsgewebe. E. v. G.-Färbung

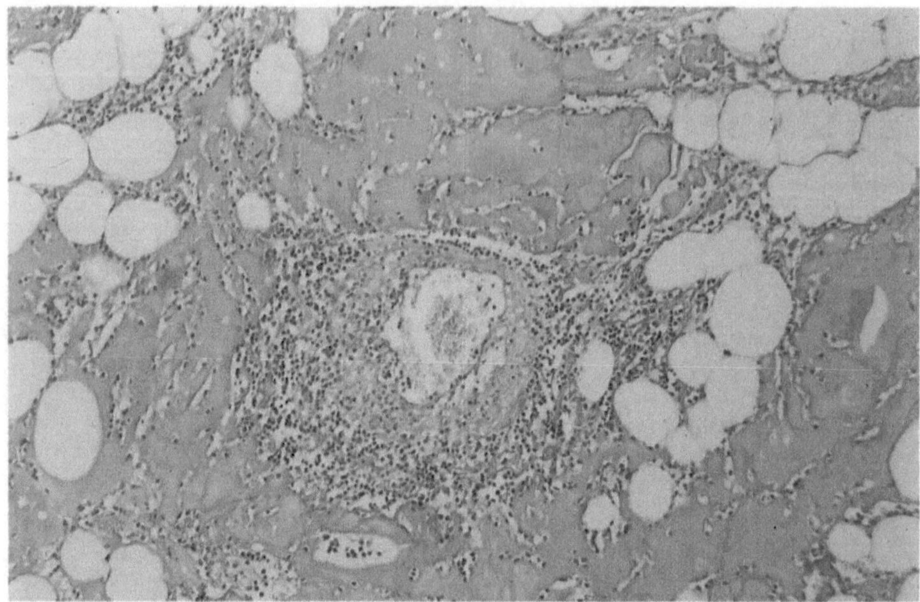

Abb. 4. Entzündliche (vaskulitische) Reaktion in der Umgebung des Fibrinclots 4 Tage nach Fibrinkleberinjektion. HE-Färbung

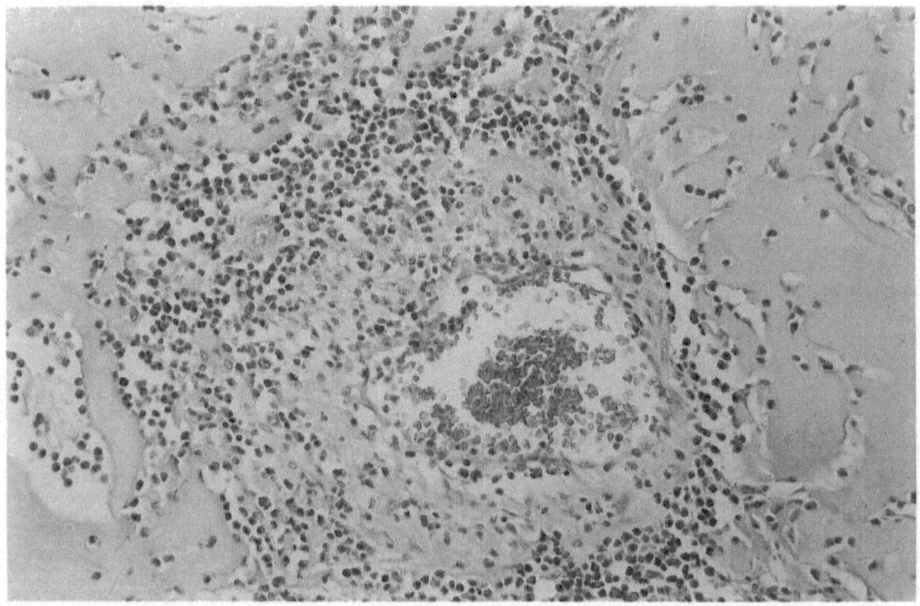

Abb. 5. Vaskulitis mit prominentem Anteil eosinophiler Granulozyten. HE-Färbung

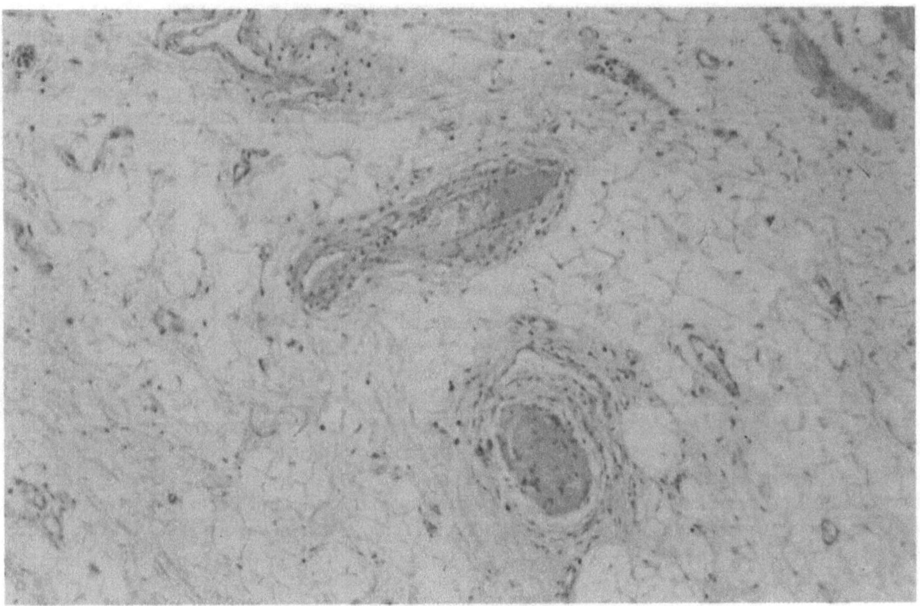

Abb. 6. Abgelaufene Vaskulitis mit teils parietalen, teils nahezu verschließenden Thrombosen kleiner submuköser Gefäße 3 Wochen nach Fibrinkleberinjektion. HE-Färbung

gesichert. Zukünftig noch zu prüfen ist die Vorstellung, daß durch eine stärkere Konzentration von Faktor XIII im Fibrinkleber möglicherweise eine zusätzliche Steigerung des Fibroblastenwachstums erreicht werden könnte.

In bisher 14 Fällen mit chronischen Ulcera ventriculi, die z. T. bereits über Monate mit allen bisher zur Verfügung stehenden konservativen Methoden therapiert wurden, ist eine submuköse Fibrinkleberbehandlung durchgeführt worden. Wenn nach 10 Tagen endoskopisch eine wesentliche Heilungstendenz nicht erkennbar war, wurde Beriplast erneut injiziert. Dies war bei 10 Patienten erforderlich, in 4 dieser Fälle wurde darüber hinaus zusätzlich Faktor XIII mitinjiziert. 10 Tage nach dieser Zweitinjektion waren auch diese Ulzera abgeheilt. Lediglich bei einem Patienten wurde noch eine dritte Injektion von Fibrinkleber und Faktor XIII erforderlich, bevor auch dieses Ulkus nach 3 weiteren Wochen vollständig abgeheilt war. Die histologische Untersuchung einzelner Fälle aus dieser Gruppe zeigte anfangs nur spärliches, später (nach den Nachinjektionen) ein kräftiges Fibroblastenwachstum. Rezidive sind bisher lediglich in einem Fall eines Duodenalulkus aufgetreten.

Kasuistik

Fall 1

Patientin L., 71 Jahre alt. Zwei große Ulcera ventriculi im oberen Corpusdrittel (Vorderwand, majorseits) mit Blutungszeichen (Forrest Ib und II). Parallel zu einer medikamentösen Therapie mit H2-Blockern und Antacida wurde eine submuköse Fibrinklebung durchgeführt. Histologisch zeigte sich am 11. Tag nach der ersten Verklebung entzündliches Granulationsgewebe mit zahlreichen Kapillarsprossen, dichten entzündlichen Infiltraten und Fibroblasten. Endoskopisch war nach 3 Wochen eine deutliche Abheilungstendenz erkennbar. Histologisch ließ sich entsprechend eine intakte und etwas hyperplastische Mukosa in der ehemaligen Ulkusrandzone nachweisen. Wegen eines umschriebenen flachen Restulkus wurde eine zweite Fibrinkleberinjektion vorgenommen. Die vollständige Abheilung der Läsionen war zwei Monate nach Beginn der Verklebungstherapie erfolgt. Die Patientin ist seit einem halben Jahr rezidivfrei.

Fall 2

Patientin W., 48 Jahre alt. Großes Magenulkus im unteren Corpus, daneben zwei Ulcera duodeni im Bulbus (alle Forrest II). Submuköse Fibrinklebertherapie des Magenulkus sowie des größeren Duodenalulkus. Am Tag der ersten Verklebung zeigte sich histologisch ein florides Magenulkus mit deutlicher Entzündung und deutlichen Epitheldysplasien in der Randzone. Am 10. Tag nach der ersten Verklebung war bereits eine Stromafibrose mit unspezifischer entzündlicher Infiltration in der Ulkusrandzone erkennbar. Wegen umschriebener Resterosionen wurde etwa einen Monat nach der ersten Verklebung auch hier ein zweites Mal submukös Fibrinkleber injiziert. Die vollständige Abheilung des Magenulkus mit deutlicher narbiger Stromafibrose und zahlreichen, netzartigen kollagenen Fasern konnte endoskopisch und histologisch eine Woche nach der zweiten Verklebung nachgewiesen werden.

Fall 3

Patientin K., 41 Jahre alt. Im Durchmesser 2 cm großes, intermittierend blutendes Antrumulkus (Forrest II). Am Tag der ersten Verklebung zeigte sich histologisch fibrosiertes Ulkusgrundgewebe mit dichter entzündlicher Infiltration, allerdings kein typisches entzündliches Granulationsgewebe mit Gefäßsprossen oder Fibroblasten. Wegen verzögerter Abheilungstendenz wurde am 12. Tag eine zweite Injektion vorgenommen (Ulkus war noch 1 cm groß); nach weiteren drei Wochen war das Ulkus fast vollständig abgeheilt. In der Magen-PE konnte die wiederaufgebaute Antrumschleimhaut mit dichter entzündlicher Aktivität und pseudopolypöser Hyperplasie nachgewiesen werden. Bislang kein Ulkusrezidiv.

Diskussion

Nach der erfolgreichen Anwendung der submukösen Fibrinklebung bei blutenden Läsionen des oberen Gastrointestinaltraktes wurden positive Erfahrungen auch bei chronischen, bislang therapieresistenten Ulzera gesammelt. Nach ein- bis zweimaliger, in einem Fall auch dreimaliger Injektion des Fibrinklebers (z.T. zusätzlich kombiniert mit Faktor XIII) konnte jeweils eine definitive Ulkusheilung erreicht werden. Die entscheidenden Wirkungen des Fibrinklebers im Gewebe werden eindrucksvoll in Abb. 7 dokumentiert. In der Randzone des Fibrinklots (welcher zunächst in sich geschlossen erscheint – vergl. Abb. 1) findet sich bereits nach vier Tagen eine mäßig stark ausgeprägte entzündliche Infiltration, zudem sind einzelne Kapillarsprossen erkennbar; insbesondere fallen hier bereits relativ zahlreiche Fibroblasten auf, welche aus der Randzone in den Klot einwachsen und diesen fragmentieren (PAS-Färbung, Fibrinklot schwach positiv). Schollenartig werden kleine Teile des Fibrinnetzes abgelöst und später durch Ausbildung kollagener Fasern organisiert. Abb. 8 zeigt in der van Giesonfärbung bereits zahlreiche proliferierte Fibroblasten mit kollagenen Fasern (rot) und Gefäßsprossen in der Randzone des Klots. Auch Abb. 9 verdeutlicht noch einmal die Fibroblastenproliferation, die Gefäßsprossung sowie die entzündliche Reaktion in der Umgebung des partiell aufgelösten Fibrinklots.

Aufgrund des sich entwickelnden, entzündlichen Granulationsgewebes wird die Ulkusheilung ermöglicht. Diese kann im Einzelfall durchaus sehr unterschiedliche Zeitspannen in Anspruch nehmen. Es lassen sich nach Fibrinklebung relativ schnell heilende von deutlich verzögert abheilenden chronischen Ulzera unterscheiden. Welche Faktoren kommen hierfür in Betracht?

1. Es ist zu bedenken, daß bei großen Ulzera die routinemäßig injizierte Menge von Beriplast rein *quantitativ* nicht ausreichend sein könnte, sodaß bei nur einmaliger Injektion nicht genügend Wirkstoff am gesamten gewünschten Wirkort präsent ist. Dies wäre durch mehrere „disseminierte" Injektionsstellen im Ulkusgrund sowie Verwendung mehrer Ampullen bereits bei der ersten Verklebung weitgehend zu umgehen.
2. Ferner ist – wie bereits oben angedeutet – ein mehr *qualitativer* Störfaktor zu diskutieren. Am Wirkort, dem Ulkusgrund, herrschen – zumindest bei länger bestehenden chronischen Ulcera ventriculi – in der Regel ungünstige, erschwerte *Verteilungs*bedingungen für den Kleber, da im Ulkusgrund mit wechselnden, unregelmäßigen, endoskopisch nicht genau erkennbaren Vernarbungen zu rechnen ist. Somit kann sich der Kleber nicht regelmäßig in Form eines zusammenhängenden Klots ausbreiten, sondern er wird primär fragmentiert und kann sich nur diskontinuierlich in Gewebsspalten verteilen, wodurch seine Wirkungsmöglichkeit im Bereich des gesamten Ulkusgrundes nicht vollständig gewährleistet ist.

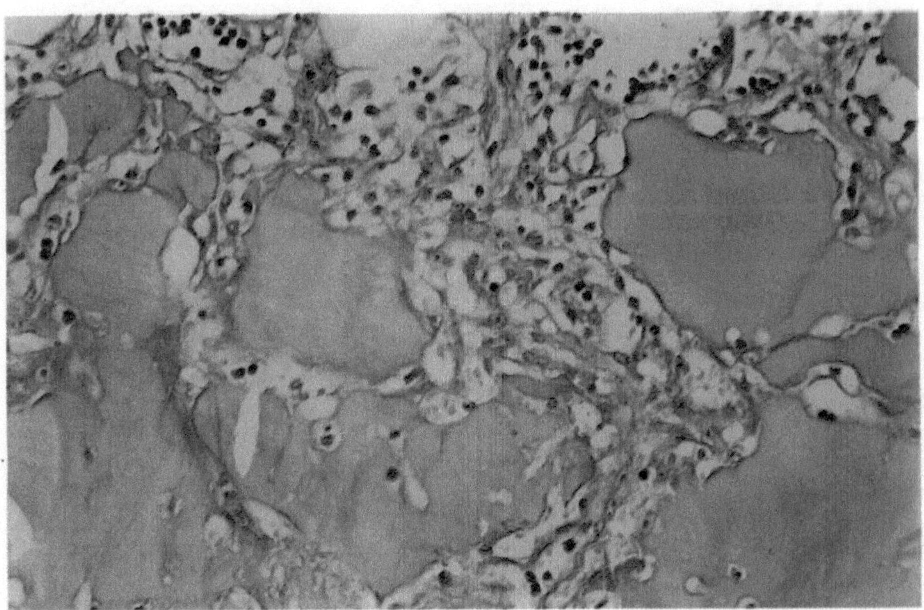

Abb. 7. Entzündliche Reaktion und Fibroblasten-Proliferation in der Randzone des Fibrinklots. PAS-Färbung

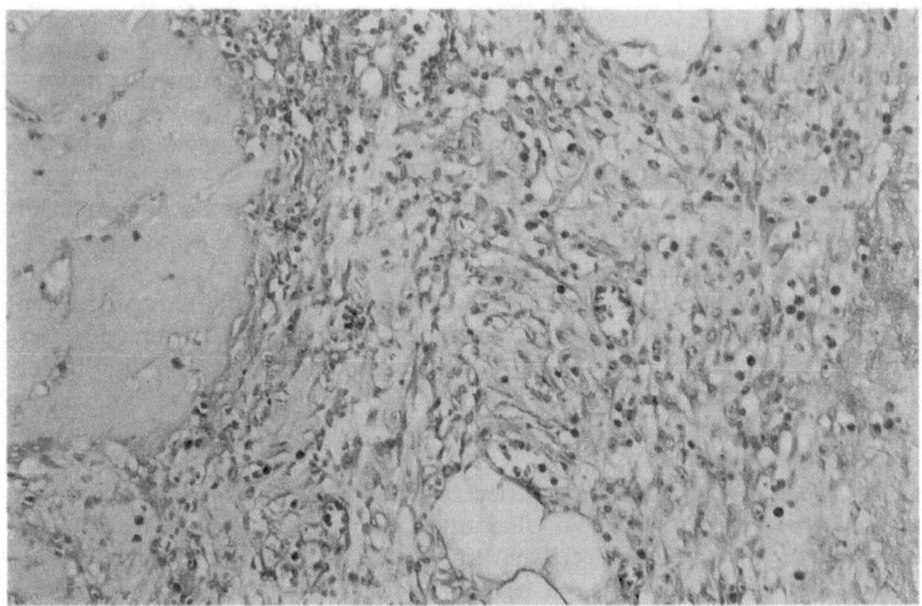

Abb. 8. Deutliche Fibroblasten-Proliferation mit Abscheidung kollagener Fasern sowie Kapillaraussprossung in der Klot-Randzone. E. v. G.-Färbung

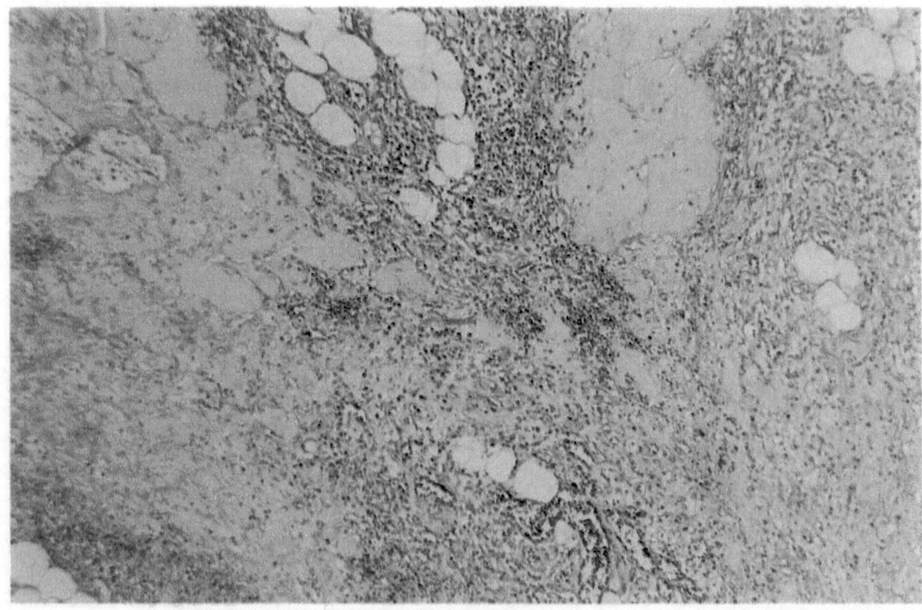

Abb. 9. Randzone des Fibrin-Klots mit entzündlicher Reaktion und Fibroblasten-Proliferation. E. v. G.-Färbung

Diese Annahme ist durch weitere Zusatzuntersuchungen an Magenresektionspräparaten bestätigt worden und erklärt durchaus die partielle Abheilung chronischer Ulzera, wobei der nicht vom Fibrinkleber versorgte Ulkusanteil gewissermaßen als Ulkusrest „stehenbleibt".

3. Schließlich ist in Betracht zu ziehen, daß am Wirkort auch erschwerte *Wirkungs*bedingungen herrschen, insbesondere wenn penetrierte und bereits irregulär vernarbte Ulkuskrater vorliegen (was bei chronischen Ulzera häufig der Fall ist). Die Wirkung des Fibrinklebers basiert sehr wahrscheinlich z. T. darauf, daß das entstehende Fibrinnetz in direkten Kontakt mit den Gefäßen kommt und die Proliferation der Gewebsfibroblasten sowie der „undifferenzierten" Mesenchymzellen anregt, welche sich auf diesen entsprechenden Reiz hin zu Fibroblasten differenzieren und in den Klot einwandern. Diese Umstände könnten die scheinbar verminderte Wirksamkeit des Fibrinklebers bei einigen chronischen Ulkuspatienten erklären. Einerseits finden sich im partiell vernarbten Ulkusgrund zahlreiche, netzartig verbundene kollagene Fasern, zwischen denen sich der Fibrinkleber verteilt, so daß nur ein Teil des Klebers auf „reagible" Fibroblasten stoßen kann. Andererseits ist das Narbengewebe kaum, das subseröse Fettgewebe, in welches das chronische Ulkus häufig penetriert, nur mäßig vascularisiert, sodaß auch der „Gefäßkontakt" nur unvollständig und ggf. in nicht ausreichendem Ausmaß hergestellt werden kann. Diese Hemmnisse beim Heilungsvorgang sind daher nicht allein dem Fibrinkleber, sondern den besonderen morphologischen Gegebenheiten anzulasten und möglicherweise durch „disseminierte" Injektionen sowie ggf. quantitativ erhöhte Injektionsdosen zu beseitigen.

Bereits angesprochen wurde die ausgeprägte vasculitische Reaktion in der Umgebung des Fibrinklots. Eine Vasculitis ist für die Ulkusheilung naturgemäß nicht erforderlich, könnte diese im Gegenteil evtl. behindern. Verwiesen sei auf die dargestellte Entwicklung sekundärer Gefäßthrombosen, welche ggf. zu lokal umschriebenen Wandischämien führen könnten. Der auffallend hohe Anteil eosinophiler Granulozyten läßt an eine allergische Komponente der entzündlichen Reaktion denken, insbesondere, da nach wiederholter Injektion von Beriplast in bisher zwei Fällen anaphylaktoide Reaktionen beobachtet wurden (jeweils nach drei Monaten bei einer vierten und fünften Anwendung des Klebers anläßlich prophylaktischer Verklebung von Ösophagusvarizen). Als Allergene könnten Thrombin und Aprotinin (zur Fibrinolysehemmung zugesetzt) in Betracht kommen, da diese beiden Substanzen aus Rinderlungen hergestellt werden, während alle anderen Komponenten aus humanen Plasmafraktionen gewonnen werden. Dies sind bisher die einzigen aufgetretenen Nebenwirkungen. Diese Reaktionen konnten aber therapeutisch gut beherrscht werden.

Zusammenfassung

Die Ergebnisse der submukösen Anwendung des Fibrinkleberprinzips bei blutenden Läsionen des oberen Gastrointestinaltraktes sind günstig. In jedem Fall konnte eine definitive Blutstillung erreicht werden, in der Regel auch eine schnellere und vollständigere Heilung. Insbesondere bei den chronischen therapieresistenten Ulcera ventriculi et duodeni wurden nunmehr auch positive Erfahrungen an 14 Patienten gesammelt. Alle Ulzera konnten durch eine ein- bis dreimalige Injektion von Fibrinkleber und Faktor XIII zur Abheilung gebracht werden, wobei mögliche Störfaktoren durch eine entsprechende Injektionstechnik minimiert werden können. Rezidive sind bislang lediglich bei einem Duodenalulkus aufgetreten. Ernsthafte Nebenwirkungen sind nicht beobachtet worden. Nach wiederholter Gabe des Fibrinklebers sind allerdings allergische Reaktionen möglich.

Gewebereaktion und Blutstillungseigenschaften von Fibrinkleber versus Polidocanol

R. Salm, J. Sontheimer und *H. Laaff*

Die heute gebräuchlichen endoskopischen Blutstillungsmaßnahmen im Verdauungstrakt basieren überwiegend auf lokalen thermischen (z.B. Elektro-Hydro-Thermosonde (EHT), Laserkoagulation) oder chemischen (z.B. Polidocanol) Gewebeschädigungen [4]. Dabei wird im allgemeinen eine gute initiale Blutstillung durch lokale Ödembildung, entweder durch das injizierte Volumen, die chemische Noxe oder durch eine thermische Nekrose erreicht. Bei Injektion von vaskokonstriktiven Substanzen kommt zur lokalen Ödembildung der Effekt des verminderten Blutzustroms hinzu [10].

Bei übereinstimmenden primären Blutstillungsraten von mehr als 90% wird den Injektionsmethoden aufgrund der einfachen Durchführbarkeit und des geringen technischen Aufwandes oft der Vorzug gegeben.

Bestimmte Ulkuslokalisationen, vor allem aber der sichtbare Gefäßstumpf weisen auf ein hohes Rezidivrisiko hin [3, 7, 11]. Da allen endoskopischen Blutstillungsmaßnahmen eine gewisse lokale Gewebeschädigung gemeinsam ist, verwundert die teilweise hohe Rezidivrate nach endoskopischer Blutstillung nicht. Hieraus resultiert die Indikation zur frühelektiven Operation bestimmter Blutungstypen trotz erfolgreicher initialer endoskopischer Blutstillung.

Durch eine endoskopische Methode, die neben einer guten initialen Blutstillung ohne zusätzliche Gewebeschädigung eine Vernarbung bewirkt und damit eine sichere Langzeitblutstillung ohne Rezidivgefahr gewährleistet, könnte die Operationsfrequenz bei diesen Risikopatienten reduziert werden. Kenntnisse der Gerinnungsphysiologie sowie der Wundheilungsvorgänge lassen die Verwendung von Fibrinkleber als geeignete Substanz zur lokalen endoskopischen Therapie des blutenden Ulcus ventriculi et duodeni erscheinen.

Tierexperimentelle Untersuchung

In einer tierexperimentellen Untersuchung an Wistar-Ratten haben wir dem in der Endoskopie eingesetzten Polidocanol das Fibrinklebesystem gegenübergestellt und die lokale Reaktion an der unversehrten Magenschleimhaut untersucht. Bei insgesamt 60 Tieren in 4 gleich großen Gruppen wurde in Gruppe I physiologische Kochsalzlösung, in Gruppe II und III 0,5%iges bzw. 1,0%iges Polidocanol und in Gruppe IV Fibrinkleber (hohe Trhombin-Konzentration) jeweils 0,2 ml submukös appliziert. Dazu wurden die Tiere in Ketanest-Rompun-Narkose laparotomiert. Die Injektionen wurden an Magenvorder- und Magenhinterwand vorgenommen. Nach 1,

B.C. Manegold (Hrsg.)
Fibrinklebung in der Endoskopie

7 und 21 Tagen erfolgte die histologische Beurteilung in Hämatoxylin-Eosin (HE) – und in Elastica-van-Gieson-Präparaten (EvG). Dabei fand sich in der Kontrollgruppe (Gruppe I) mit physiologischer Kochsalzlösung nach einem Tag noch ein geringes Ödem ohne Gefäßreaktion, nach 7 und 21 Tagen waren histologisch keine Injektionsfolgen nachweisbar.

In den beiden Polidocanolgruppen (Gruppe II und III) fanden sich lichtmikroskopisch konzentrationsabhänige Unterschiede in der Ausprägung der Gewebereaktion. Nach einem Tag bestand ein deutliches submuköses Ödem mit eher weitgestellten, blutgefüllten Gefäßen sowie einem Infiltrat von reichlich neutrophilen Granulozyten. Abscheidungsthromben oder Intimaschädigungen waren nicht nachzuweisen (Abb. 1). Nach 7 Tagen war das Ödem vollständig abgebaut, die Gefäße normal weit. Es fand sich ein Granulationsgewebe in beginnender narbiger Organisation bei geringer Infiltration von neutrophilen Granulozyten, vereinzelt waren Nekrosen nachweisbar. Nach 21 Tagen bestanden ausgeprägte subseröse und submuköse Nekrosen, die Lamina muscularis war teilweise zerstört. Neben diesen destruktiven Prozessen fand sich eine Intimaproliferation mit deutlicher Lumeneinengung der Gefäße sowie stellenweise kollagenfaserige Narbenbildungen (Abb. 2).

Der Fibrinclot (Gruppe IV) war nach einem Tag als eiweißreiche, ortsfeste Substanzvermehrung nachweisbar (Abb. 3). Die Infiltration neutrophiler Granulozyten war weniger ausgeprägt als in der Polidocanol-Gruppe, die Gefäße waren normal weit, intravasale Thromben waren nicht nachweisbar. Auch nach 7 Tagen waren noch Reste des Fibrinclots, der von seinen Randpartien her aufgelöst war, sichtbar. Es bestand ein frisches Granulationsgewebe mit spärlichen Granulozyten und reichlich eingesproßten Fibroblasten. Die Gefäße waren normal weit. Nach 3 Wochen hatte

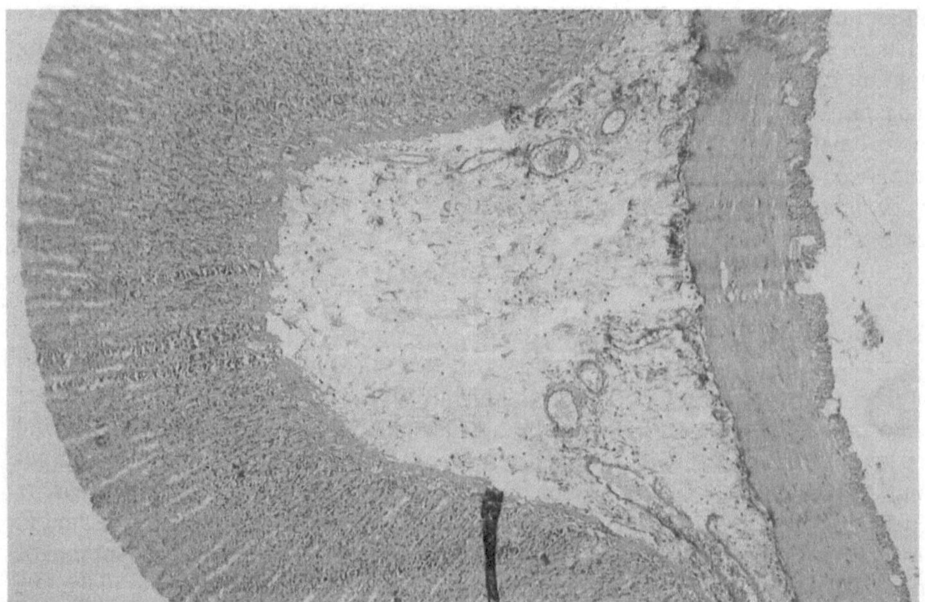

Abb. 1. Submuköses Ödem mit weitgestellten Gefäßen (Polidocanol 0,5%, 1 Tag nach Injektion)

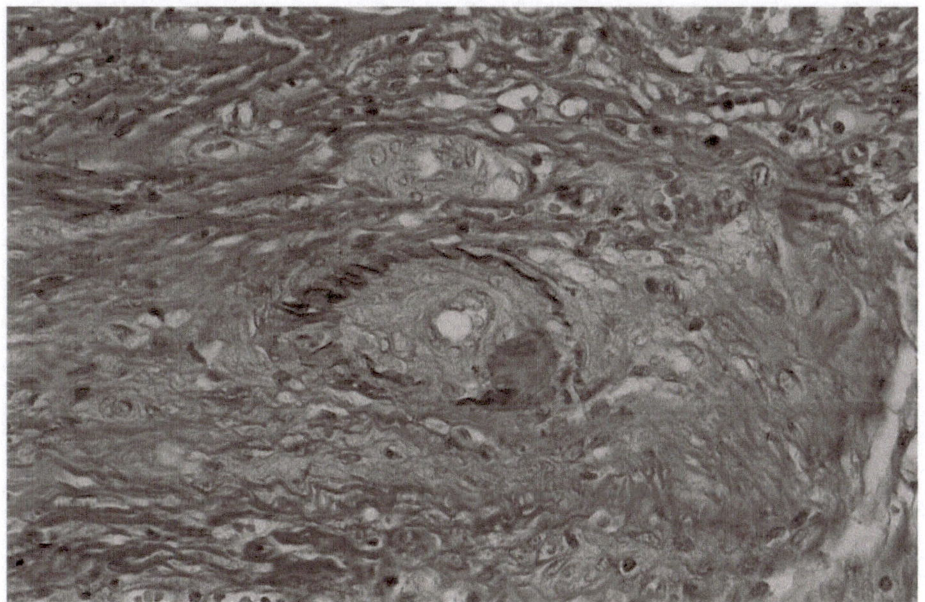

Abb. 2. Intimaproliferation mit Lumeneinengenung und Narbenbildung (Polidocanol 0,5%, 21 Tage nach Injektion)

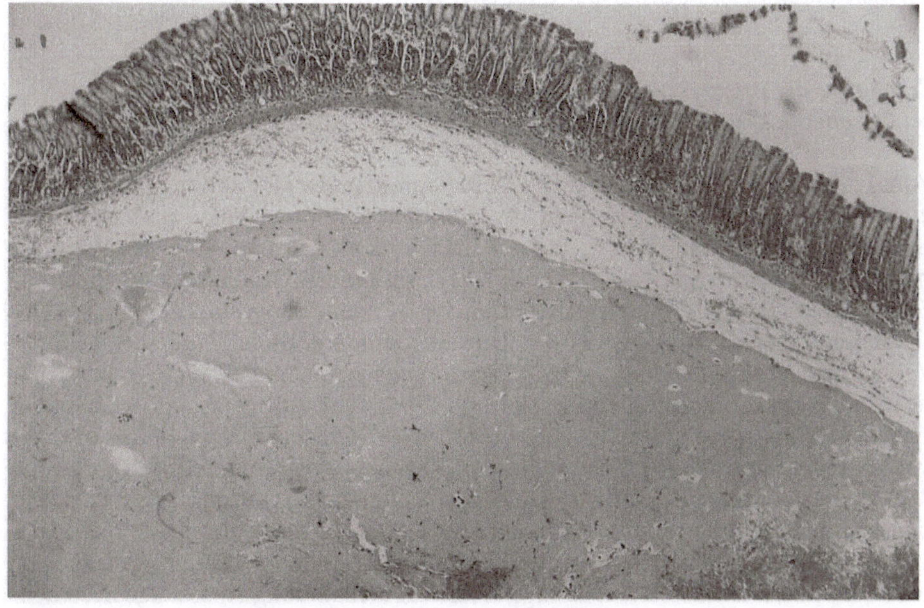

Abb. 3. Submuköser Fibrinclot (Fibrinkleber, 1 Tag nach Injektion)

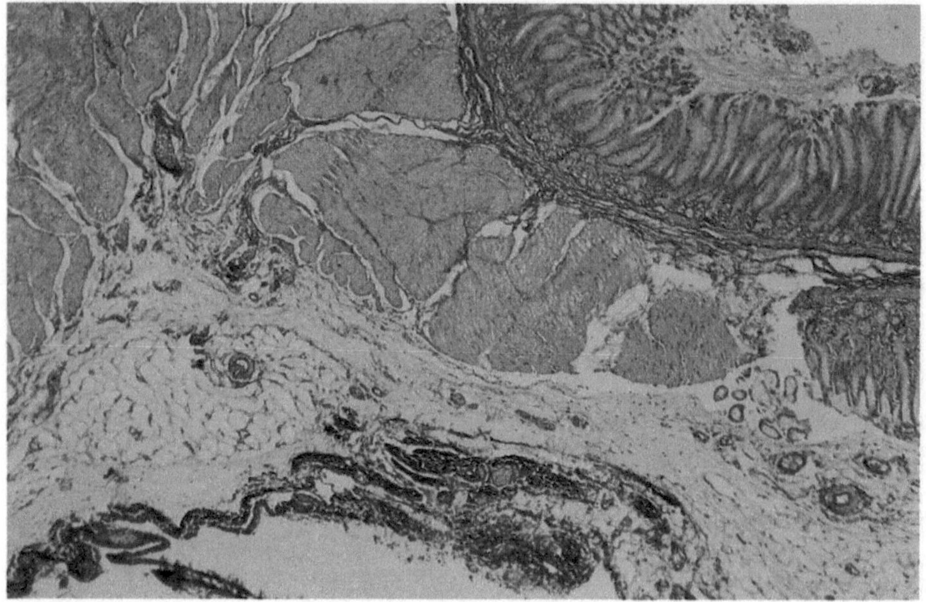

Abb. 4. Narbengewebe ohne Schädigungszeichen (Fibrinkleber, 21 Tage nach Injektion)

sich ein lockeres, kollagenreiches Narbengewebe ohne Schädigung gebildet, Gefäßfibrosen waren nicht nachweisbar (Abb. 4).

Ergebnisse der prospektiven klinischen Anwendung von Fibrinkleber bei der oberen Gastrointestinalblutung

Vom 1. 2. 1988 bis 30. 6. 1988 wurden 24 Patienten wegen akuter oberer Gastrointestinalblutung endoskopiert; zweimal waren Blutstillungsmaßnahmen aus technischen Gründen nicht möglich. Bei den übrigen 22 Patienten wurde eine Injektionstherapie mit Fibrinkleber vorgenommen. In Tabelle 1 sind die Blutungsstadien gemäß der Forrest-Klassifikation [2] dargestellt. Bei den 12 zum Endoskopiezeitpunkt aktiv blutenden Ulzera (Forrest I a/I b) gelang eine primäre Blutstillung. Im weiteren Verlauf waren bei zwei Patienten Rezidive zu verzeichnen. Dabei handelte es sich um einen 66jährigen Mann mit einer schweren Gerinnungsstörung bei ausgedehntem malignem Hämangioendotheliom der Leber, der wegen der Rezidivblutung operiert werden mußte und der letztlich einer hämorrhagischen Diathese erlag. Das zweite Rezidiv trat bei einem 5jährigen Kind mit Duodenalulkusblutung auf, das wegen eines zerebralen Leidens unter hochdosierter Kortikoid-Therapie stand. Diese Blutung konnte durch wiederholte lokale Fibrinkleberapplikation definitiv gestillt werden. Ein Patient wurde ohne Blutungsrezidiv zur Behandlung eines lange bestehenden Ulkusleidens nach 6 Tagen elektiv operiert.

Tabelle 1. Ergebnisse der endoskopischen Blutstillung mit Fibrinkleber

Blutungs-Typ (Forrest)	Patienten	primäre Blutstillung	Rezidiv-Blutung	erneute Fibrinkleber-applikation	Operation erforderlich
F Ia	4	4	1	1	–
F Ib	8	8	1	–	1
F II	7	–	–	–	–
subkardiale Varizenblutung	3	3	–	–	–
	22	15	2	1	1

Eine Injektionstherapie bei 7 Patienten im Stadium Forrest II wurde dann durchgeführt, wenn entweder ein lokaler Gefäßstumpf (4 Patienten) sichtbar oder dopplersonographisch ein arterielles Strömungsgeräusch in $\leq$ 1,5 mm Tiefe nachweisbar war. Blutungsrezidive traten in dieser Patientengruppe nicht auf. Weiterhin konnten 3 Patienten mit massiver subkardialer Varizen- bzw. Fundusvarizenblutung durch intendiert paravasale Fibrinkleberinjektion ebenfalls dauerhaft therapiert werden. Nebenwirkungen der durchgeführten Behandlungsmaßnahme wurden bei keinem der 22 Patienten beobachtet. Alle Patienten erhielten eine zusätzliche H_2-Blocker/Antazida-Therapie, die Daten wurden prospektiv protokolliert.

Diskussion

Die Überlegenheit des Fibrinklebers bei der submukösen Injektion an der unversehrten Magenschleimhaut der Ratte hinsichtlich fehlender Schädigungszeichen und Ausbildung eines vitalen Narbengewebes wird in der Gegenüberstellung zu Polidocanol besonders deutlich. Über ähnliche experimentelle Ergebnisse wird bei lokaler Thrombininjektion berichtet [5].

Aus klinischer Sicht werden insbesondere bei der Ösophagusvarizensklerosierung fast regelmäßig auftretende lokale Schleimhautulzerationen sowie gelegentlich systemische Nebenwirkungen bei Verwendung von Polidocanol beobachtet. Bei der Injektionstherapie mit Polidocanol bei blutenden Ulzera werden manchmal eine Ausdehnung der Ulzeration oder sogar Durchblutungsstörungen in der umgebenden Schleimhaut gesehen.

Schon Rutgeers [9] äußert die Vermutung, daß eine Minderung der lokalen Gewebeschädigung die Rezidivblutungsrate senken kann. Anfängliche Versuche mit lokalem Aufsprühen des Fibrinklebers auf blutende Ulzera im oberen Gastrointestinaltrakt waren bei uns nicht erfolgreich. Regelmäßig war bei der Kontrollgastroskopie am Folgetag der applizierte Fibrinclot nicht mehr nachweisbar. Eine zusätzliche thermische Schädigung (z. B. Laser, EHT) des Ulkusgrundes zur besseren Haftung des aufgesprühten Fibrins widerspricht dem von uns postulierten Prinzip der Vermeidung einer Gewebeschädigung durch die Blutstillungsmaßnahme. Fuchs et al. [6] haben bereits 1984 mit Thrombininjektionen bei blutenden Läsionen im oberen Verdauungstrakt begonnen. Auch über die Injektion von Thrombin in Kombination mit Ethanolamine oder Polidocanol bei Ösophagusvarizenblutung wurde berichtet [1, 8]. Lokale oder systemische Nebenwirkungen wurden von diesen Autoren nicht beobachtet. Aufgrund dieser Ergebnisse erschien uns das Riskio der Injektion von Fibrinkleber zur Blutstillung bei der Ulkusblutung im Vergleich mit dem Risiko der Notfall- oder frühelektiven Operation vertretbar, auch wenn weiterführende gerinnungsphysiologische Untersuchungen bisher noch nicht vorliegen. Dabei lassen die vorgestellten Ergebnisse bei gleichwertiger initialer Blutstillung auf einen überlegenen Langzeiterfolg ohne Rezidivneigung und damit möglicherweise auf eine Begünstigung der Ulkusheilung schließen. Man gewinnt so Zeit zu einer adäquaten Therapie des Ulkusleidens und wird nicht zu einem notfallmäßigen oder frühelektiven operativen Vorgehen bei den meist Schwerkranken gezwungen.

Zweifellos bedürfen die vorliegenden Ergebnisse weiterer experimenteller und klinischer Untersuchungen.

Zusammenfassung

In einer tierexperimentellen Studie an der unversehrten Magenschleimhaut von Wistar-Ratten konnte histologisch die Ausbildung einer vitalen Narbe ohne lokale Schädigungszeichen bei submuköser Injektion von Fibrin-2-Komponentenkleber nachgewiesen werden. Im Gegensatz dazu kam es bei der Injektion von Polidocanol (0,5% oder 1%ig) teilweise zur Nekrosebildung.

In einem prospektiven klinischen Einsatz bei bisher 22 Patienten hat sich die Fibrinkleber-Injektionsmethode nach ersten Ergebnissen ebenfalls bewährt. Obwohl bei insgesamt 19 Patienten die Blutungstypen Forrest Ia/Ib oder Forrest II mit sichtbarem Gefäßstumpf, bzw. dopplersonographisch arteriellem Strömungsgeräusch vorlagen, traten nur zwei Blutngungsrezidive auf, ein Patient mußte operativ versorgt werden, während die Blutung des zweiten durch nochmalige lokale Fibrinkleber-Applikation definitiv gestillt werden konnte. Solange entsprechende gerinnungsphysiologische Untersuchungen noch nicht vorliegen, muß eine Injektion von Fibrinkleber zur Blutstillung im Verdauungstrakt unter strenger Risikoabwägung erfolgen.

Literatur

1. Beaten C, Hedberg S, Soeters PB, Greep JM (1984) Sklerosierung von Ösophagusvarizen mit Ethanolamine und Thrombin. In: Langenbecks Arch Chir Suppl: 495
2. Forrest JAM, Finlayson NDC, Shearmen DJC (1974) Endoscopy in gastrointestinal bleeding. Lancet II: 394–397
3. Foster DN, Milozewski KJA, Losowsky MS (1978) Stigmata of recent hemorrhage in diagnosis and prognosis of upper gastrointestinal bleeding. Br Med J 1: 1173–1177
4. Frühmorgen P, Matek W, Kaduk B (1981) Vergleichende Untersuchungen unterschiedlicher Methoden zur gastrointestinalen Blutstillung. Fortschr Med 99: 1140–1143
5. Fuchs KH, Wirtz HJ, Schaube H, Elfeldt R (1986) Initial experience with thrombine as injection agent for bleeding gastroduodenal lesions. Endoscopy 18: 146–148
6. Fuchs KH, Wirtz HJ (1988) Definitive Therapie nach endoskopischen Blutstillungsverfahren. In: Manegold BC (Hrsg) Endoskopie postoperativer Syndrome. Springer, Berlin. S 90–98

7. Griffiths WJ, Neumann DA, Welsh AD (1979) The visible vessel as an indicator of uncontrolled or recurrent gastrointestinal hemorrhage. N Engl J Med 300: 1411–1413
8. Kumagai Y, Makuuchi H, Yamazaki E (1987) Sclerotherapy of esophageal varices by consecutive injection of anhydrous ethanol: 1% polydocanol and thrombin. Surg Endosc 1: 29–32
9. Rutgeers PP, Vantrappen G, Broechaert L, Coremans G, Janssens J, Geboes K (1984) A new and effective technique of Yag laser photocoagulation for severe upper gastrointestinal bleeding. Endoscopy 16: 115–117
10. Soehendra N, Kempeneers I, de Heer K (1982) Endoskopische Injektionsmethode zur Blutstillung im Verdauungstrakt. Dtsch Med Wschr 107: 1474–1476
11. Storey DW, Bown SG, Swain CP, Salmon PR, Kirkham JS, Northfield TC (1981) Endoscopic prediction of recurrent bleeding in peptic ulcers. N Engl J Med 305: 915–916

Einsatzmöglichkeiten des Fibrinklebers im oberen Gastrointestinaltrakt

L. Weber und *J. Zehner*

Die elektive Ösophagusvarizensklerosierung gehört ebenso wie die endoskopische Stillung von oberen gastrointestinalen Blutungen zum Repertoire jedes notfallmäßig tätigen Gastroenterologen [1, 2, 11]. Basierend auf erfolgversprechenden Arbeiten des Jahres 1987 (Tabelle 1) haben wir seit dem 1. November 1987 auch an unserer Klinik den Fibrinkleber eingesetzt. Unsere Zielsetzung war dabei zum einen die Erprobung einer neuen Methode in der klinischen Routine, zum anderen die Erarbeitung von neuen Applikationstechniken bei Ösophagusvarizen und blutenden Ulzera.

Methode

Im bisher überschaubaren Zeitraum von knapp ½ Jahr haben wir bei 10 Pat. in insgesamt 15 Sitzungen den Fibrinkleber appliziert. Das Durchschnittsalter unserer Patienten betrug 55 Jahre. Die jüngste Patientin war 29 Jahre, der älteste Patient 73 Jahre. Es handelte sich um 8 Fälle einer primären Sklerosierung von Ösophagus-Fundusvarizen, 5 Fälle von Ulcera ventriculi, 1 Fall einer Mallory-Weiss-Läsion sowie 1 Fall einer ösophagotrachealen Fistel (Tabelle 2).

Bei der elektiven Ösophagusvarizensklerosierung haben wir zum einen, um die Kosten niedrig zu halten, zum anderen wegen der erheblichen Probleme, die wir

Tabelle 1. Fibrinklebung in der Endoskopie (Literaturangaben)

Autoren	Jahr d. Veröffentlichung	Anwendungsgebiet	Anzahl d. Pat.	Erfolgsquote
Jung, Schlicker, Manegold	1987	Ösophagotracheale Fisteln	6	4/ 6
Schmitt, Lux	1987	Ulzera nach Ösophagusvarizensklerosierung	3	3/ 3
Kohler, Köhler, Riemann	1987	Ösophagotracheale Fistel	1	1/ 1 1/ 1
Patrick	1987	Duodenalblutung	1	1/ 1
Friedrichs	1987	Ulkusblutungen u. Mallory-Weiss	5	5/ 5*
Eimiller, Neuhaus, Paul	1987	Ulkusblutungen und Ösophagusvarizenblutungen/Sklerosierung	39	39/39*

* Mehrfachbehandlungen

B. C. Manegold (Hrsg.)
Fibrinklebung in der Endoskopie

Tabelle 2. Anwendungsspektrum (Eigene Ergebnisse: 15 Einsätze bei 10 Patienten)

Erkrankung	Anzahl der Patienten	Anzahl der Sitzungen
Primäre Sklerosierung von Ösophagus/ Fundusvarizen	4	8
Ulcera ventriculi (Forest Ib, IIa, II)	4	5
Mallory-Weiss-Läsion	1	1
Ösophagotracheale Fistel	1	1

hinsichtlich der Verklebungen der Injektionsnadeln hatten, das bisherige Vorgehen [4, 9] dahingehend abgeändert, daß wir jeweils 1 ml Fibrinkleber und anschließend 3 ml 0,9%ige Kochsalzlösung intra- bzw. perivasal injizierten.

Bei spritzenden Ulkusblutungen [5, 8, 9] haben wir zunächst mit dem Laser die Blutung gestillt. Auf den trockenen, karbonisierten Ulkusgrund haben wir dann mit der Sprühsonde den Fibrinkleber aufgetragen (Abb. 1).

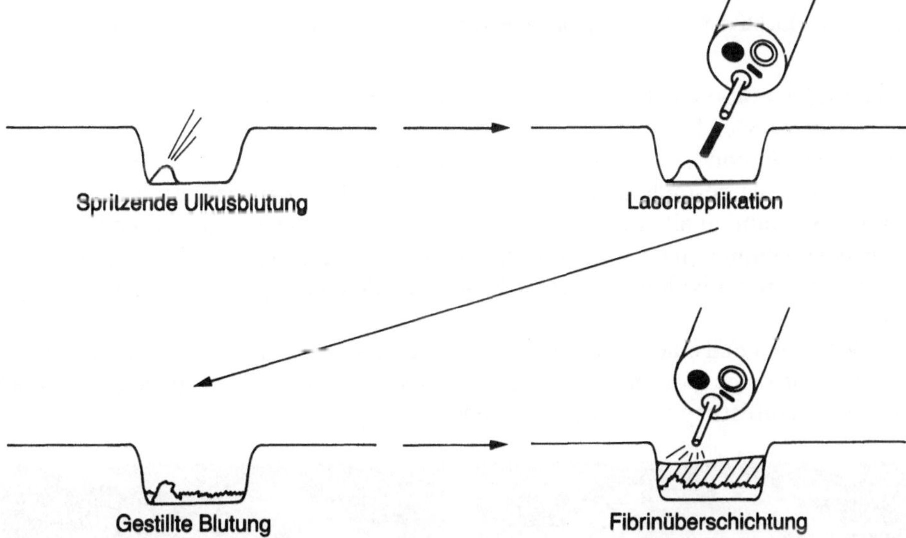

Abb. 1. Schematische Darstellung der modifizierten endoskopischen Blutstillung mittels Laser und Fibrinkleber

Ergebnisse

Bei der primären Sklerosierungstherapie von Ösophagus-/Fundusvarizen konnte mit der beschriebenen Technik in allen Fällen eine deutliche Abblassung der Varizen erzielt werden. Der Schweregrad der Ösophagusvarizen ließ sich mindestens um eine Stufe reduzieren (Abb. 2). In dem überschaubaren Zeitraum kam es bei den behandelten Patienten zu keinem Blutungsrezidiv aus den Varizen. Der Fibrinkleber zeigte eine ebenso gute Wirkung wie das vorher benutzte Äthoxysklerol und bestach durch das Fehlen von Blutungen aus dem Stichkanal. Systemische Gerinnungsstörungen oder klinisch evidente Embolien wurden nicht beobachtet. Die Abstände zwischen

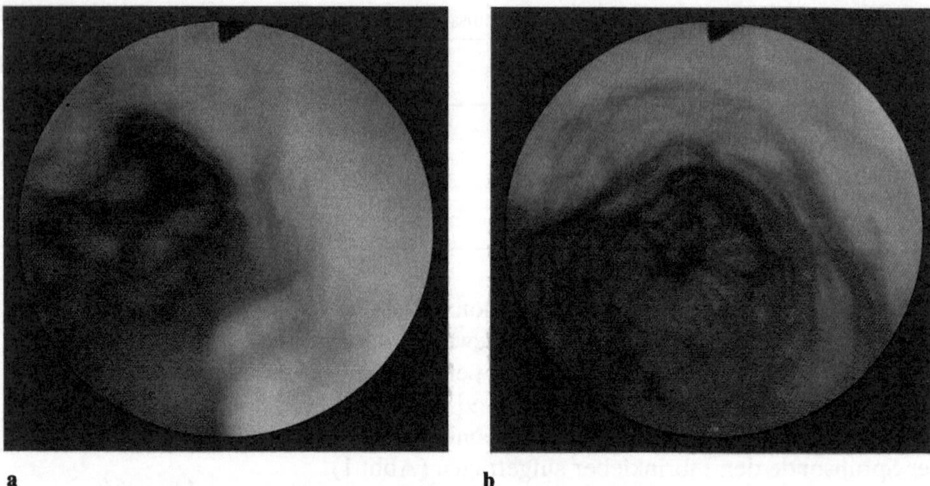

a b

Abb. 2a, b. Elektive Sklerosierungstherapie von Ösophagusvarizen mittels Fibrinkleber

den einzelnen Sklerosierungssitzungen blieben im Vergleich zum vorher benutzten Äthoxysklerol gleich.

Bei den blutenden Ulcera ventriculi hat sich die Kombination von Laser und Fibrinkleber als besonders günstig erwiesen. Mit der oben dargestellten Applikationsform konnte in allen Fällen eine primäre Blutstillung erzielt werden (Abb. 3).

Bei einem Patienten mit einer Forrest Ib-Blutung kam es innerhalb der 48-Stundenfrist zu einer Rezidivblutung. Dieser Patient wurde einer operativen Therapie zugeführt.

In dem einen Fall einer tumorbedingten ösophagotrachealen Fistel konnte mit dem Fibrinkleber keine dauerhafte Abdichtung erzielt werden. Die Tabelle 3 zeigt noch einmal die Auflistung unserer Patientendaten.

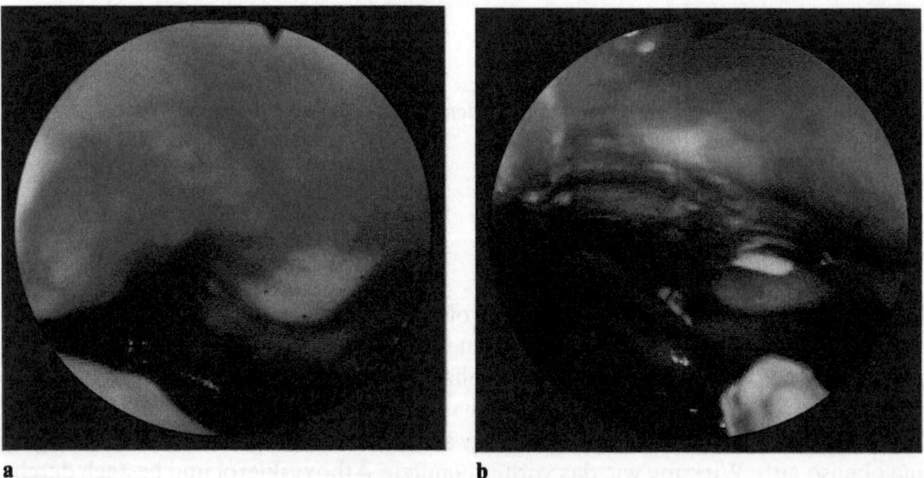

a b

Abb. 3a, b. Endoskopische Blutstillung durch den kombinierten Einsatz von **a)** Laser und **b)** Fibrinkleber

Tabelle 3. Patientendaten (Eigene Ergebnisse: 15 Einsätze bei 10 Patienten)

Patient	Erkrankung	Anzahl der Sitzungen	Ergebnis	Komplikation
WM *10.08.58	Ösophagusvarizen	2	pos.	keine
WI *16.02.20	Ulkusblutung	1	gestillt	keine
HM *27.01.21	Ösophagusvarizen	2	pos.	keine
GJ *24.10.50	Ulkusblutung	1	gestillt	keine
FJ *12.03.49	Ulkusblutung	2	gestillt	keine
SR *19.01.27	Ösophagotracheale Fistel	1	neg.	keine
BA *13.02.35	Ösophagusvarizen	2	pos.	keine
OC *03.10.24	Ulkusblutung	1	gestillt	keine
AE *13.02.27	Ösophagusvarizen	2	pos.	keine
LA *20.12.14	Mallory-Weiss-Blutung	1	gestillt	keine

Diskussion

Die Tabellen 4 und 5 zeigen eine Gegenüberstellung der bisher zur Verfügung stehenden Möglichkeiten der elektiven Sklerotherapie und der Therapie bei blutenden Ulzera im Vergleich zur neuen Technik des Fibrinklebereinsatzes im oberen Gastrointestinaltrakt. Sowohl die bisher durchgeführte elektive Sklerosierungstherapie mit 0,5%igem Äthoxysklerol als auch die Applikation von Fibrinkleber ist technisch einfach. Bei der bisherigen Therapie kam es jedoch in 20 bis 40% zu Erosionen bzw. Ulzera im Bereich der Äthoxysklerolinjektion. Nach Fibrinklebung haben wir solche Veränderungen nicht gesehen. Vielmehr können entstandene Erosionen mit dem Fibrinkleber unterspritzt bzw. überschichtet und dadurch zum Abheilen gebracht werden. Bezüglich der Erfolgsquote gibt es keine nennenswerten Unterschiede, jedoch besticht der Fibrinkleber durch das Fehlen von Blutungen aus dem Stichkanal und durch die uneingeschränkte Anwendbarkeit bei Fundusvarizen. An unserem Hause hat sich gerade bei Risikopatienten mit schlechten Gerinnungsparametern der Fibrinkleber als überlegen erwiesen. Bei blutenden Ulzera und Mallory-Weiss-Läsionen standen auch jetzt schon dem Endoskopiker eine Vielzahl von medikamentösen, mechanischen, elektrothermischen und lasertechnischen Verfahren zur

Tabelle 4. Elektive Sklerotherapie bei Ösophagusvarizen

	Bisherige Therapie	Fibrinklebung
Technik	Intravasal 4 ml 0,5% Äthoxysklerol	intra/perivasal 1 ml Tissucol und 3 ml NaCl
Komplikationen/ techn. Probleme	Blutung aus d. Stichkanal, 20–40% Ulzera/Erosionen	Verkleben der Injektionsnadel
Erfolgsquote	70–98% (Lit.)	8/8 (Sitzungen bei 4 Patienten)
Systemische Nebenwirkungen	Allergische Reaktion	keine

Tabelle 5. Endoskopische Therapie bei blutenden Ulzera und beim Mallory-Weiss-Syndrom

	Bisherige Technik	Fibrinklebung
Technik	medikamentös, Hydrothermosonde, Laser	Laser und 2 ml Tissucol mittels Vernebler
Komplikationen/ techn. Probleme	Perforation	fehlende Haftung
Erfolgsquote	60–82% (Lit.)	6/6 (Sitzungen bei 5 Patienten)
Systemische Nebenwirkungen	bei Medikamenten Por 8 → pektanginöse Beschwerden, RR↑ Sekretin → Diarrhoe, Elektrolytentgleisung Somatostatin → Allergie, BZ↓	keine

Verfügung. Die Kombination von Laser und Fibrinkleber hat sich bei unseren Patienten als besonders günstig erwiesen. Diese Methode ist technisch einfach, frei von systemischen Nebenwirkungen und führte bei allen untersuchten Patienten (n = 5) zur primären Blutstillung. An unserem Hause hat sich die Kombination von Laser und Fibrinkleber insbesondere bei jungen Patienten mit streßbedingten Ulzera bewährt. Allen diesen Patienten konnte eine Operation erspart werden. Beeindrukkend war auch die Wirkung bei Mallory-Weiss-Läsionen.

Literatur

1. Börger G (1985) Therapeutisches Vorgehen bei gastroduodenalen Blutungen, KhA 68: 725–730
2. Brunner G (1985) Sklerosierungstherapie nach erster Ösophagusvarizenblutung bei Leberzirrhose. Dtsch med Wschr 110: 610–611
3. Mc Carthy PM et al. (1987) Barium-Impregnated Fibrin Glue: Application to a Bleeding Duodenal Sinus. Mayo Clin Proc 62: 317–319
4. Eimiller A, Neuhaus H, Paul F (1987) Fibrinkleber – ideales Mittel zur Sklerotherapie? Gastroenterologie 25
5. Friedrichs O (1987) Endoskopischer Einsatz eines Fibrinklebers bei Blutungen im oberen Gastrointestinaltrakt. Die gelben Hefte 27: 185–187
6. Jung M, Schlicker H, Manegold BC (1987) Therapeutische Endoskopie mit Fibrinkleber. Med Welt 38: 141–146
7. Kohler B, Köhler G, Riemann JF (1987) Ösophago-tracheale Fistel durch ein Ulkus in einer Magenschleimhautheterotopie der cervikalen Speiseröhre. DMW 112: 1130–1133
8. Reifferscheid M (1986) Neue Techniken in der operativen Medizin. Springer Verlag
9. Scheele J (1984) Fibrinklebung. Springerverlag
10. Schmitt W, Lux G (1987) Fibrinklebung von Ösophagusulzera nach endoskopischer Ösophagusvarizensklerosierung. Med Welt 38: 657–659
11. Sivak MV (1985) Sklerotherapie: Stand 1985. Internist 26: 32–42

Stellenwert der endoskopischen Fibrinklebung am oberen Gastrointestinaltrakt

H. Groitl und *J. Scheele*

Die Kombination des druckgestützten Sprayverfahrens mit neuentwickelten mehrlumigen Kathetersystemen ermöglicht seit 1985 die endoskopische Anwendung des Fibrinklebers.

Material und Methode

Von Dezember 1985 bis August 1988 wurde bei 19 Patienten eine endoskopische Fibrinklebung am oberen Gastrointestinaltrakt durchgeführt. Es handelt sich um 16 Männer und drei Frauen im Alter von 36 bis 87 Jahren.

Während der ersten 16 Monate kam die Methode bei sieben Patienten zur Versorgung von Sickerblutungen aus Ulzera bzw. Polypektomiewunden zur Anwendung. Nach üblicher Plazierung des Endoskops und Vorschieben des mehrlumigen Katheters wurden je 1–3 ml Fibrinogen und Thrombinlösung mit dem Tissumat bei 2–3 ATA appliziert (ausführliche Beschreibung in 2). In der gleichen Technik ließ sich bei einem 87jährigen Patienten der freiliegende Gefäßstumpf in einem kallösen Ulkus (Forrest IIb) mit Fibrin abdecken.

Während dieser ersten Phase kam die Fibrinklebung zusätzlich bei vier Patienten, seither in weiteren sieben Fällen bei der endoskopischen Therapie mediastinaler Anastomoseninsuffizienzen bzw. Ösophaguswanddefekten und deren Komplikationen zum Einsatz. Sechs dieser Patienten waren zuvor erfolglos operativ revidiert worden.

Siebenmal lag eine 10–80% der Zirkumferenz umfassende Nahtinsuffizienz nach Ösophagusresektion mit Mageninterposition vor, dreimal eine Insuffizienz nach auf den Ösophagus erweiterter Gastrektomie. Perianastomotisch bestanden Abszeßhöhlen von bis zu 14 cm Durchmesser (Abb. 1). Beim letzten Patienten hatten sich infolge einer langstreckigen Myotomie des thorakalen Ösophagus multiple Fisteln und eine eitrige Mediastinitis entwickelt (Abb. 2).

Zum Zeitpunkt der Therapieentscheidung wiesen acht Patienten das Vollbild einer Sepsis, zehn eine beatmungspflichtige Lungeninsuffizienz, fünf ein dialysepflichtiges Nierenversagen und zwei eine akute Blutung aus dem Anastomosenbereich auf. Lediglich eine Patientin, deren Nahtinsuffizienz nach abdomineller Gastrektomie insgesamt 6 Monate bestand und bereits zweimal erfolglos operativ korrigiert worden war (Abb. 3), zeigte einen relativ stabilen Allgemeinzustand.

Bei den sechs Patienten mit großen Wanddefekten wurde das Endoskop in die perianastomotische Höhle eingeführt, diese leergesaugt, wiederholt gespült und

B. C. Manegold (Hrsg.)
Fibrinklebung in der Endoskopie

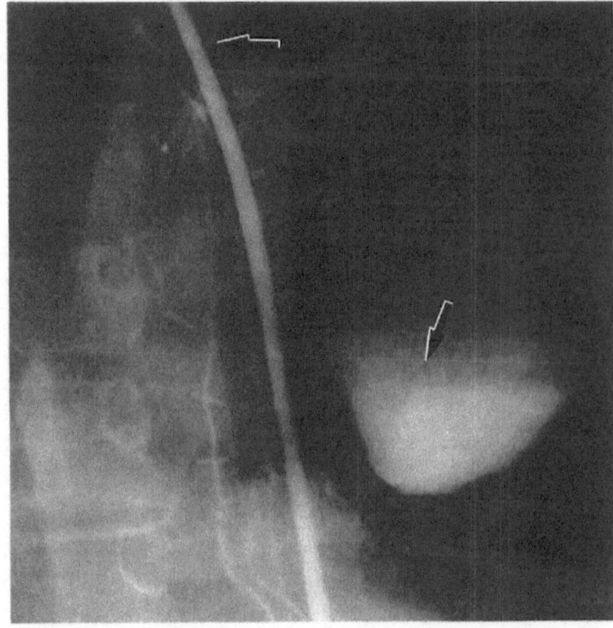

Abb. 1. Patient F. M. 48 Jahre. Zustand nach Ösophagusresektion mit Anastomoseninsuffizienz und großer Insuffizienzhöhle

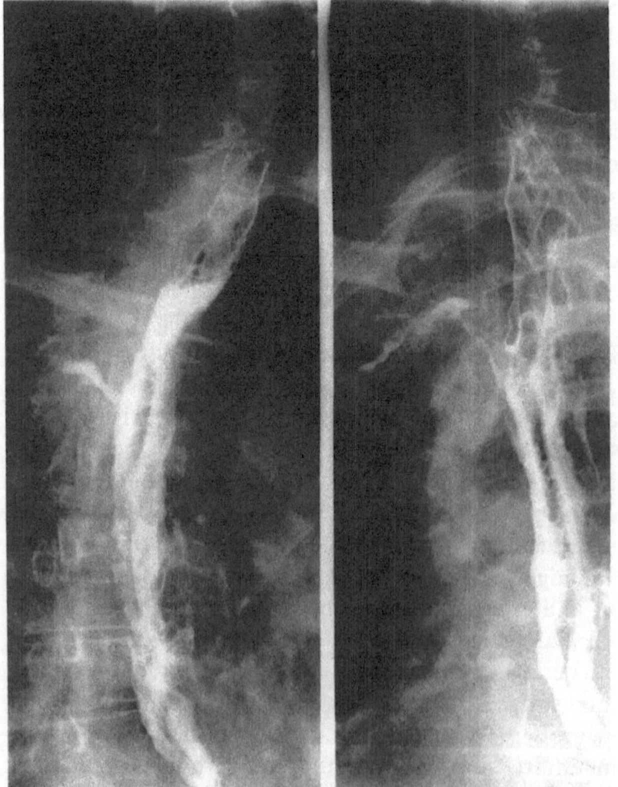

Abb. 2. Patient K. E. 49 Jahre. Zustand nach langstreckiger Myotomie und multipler Fistelbildung

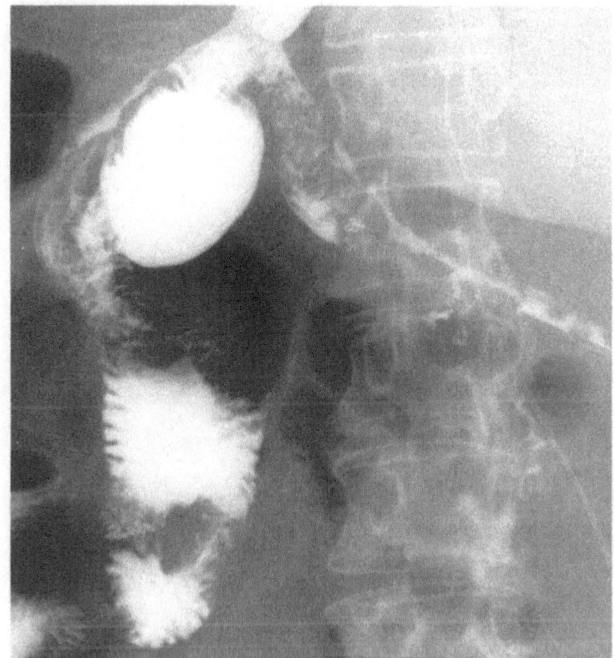

a

b

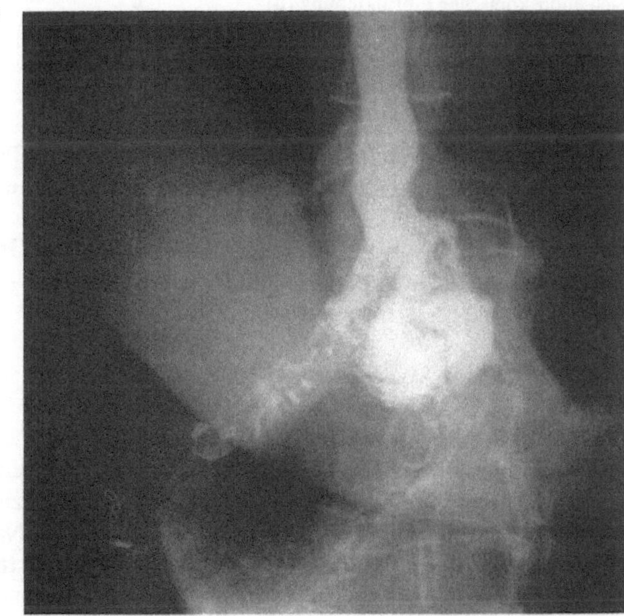

Abb. 3a, b. Patientin W. K. 55 Jahre. Zustand nach Gastrektomie, zweimal Relaparotomie, multiple Fistelbildung außerhalb der Bauchhöhle (**a**), nach endoskopischer Fibrinklebung (**b**)

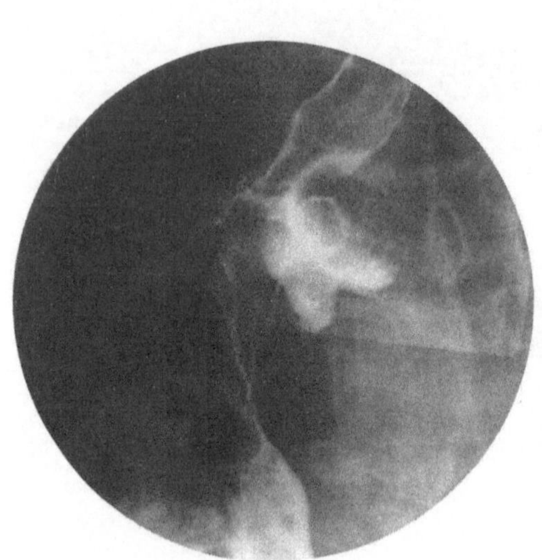

a

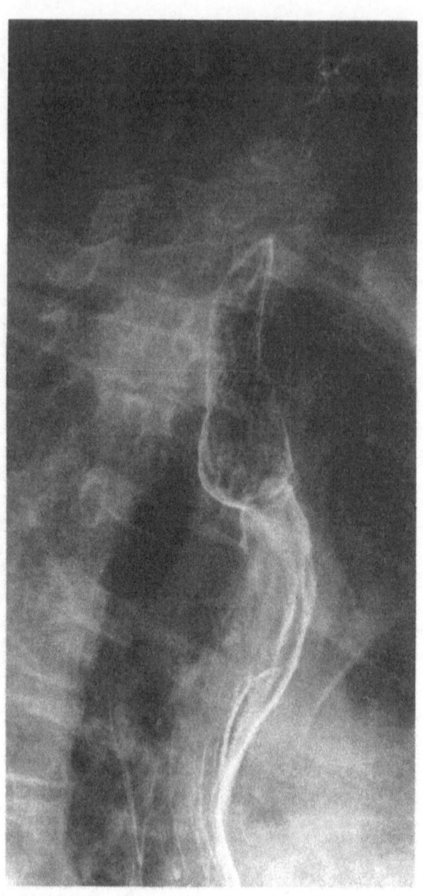

b

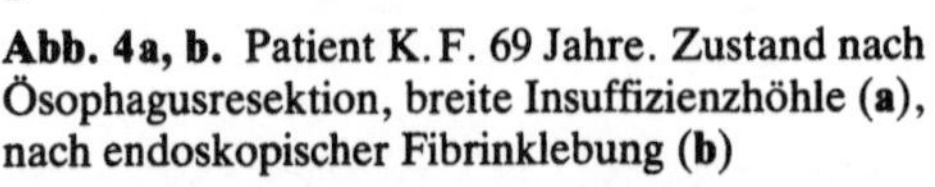

Abb. 4a, b. Patient K. F. 69 Jahre. Zustand nach Ösophagusresektion, breite Insuffizienzhöhle (**a**), nach endoskopischer Fibrinklebung (**b**)

schließlich in Spraytechnik mit Fibrin ausgekleidet. Bei fünf kleineren Defekten wurde versucht, einen ähnlichen Spüleffekt mittels Kathetersondierung zu erreichen. Die Fibrinkleberapplikation erfolgte hier quasi „blind". Um Sekretverhaltungen zu vermeiden und eine möglichst rasche Poliferation von Granulationsgewebe zu induzieren, wurden diese Therapiemaßnahmen zunächst in 2–3tägigen Abständen, später mit bis zu 14tägigem Intervall wiederholt (Abb. 4).

Ergebnisse

Die Sickerblutungen ließen sich bei allen sieben Patienten sicher und definitiv stillen. Anfangs durchgeführte Kontrollendoskopien zeigten zunächst einen Fibrinschorf, später eine granulierende Fläche und schließlich ein Narbenstadium. Wesentliche Unterschiede gegenüber dem Heilungsverlauf nach Äthoxysklerolinjektion waren nicht erkennbar.

Bei neun der zehn intensivmedizinisch behandelten Patienten mit Anastomoseninsuffizienz stabilisierte sich der Allgemeinzustand innerhalb einer Woche erheblich. Ein 79jähriger Patient verstarb vier Tage nach erstmaliger endoskopischer Behandlung im septischen Multiorganversagen.

Die perianastomotischen Höhlen reinigten sich häufig bereits nach der ersten oder zweiten Intervention. Im Wandbereich traten innerhalb von drei bis vier Tagen erste Inseln eines Granulationsgewebes in Erscheinung; nach vier Wochen fand sich bei dem Patienten mit dann noch persistierenden Hohlräumen eine flächenhafte Auskleidung. Anstelle des ursprünglich nekrotisch-eitrigen Inhalts lag bereits nach der zweiten bis dritten endoskopischen Reinigung eine klare, teils wäßrige, teils schleimartige Flüssigkeit vor.

Abhängig von der initialen Größe füllten sich die mediastinalen Kavitäten binnen sieben Tagen bis vier Monaten mit Granulationsgewebe. Parallel hierzu verkleinerte sich der eigentliche Wanddefekt, am Ende war er stets vollständig reepithelisiert.

Bei einer Nachbeobachtungszeit von bis zu 31 Monaten ist ein Patient an einem metachronen Larynxkarzinom verstorben. Bei den anderen neun Patienten entwikkelte sich dreimal eine behandlungsbedürftige Stenose, zweimal nach Ösophagusresektion und Mageninterposition, einmal nach Gastrektomie und wiederholter operativer Korrektur. Zwei dieser Stenosen werden derzeit – in einem Fall ärztlicherseits, in anderem Fall vom Patienten selbst – regelmäßig bougiert, die letztgenannte Stenose wurde endoskopisch mittels der Diathermieschlinge [1] erweitert.

Diskussion

Die endoskopische Blutstillung am oberen Gastrointestinaltrakt durch Injektionsbehandlung, Laserkoagulation oder Elektrohydrothermosonde ist heute ein Routineverfahren [4, 6, 7]. Die Fibrinklebung stellt hier eine vergleichsweise teuere therapeutische Alternative dar. Das Hauptziel der eigenen sieben Anwendungen bestand darin, die Effektivität dieser Methode zu validieren und technische Details zu optimieren. Hierbei ergab sich zwar für Sickerblutungen eine den anderen genannten Verfahren gleichwertige Effizienz, jedoch kein eindeutiger Vorteil hinsichtlich des makroskopisch erkennbaren Heilungsverlaufes.

Theoretisch mag ein Vorteil der Fibrinklebung in der völligen Ausschaltung einer zusätzlichen Gewebeschädigung, der Induktion von Fibroblasten-Einsprossung und Granulationsgewebsbildung und dadurch – möglicherweise – einer gewissen heilungsfördernden Potenz liegen [5]. Dennoch sollte diese Indikation auf Einzelfälle – etwa Blutungen aus Anastomosen bzw. bei Nahtinsuffizienzen – beschränkt bleiben; die Empfehlung einer routinemäßigen Anwendung scheint uns weder notwendig noch gerechtfertigt.

Eine ebenfalls seltene Indikation könnte sich bei Risikopatienten mit chronisch kallösem Ulkus, rezidivierender Blutung und freiliegendem Gefäßstumpf ergeben. Ob sich hier – wie bei unserem 87jährigen Patienten – eine Operation mit ausreichender Sicherheit umgehen läßt, muß in größeren Serien überprüft werden.

Im Gegensatz zu der limitierten Bedeutung der Fibrinklebung im Rahmen der endoskopischen Blutstillung scheint sich bei der Behandlung von Anastomoseninsuffizienzen ein echter Fortschritt zu eröffnen [3]. Bei fünf unserer Patienten erschien eine operative Revision schon angesichts der kritischen klinischen Situation nicht vertretbar, in weiteren drei Fällen wäre nur eine Diskonnektion möglich gewesen. Das endoskopische Vorgehen vermeidet zum einen die zusätzlichen Traumata der Rethorakotomie bzw. Relaparotomie, zum anderen wird im Erfolgsfall die Kontinuität des oberen Verdauungstraktes bewahrt. Dennoch werden die Grundprinzipien der septischen Chirurgie – Eröffnung, Entlastung und Säuberung abgegrenzter Abszeßbereiche – erfüllt. Auch die Kontamination bislang nicht betroffener Regionen, wie sie bei der Rethorakotomie zwangsläufig eintreten muß, wird vermieden.

Die vorliegenden Ergebnisse lassen es zumindest vertretbar erscheinen, bei Anastomoseninsuffizienzen im mediastinalen Bereich einen endoskopischen Behandlungsversuch zu unternehmen. Sein wesentliches Wirkprinzip scheint in der wiederholten Reinigung der perianastomotischen Abszeßhöhle zu liegen. Ob die zusätzliche Fibrinklebung (evtl. auch unter Antibiotikabeimengung) zu einer Beschleunigung der Wundreinigung, der Fibroblasten-Einsprossung und des Heilungsablaufes führt und dadurch das Risiko interkurrenter Komplikationen senkt, sollte im Rahmen prospektiv randomisierter Studien untersucht werden.

Literatur

1. Groitl H (1984) Endoscopic treatment of scar stenosis in the upper GI tract. Endoscopy 16: 168–170
2. Groitl H, Scheele J (1987) Initial experience with the endoscopic application of fibrin tissue adhesive in the upper gastrointestinal tract. Surg Endosc 1: 93–97
3. Jung M, Schlicker H, Manegold BC (1987) Therapeutische Endoskopie mit Fibrinkleber. Med Welt 38: 141–146
4. Matek W, Frühmorgen P (1983) Elektro-Hydro-Thermo-Sonde: Klinische Ergebnisse und Einsatzmöglichkeiten der modifizierten Elektrokoagulation im Gastrointestinaltrakt. Dtsch Med Wschr 108: 816
5. Pohl J, Bruhn HD, Christophers E (1979) Thrombin and fibrin-induced growth or fibroblasts: role in wound repair and thrombus organization. Klin Wschr 57: 237–277
6. Soehendra N, Grimm H, Stenzel M (1985) Injection of non-variceal bleeding lesions of the upper GIT. Endoscopy 17: 129
7. Swain CP, Salmon PR, Kirkham JS, Bown SG, Northfield TC (1986) Controlled trial of Nd-Yag-Laser photocoagulation in bleeding peptic ulcers. Lancet I: 1113–1116

Die Entwicklung der Blutstillungsmethoden bei akuten Gastrointestinalblutungen von Elektrokoagulation bis Fibrinklebung

G. Kaiser

Einleitung

In den letzten Jahren gewinnt die endoskopische Notfalltherapie auch in kleineren, peripheren Krankenhäusern immer mehr an Bedeutung. Nach wie vor sind die akuten Blutungen des oberen Gastrointestinaltraktes eine gefürchtete und gefährliche Komplikation in der Medizin.

Wir führen in der Inneren Abteilung des Kreiskrankenhauses Marktheidenfeld seit 1983 routinemäßig Notfallendoskopien rund um die Uhr durch. Somit hat sich die Endoskopie mit ihrer hohen Treffsicherheit als diagnostische Erstmaßnahme mit exakter therapeutischer Konsequenz etabliert, wobei die persönliche und fachliche Qualität des Endoskopikers eine enorme Rolle spielt.

Die Aufgabe des Endoskopikers besteht nicht nur in der Feststellung der Lokalisation und Aktivität der Blutungsquelle – sondern schließlich darin, bei aktiver Blutung ein bekanntes, erprobtes, mit sachgemäßer Technik durchführbares Verfahren zur endoskopischen Blutstillung zu ergreifen.

Trotz des medizinischen Frotschrittes ist die Notoperation im Stadium der aktiven Blutung immer noch mit einer hohen Letalität behaftet.

Vorgehen

Wir haben in unserem Kreiskrankenhaus im Rahmen eines 24-Stunden-Service alle Entwicklungsstufen des Therapiekonzeptes der Blutstillung mitverfolgt und erprobt.

Zur Endoskopie verwenden wir jetzt flexible, wasserdichte Geräte der Firma Fujinon (UGI – FB 2), früher Fiberendoskope der Firma ACM. Die Befunde werden mit der Kamera FG 110 – FD dokumentiert.

In den letzten Jahren wurden 5254 Endoskopien, dabei 192 Notfallendoskopien durchgeführt.

Alle Patienten wurden zum frühestmöglichen Zeitpunkt nach Klinikaufnahme, teilweise in der Intensivstation notfallendoskopiert.

Methoden und Ergebnisse

Die ersten Versuche der Blutstillung mit *Laser-Fotokoagulation* (Neodym-YAG) scheiterten an den damals relativ hohen Anschaffungskosten und der gewissen Unbeweglichkeit der Apparatur [1].

B. C. Manegold (Hrsg.)
Fibrinklebung in der Endoskopie

Nachdem im Jahr 1983 von der Firma ACM (Wappler GmbH) ein neues System zur lokalen Blutstillung, das sogenannte Bicap, auf dem Markt erschienen war, wurde die *bipolare Elektrokoagulation* sofort bei uns eingeführt [8]. Die mobile, einfache Bicap-Hämostase-Einheit wurde entwickelt, um die unvorteilhafte monopolare Elektrokoagulation speziell im Verdauungstrakt zu ersetzen. Wir konnten mit dieser unkomplizierten Elektrokoagulationsmethode, auch bei den schockierten Patienten direkt am Krankenbett, bei einem großen Teil der akuten Magenulkusblutungen im Stadium Forrest I endoskopisch einen Blutungsstop erreichen.

Eine Modifikation der *Elektro-Koagulation,* die sich bei uns bewährt hat, ist die *Elektro-Hydro-Thermo*-Sonde. Mit dem Wasserstrahl (Aqu. dest.), der durch eine zentrale Öffnung an der Elektrodenspitze austritt, kann eine *Thermo-Koagulation* ohne Karbonisierung des Gewebes durchgeführt werden. Dabei wird die Perforationsgefahr vermindert.

Ein ganz neuer Weg eröffnete sich, als die *Sklerotherapie* in Deutschland eingeführt wurde. Die Technik des Verfahrens und das Vorgehen bei akuter Blutung aus Ösophagusvarizen mit Notfallendoskopie, Ballonsonden-Behandlung, Gabe von Glycilpressin, wie auch Sklerosierung, sei es intra- oder paravasal, haben wir von Paquet aus Bad Kissingen übernommen [5, 6].

Diese *Injektionsmethode* zur Therapie der Ösophagusvarizenblutung wurde nun auch auf blutende Magen- und Duodenaluzera ausgedehnt [2]. In der Folgezeit wurde zur Erzeugung von submukösen Quaddeln absoluter Alkohol, später Suprarenin und heute Äthoxysklerol verwendet [7].

Vor der Fibrinkleber-Ära haben wir vorübergehend nach Fuchs bei der Injektionsmethode – anstelle von Äthoxysklerol – Thrombin mit gutem Effekt intramukös appliziert [3].

Obwohl die Injektionsmethode in den vergangenen Jahren mehr und mehr Anhänger gefunden hat, wurde in der letzten Zeit auch die Einsatzmöglichkeit des *Fibrinklebers* in der Therapie der Gastrointestinalblutung erprobt [4]. Bei uns wird seit einigen Monaten die simultane Gabe von Tissucol als Fibrinkleber tiefgefroren und Thrombinlösung – mittels Duploject-System mit Sprühkatheter und Tissumat – zum Verkleben von blutenden Läsionen angewandt. Bei Ulkusblutungen Forrest I und II wurde eine völlige Blutstillung und eine überraschend schnelle Heilung von Ulzera beobachtet. Die Fibrinklebemethode ist elegant und komplikationslos.

Schlußfolgerung

Als das beste Verfahren zur Blutstillung der akuten oberen Gastrointestinalblutung hat sich die Kombination von Elektro- oder Thermokoagulation, Injektion von Äthoxysklerol und Fibrinklebung bewährt.

Literatur

1. Egberts EH (1986) „Therapeutische Endoskopie im Ösophagus“ Krankenhaus-Arzt 59: 790–802
2. Fuchs KH, Wirtz HJ Schaube (1984) „Die Injektionsmethode zur Blutstillung bei gastroduodenaten Läsionen“. Dtsch med Wschr 109: 813–816

3. Fuchs KH et al. (1985) „Thrombin als Injektionsmittel bei blutenden gastro-duodenalen Läsionen“ Vortrag auf dem 102. Kongreß der Deutschen Gesellschaft für Chirurgie in München 10. bis 13. April 1985
4. Jung M, Schlicker H, Manegold BC (1987) Therapeutische Endoskopie mit Fibrinkleber. Medwelt 38: 141–6
5. Paquet KJ, Feussner H (1985) „Endoscopic sclerosis and esophageal ballon tamponade in acute hemorrhage from esophagogastric varices: A prospective controlled randomized trial. Hepatology 5: 580–3
6. Paquet KJ, Kalk H-Fr, Koussouris P (1985) „Endoskopische Sklerosierung der akuten Ösophagusvarizenblutung während der Notfallendoskopie – eine prospektive Untersuchung der Effektivität mit Früh- und Spätergebnissen aus Siewert JR, B Ultsch, Hrsg „Gastrointestinale Blutung“ Vorträge vom 11. Symposium der Arbeitsgemeinschaft für Endoskopie der Deutschen Gesellschaft für Chirurgie München
7. Riemann JF (1985) „Technische Verfahren in der Intensivmedizin: Diagnostische und therapeutische Endoskopie“. Intensivmed 22: 11–16
8. Tytgat GNJ (1982) “Bipolar electrocoagulation für upper gastrointestinal bleeding disorder” Brussels Vth Intern Symp of Disgestive Endoskopy. April 1982 Adv Abst

Erfolgreiche Fibrinverklebung eines perforierten malignen Ulkus

G. Barthelmé

Seit über einem Jahrzehnt wird in der Literatur über die erfolgreiche Anwendung von Fibrinkleber in der Endoskopie berichtet. Es werden insbesondere die Verklebung von Fisteln, die Sklerosierung von Ösophagus- und Fundusvarizen sowie die Anwendung von Fibrinklebern bei blutenden Ulzera beschrieben. Die erfolgreiche Verklebung eines perforierten Ulkus mit Fibrinkleber wurde unseres Wissens bis jetzt nicht veröffentlicht.

Fallbeschreibung

Eine 87jährige Patientin wurde am 10.6.1988 wegen diffuser Bauchschmerzen, begleitet von Erbrechen, eingewiesen. Die Bauchsymptomatik war 48 Stunden vorher akut aufgetreten. Seit einigen Wochen bestand eine zunehmende Anorexie sowie ein Gewichtsverlust von mehreren kg. In der Anamnese war eine koronare Herzkrankheit mit Vorhofflimmern, eine Extrasystolie sowie eine Kardiomegalie bekannt. Bei der Untersuchung fand sich ein deutlich reduzierter Allgemein- und Ernährungszustand. Die klinische Untersuchung ergab diffus gespannte Bauchdecken mit deutlicher Abwehrspannung insbesondere im Oberbauch sowie im linken Unterbauch. Bei der Auskultation waren keine Darmgeräusche hörbar. Blutdruck 14/9 cm Hg. Temperatur im Normbereich. Laborbefunde: Hb 13,9 g%, Leukozyten 11,6/nl, BSG 30/65 n. W., Bilirubin 2,7 mg%. Übrige Laborparameter im Normbereich. Eine Abdomenleeraufnahme ergab eine deutliche Luftsichel unter beiden Zwerchfellkuppeln im Sinne einer freien Perforation (Abb. 1).

Als mögliche Ursachen wurden ein perforiertes Ulkus oder auch eine perforierte Divertikulitis erwogen. Trotz des eindeutigen Befundes wurde ein chirurgisches Vorgehen aufgrund des schlechten AZ bei dieser betagten Patientin nicht in Betracht gezogen, auch wurde eine Operation von der Patientin abgelehnt. Bei der anschließend durchgeführten Gastroskopie fand sich ein ca. 5 cm großer, exulzerierter, malignitätsverdächtiger Tumor subkardial und zur Vorderwand gelegen, der mit der prograden Optik schwer einzustellen war (Abb. 2).

Mit der Seitblickoptik gelang es jedoch im Zentrum dieses Ulkus einen ca. 3 × 3 mm großen Perforationskanal zu erkennen. In diesen Perforationskanal wurden an 2 gegenüberliegenden Stellen je 2 ml Fibrinkleber submukös injiziert, so daß es zu einem Zuschwellen der Perforationsöffnung kam. Dabei wurde ein doppellumiger Katheter mit doppellumiger Nadel (Endoflex) benutzt (Abb. 3).

Anschließend wurde die Patientin während einer Woche konservativ behandelt: parenterale Ernährung, kontinuierliche Magenaspiration, Breitbandantibiotika, Omeprazol 40 mg iv. Aufgrund einer schnell einsetzenden klinischen Besserung (deutliches Nachlassen der Schmerzen, sowie der Abwehrspannung) wurde die Behandlung während 7 Tagen fortgesetzt. Bei einer Kontrollgastroskopie konnte eine Vernarbung im Bereich der alten Perforationsstelle festgestellt werden (Abb. 4). Freie Luft unter den Zwerchfellkuppeln war ebenfalls nicht mehr nachweisbar. Kein Kontrastmittelaustritt während der MDP (Abb. 5). Die Patientin wurde anschließend flüssig, später mit Normalkost ernährt und konnte 25 Tage später in befriedigendem AZ entlassen werden. Die histologische Untersuchung erbrachte den Befund eines Non-Hodgkinlymphoms von niedrigem Malignitätsgrad. Die mittlere Lebenserwartung bei diesem Befund beträgt ca. 7 Jahre und übertrifft somit die mittlere Lebenserwartung der Patientin (ca. 4 Jahre). Anschließend wurde eine Chemotherapie durchgeführt.

B.C. Manegold (Hrsg.)
Fibrinklebung in der Endoskopie

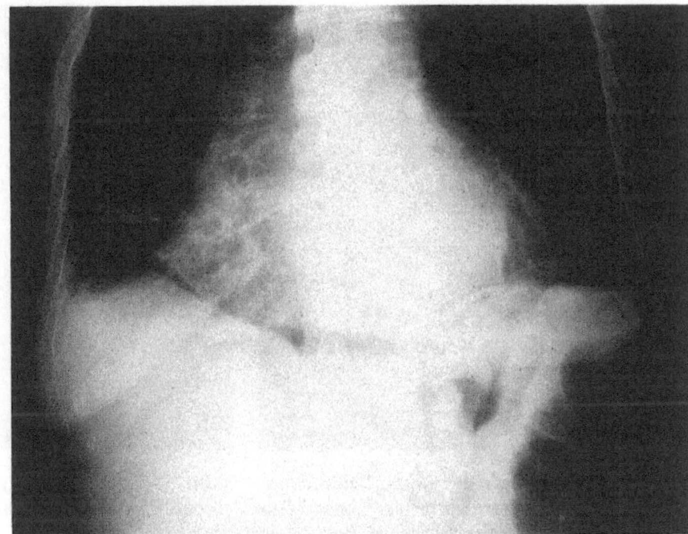

Abb. 1. Abdomenleeraufnahme im Stehen: deutliche Luftsichel unter beiden Zwerchfellkuppeln

Indikation

Aufgrund erfolgreich durchgeführter Fistelverklebungen im Bereich des Thorax und des Gastrointestinaltraktes muß auch die Möglichkeit in Erwägung gezogen werden, unter bestimmten Voraussetzungen das Leck eines perforierten Ulkus mit Hilfe von Fibrinkleber verschließen zu können. Seit fast einem halben Jahrhundert ist die konservative Therapie perforierter Ulzera mittels Dauerabsaugung und Breitbandantibiotika bekannt. Taylor war in den fünfziger Jahren der bekannteste Verfechter dieser Methode [1]. Die Letalitätsrate bei dieser Methode wird im allgemeinen mit 5–10% angegeben. Als operative Risikofaktoren bei perforiertem Ulkus gelten vor allem das Alter des Patienten, gravierende Zweiterkrankungen, sowie besonders die Zeitspanne zwischen Perforationsereignis und operativer Versorgung. Liegt das Perforationsereignis 24 Stunden oder länger zurück, so steigt die Letalität auf 50% an. Bestehen zusätzlich die Zeichen eines Schocks, so wird eine Letalitätsrate von ca. 87% angegeben [2]. Die konservative Behandlung bei chronisch perforiertem Ulkus (Mortalität der konservativen Methode 14% gegenüber 3,3–7,9% der primären Resektion), wie auch bei akut perforiertem Ulkus wird von den meisten Chirurgen abgelehnt. Ein konservatives Vorgehen kann nur bei Patienten mit fortgeschrittenem Alter sowie schweren Begleiterkrankungen, bei denen das Risiko einer Laparotomie unvertretbar hoch erscheint, diskutiert werden.

Technik

Um eine optimale Verklebung der Perforationsstelle zu erreichen, erscheinen uns folgende technische Gesichtspunkte erwähnenswert. Zur optimalen Einstellung des Operationsfeldes sollte öfters, wie im vorliegenden Fall, an die Anwendung eines Seitblickgerätes gedacht werden. Der doppellumige 7 F-Katheter erscheint uns in

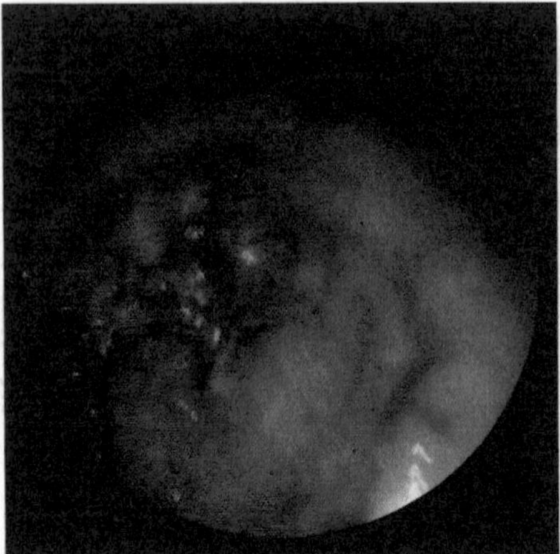

Abb. 2. Übersichtsaufnahme mit Seitblickoptik: ca. 5 cm großer exulzerierter Tumor (Anmerkung: die Perforationsstelle ist bei dieser Aufnahme nicht ersichtlich: sie liegt jedoch etwa in der Mitte des linken oberen Quadranten genau unterhalb des etwas größeren grünen, malignen Knotens der sie verdeckt)

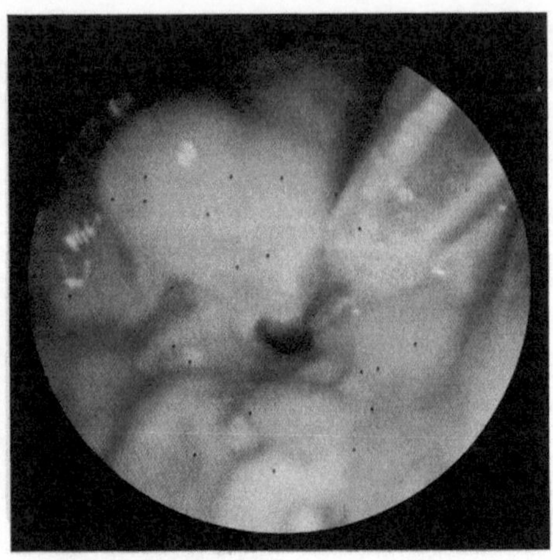

Abb. 3. Submuköse Injektion von Fibrinkleber in den Perforationskanal

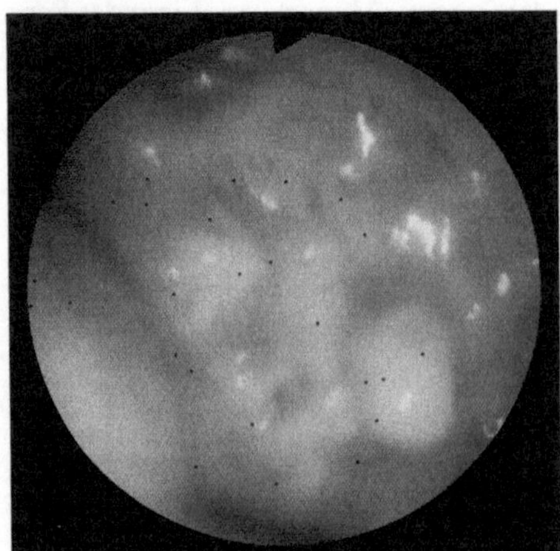

Abb. 4. Vernarbte Perforationsstelle sieben Tage nach Fibrinverklebung

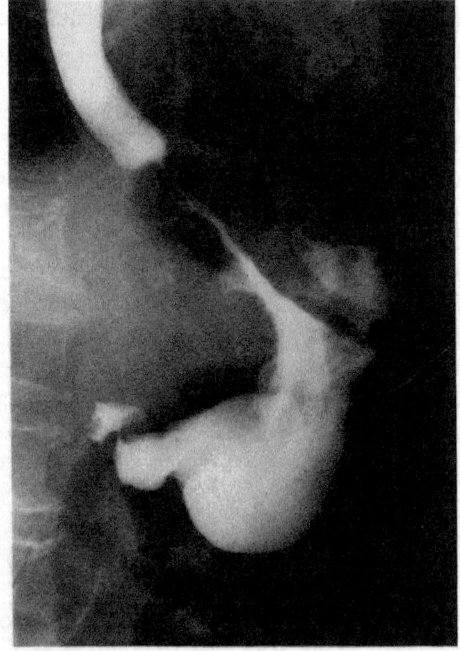

Abb. 5. ca. 5 cm großer exulzerierter Tumor großkurvaturwärts mediogastrisch

gewissen Situationen schwer manipulierbar, sodaß wir einer üblichen Sklerosierungsnadel mit sequentieller Injektion von Fibrinogen, Kochsalzlösung und Thrombin den Vorzug geben. Der Fibrinkleber sollte unseres Erachtens an mehreren Stellen submukös in den Perforationskanal gespritzt werden, um so ein Zuschwellen desselben zu erreichen. Dies konnte im vorliegenden Fall sofort nach der Injektion beobachtet werden.

Zusammenfassung

Obwohl es sich im vorliegenden Fall um eine Einzelbeobachtung handelt, erscheint uns der Versuch der Verklebung eines perforierten Ulkus mit Fibrinkleber als logischer Teil einer konservativen Behandlung, da somit ein weiteres Austreten von Mageninhalt in die Bauchhöhle verhindert wird. Die Methode sollte nach gewissenhaftem Abwägen der bekannten Risikofaktoren, sowie mit Hilfe der technischen Details zur Anwendung gelangen. Weitere konservative Behandlungsmethoden wie z.B. die perkutane Drainage bei lokalbegrenzter Peritonitis sollten gegebenenfalls in Erwägung gezogen werden.

Literatur

1. Taylor H (1957) The non-surgical treatment of perforated peptic ulcer. Gastroenterology. 33: 353–368
2. Boey J, Wong J (1987) Perforated duodenal ulcers 75-77 World J. Surgery 11: 319–324

Pankreas

Die Pankreasgangokklusion mit Fibrinkleber. Eine experimentelle Studie

J. G. Doertenbach, J. Kiseleczuk, E. Hanisch, H. Ohliger, A. Encke und *J. Winckler*

Nach ersten experimentellen Studien von Little [14] und Gebhardt [4] wurde die Pankreasgangokklusion mit Prolamin klinisch in der chirurgischen Therapie der chronischen Pankreatitis eingesetzt. Die Pankreasgangokklusion mit Prolamin zieht nach einer maximalen Verweildauer im Pankreasgangsystem von 11 Tagen [3–5, 13] eine drohende Gefährdung des endokrinen Zellapparates als Folge einer Atrophie des exokrinen Pankreas mit konsekutiver Pankreasfibrose nach sich. Ziel unserer experimentellen Studie war es nun zu überprüfen, ob ein kurzfristiger Verschluß des Pankreasgangsystems mit Fibrinkleber (Beriplast) möglicherweise auch im langfristigen Verlauf geeignet ist, sowohl die exokrine als auch insbesondere die endokrine Funktion aufrecht zu erhalten. Eine additive okklusionsbedingte, passagere Protektion pankreatiko-digestiver Anastomosen würde sich zusätzlich als vorteilhaft erweisen.

Material und Methoden

Verwendet wurden 48 männliche Sprague-Dawley-Ratten aus eigener Zucht. Das Operationsgewicht betrug 270–365 g. Die Haltung der Tiere erfolgte in Makrolon-Typ 3-Käfigen. Gefüttert wurde mit Altromin 1324 und Trinkwasser ad libidum.

Bei einer postoperativen Mortalität von 2 Tieren pro Gruppe wurden aus den überlebenden Tieren folgende Gruppen gebildet:

Gruppe F: (n = 22) Pankreasgangokklusion mit Fibrinkleber (Beriplast), angereichert mit 10000 I. E. Aprotinin/ml.
Gruppe E: (n = 10) Pankreasgangokklusion mit Prolamin (Ethibloc).
Gruppe K: (n = 10) Kontrollgruppe.

Operationstechnik

In Nembutal-Narkose (50 mg/kg KG intraperitoneal) erfolgt die Laparotomie durch Medianschnitt. Nach Darstellung des duodenalen Pankreasanteiles und des Leberhilus erfolgt die Ligatur des Ductus choledochus unmittelbar proximal der ersten Pankreasseitengänge. Die zur Applikation des Okklusionsmittels verwendete abgeschliffene Subkutannadel (G 26) wird transduodenal retrograd durch die Papilla duodeni ca. 1 mm in das Hauptpankreas vorgeschoben. Die Pankreasgangokklusion mit Prolamin bzw. Fibrinkleber erfolgt mit 0,1 ml Okklusionssubstanz. Bei allen

B. C. Manegold (Hrsg.)
Fibrinklebung in der Endoskopie

Tieren wird eine Choledocho-Duodenostomie nach der Methode von Kiseleczuk [10] zur Gewährleistung des ungehinderten Galleflusses angelegt.

Laboranalysen

Alle Blutproben wurden in CO_2-Kurznarkose durch Punktion des retroorbitalen Venenplexus mit einer Eppendorf-Pipette gewonnen. Nach Zentrifugieren wurden die Serumproben bis zur weiteren labortechnischen Verarbeitung bei −20° Celsius gelagert.

Die Bestimmung des Serum-Gesamtbilirubins erfolgt photometrisch mit der „Testkombination Bilirubin" (Boehringer Mannheim GmbH Diagnostika). Der Serum-Insulinspiegel wurde im Radioimmunassay mit dem Insulinimmunassay-Kit von International CIS bestimmt. Die Blutglukosebestimmung erfolgte mit der Hexokinase GP6-DH-Methode (DIN 5897) und der Testkombination Gluco-quant Glukose von Boehringer Mannheim GmbH Diagnostika.

In modifizierter Weise wird nach intragastraler Applikation von 50 mg Fluoreszin-Dilaureat (Temmler Werke Marburg) die Extinktion der im 24 h Urin ausgeschiedenen Menge Fluoreszin, als semiqantitatives Maß für die exokrine Aktivität im Pankreolauryl-Test nach Klein [11], photometrisch bei 492 nm gegen Aqua dest. bestimmt.

Versuchsablauf

Die Tiere wurden präoperativ sowie am 2., 4., 7., 14. und 21. postoperativen Tag gewogen.

Am 21. postoperativen Tag wurden alle Tiere dem Pankreolauryl-Test unterzogen. Zur Erfassung der Funktion der Choledocho-Duodenostomie und zur Wertung des Pankreolauryl-Tests wurde ebenfalls am 21. postoperativen Tag der Serum-Bilirubinspiegel bestimmt.

4 Wochen postoperativ wurde ein intravenöser Glukose-Toleranztest bei sämtlichen Tieren durchgeführt.

Histologie

Zur Erfassung der histopathologischen Vorgänge und Verweildauer des modifizierten Fibrinklebers wurden Gewebeproben der Bauchspeicheldrüsen jeweils von 2 Tieren aus der F-Gruppe 1, 2, 5, 9, 12 und 24 Stunden postoperativ entnommen. Sechs Wochen postoperativ erfolgte die abschließende histologische Untersuchung der Bauchspeicheldrüsen aller Gruppen.

Die Gewebeentnahme erfolgte intravital in Nembutalnarkose (50 mg/kg KG intraperiotoneal). Nach Fixierung in 10%iger Formollösung und Einbettung in Paraffin wurden 5–7 µm dicke Schnitte mit H. E., nach Ladewig und Kockel (Fibrinnachweis) und für die Darstellung von Insulin und Glukagon nach der Peroxydase-Antiperoxydase (PAP) gefärbt.

Statistik

Von den Daten wurde der Mittelwert sowie die Standardabweichung gebildet. Signifikante Unterschiede wurden mit dem einseitigen Student-t-Test errechnet.

Ergebnisse

Die Körpergewichte sowohl der fibrin- und prolaminokkludierten Tiere der Gruppe F und E zeigen bis zum 4. postoperativen Tag eine kongruente Entwicklung. Die Gewichtsabnahmen betragen durchschnittlich ca. 30 g. Die Tiere dieser Gruppen nehmen damit signifikant ($P < 0,001$) mehr an Gewicht ab, als Tiere der Kontrollgruppe K. Im weiteren Verlauf nehmen Tiere der Gruppe F signifikant mehr an Gewicht zu als Tiere der Kontrollgruppe. Die am 4. postoperativen Tag festgestellten signifikant höheren Gewichtsverluste der Tiere der Gruppe F sind bereits am 7. und 14. postoperativen Tag nicht mehr nachweisbar. Am 21. postoperativen Tag liegt die Gewichtszunahme der F-Gruppe mit 68 g signifikant ($P < 0,01$) über dem der Tiere der K- und E-Gruppe (Tabelle 1).

Tabelle 1. Postoperative Entwicklung der Tiergewichte vom 2. bis 21. Tag, gemessen in Gramm

	Tiergewichte △ g-Werte					
Gruppen	F		E		K	
	x̄	delta	x̄	delta	x̄	delta
2. Tag	−24,6	5,9	−25,9	6,2	−14,9	11,8
4. Tag	−28,3 *1	14,9	−31 *1	16,4	− 1,3	11,3
7. Tag	−18,3	21,8	−37,5	17,1	−11,1	20,6
14. Tag	25,75	23,3	1	20,3	17,1	14,2
21. Tag	67,8 *2	34,4	25,3	18,3	33,8	13,3

*1 < 0,001
*2 < 0,01

Pankreolauryl-Test

Der Pankreolauryl-Test ergibt am 21. postoperativen Tag keinen signifikanten Unterschied zwischen der F-Gruppe und der K-Gruppe. Die exokrine Aktivität des Pankreas der Tiere aus der E-Gruppe ist signifikant ($P < 0,01$) erniedrigt (Abb. 1).

Die Werte des Serum-Bilirubinspiegels zeigen keinen Unterschied zwischen den einzelnen Gruppen auf. Er ist bei der K-Gruppe 35 ± 0,18 mg/dl bei der F-Gruppe 0,397 ± 0,12 mg/dl sowie in der E-Gruppe 0,322 ± 0,11 mg/dl.

Glukose-Toleranz-Test

Kein Tier entwickelt während des Beobachtungszeitraums einen manifesten Diabetes mellitus. Der Seruminsulinspiegel liegt bei der F-Gruppe in der 5. Minute nach

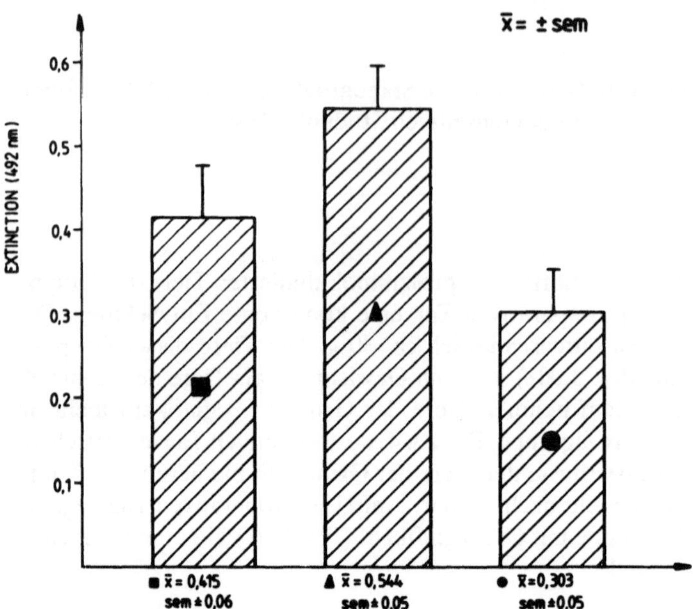

Abb. 1. Pancreoauryltest (am 21. postoperativen Tag) zur semiquantitativen Erfassung der exokrinen Pankreasfunktion; ■ = F-Gruppe, ▲ = K-Gruppe, ● = E-Gruppe

Belastung signifikant ($P < 0,05$) über der K-Gruppe. Der Serumglukosespiegel der E-Gruppe ist in der 2. und 5. Minute ($P < 0,05$) im Vergleich zur K-Gruppe erhöht. Im direkten Vergleich der F-Gruppe mit der E-Gruppe finden sich in der 2. und 5. Minute signifikant ($P < 0,05$) höhere Seruminsulinspiegel sowie niedrigere Blutglukosekonzentrationen für die F-Gruppe (Tabellen 2, 3).

Tabelle 2. Seruminsulinspiegel ($\mu U \times ml^{-1}$) im Glukosetoleranztest

	Glucosetoleranz-Test Δ-Seruminsulin-Werte in μU/ml					
Gruppe	F		E		K	
	x̄	delta	x̄	delta	x̄	delta
0 Min.	0	0	0	0	0	0
2 Min.	46,7	21,5	20,4	26,6	17,5	49,9
5 Min.	58,8*	35,6	25,5	25,3	25,4	37,7
15 Min.	34,3	40	35,9	23,3	20,2	53,4
30 Min.	22,8	33,3	11,8	26,8	− 2,7	44,5
60 Min.	−10,1	15,5	− 9,8	25,7	−31,2	26,4
120 Min.	− 6,5	13	−25,8	17,1	−20,3	30,3

*$p < 0,05$

Tabelle 3. Serumglukosespiegel (mg × dl^{-1}) im Glukosetoleranztest

	Glukosetoleranz-Test Δ-Glukose-Werte in mg/dl					
Gruppen	F		E		K	
	x̄	delta	x̄	delta	x̄	delta
0 Min.	0	0	0	0	0	0
2 Min.	288,8	77,8	334,5*	53,2	252,7	94,6
5 Min.	274,5	79	259,2*	64,4	229,8	30,2
15 Min.	162,2	51	179,1	57,6	156,5	35,1
30 Min.	113,5	63,5	75,4	39	87,6	46
60 Min.	53,8	118,4	53,4	36,5	53,5	54,9
120 Min.	63,1	44,3	53,7	44,8	37,2	17,4

*$p < 0{,}05$

Histologie

F-Gruppe

Die Pankreasgangokklusion mit Fibrinkleber induziert eine akute Pankreatitis. Eine Stunde postoperativ sind die ersten Leukozytenimmigrationen nachweisbar (Abb. 2). Nach 12 Stunden nimmt das Ödem des peri- und intralobulären Bindegewebes unter Auflockerung der Parenchymstruktur und lymphozytärer Infiltration zu.

Nach einem Tag zeigt sich eine Zunahme der lympho- und granulozytären Infiltration. Das Ödem des Bindegewebes bildet sich zurück (Abb. 3).

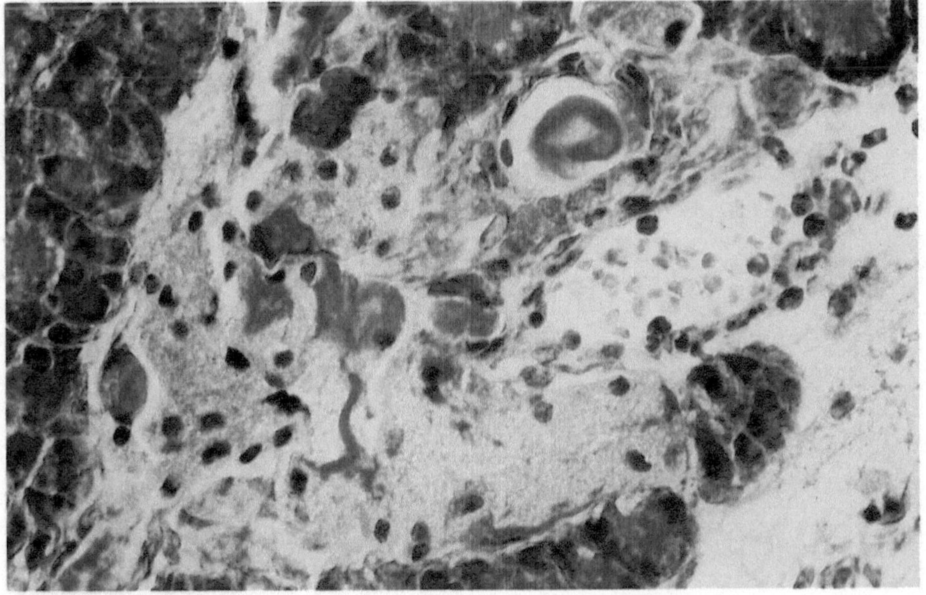

Abb. 2. 1 Std. n. Fibrinokklusion. Leukozytenimmigration als Zeichen d. induzierten Pankreatitis. Ladewig und Kockel, M: 1 : 500

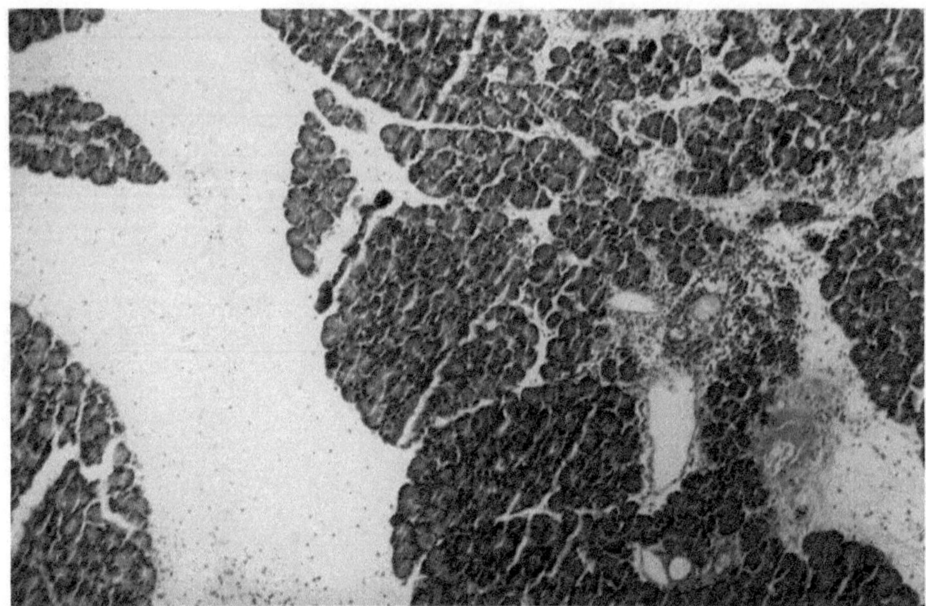

Abb. 3. 24 Std. n. Fibrinokklusion; Abnahme des intra- und perilobulären Ödems. Lympho- und granulozytäre Infiltrationen. HE, M = 1 : 200

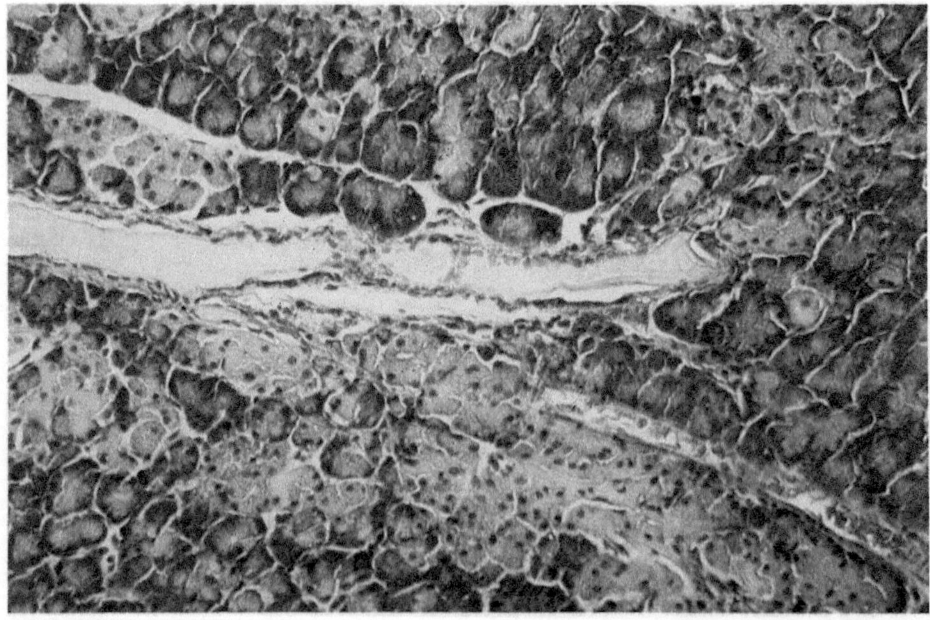

Abb. 4. 1 Std. n. Fibrinokklusion; Verlust der Basophilie des basalen Ergastoplasmasaumes. HE, M = 1 : 200

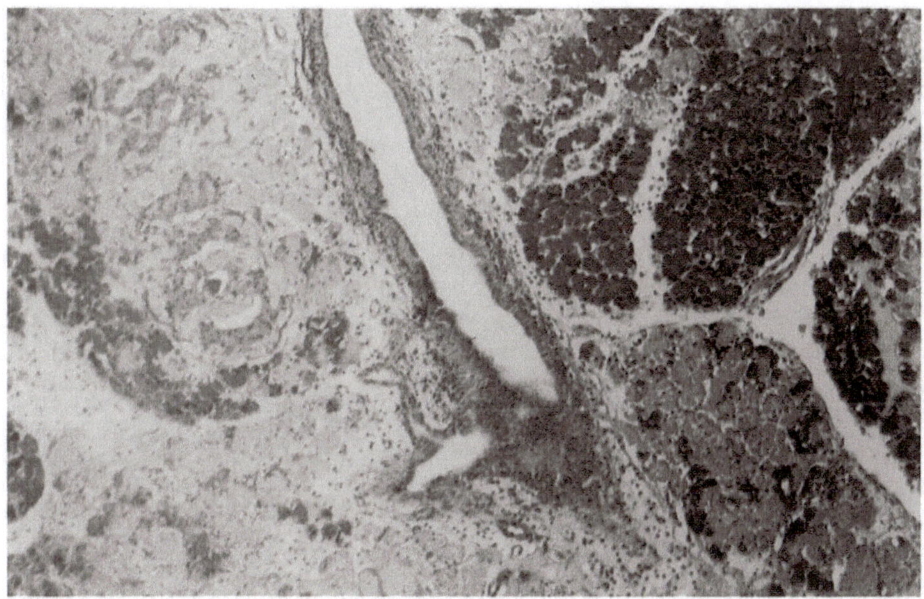

Abb. 5. 24 Std. n. Fibrionokklusion; partielle, flächenhafte Nekrosen des exo- und endokrinen Pankreasparenchyms. Ladewig und Kockel, M = 1 : 80

In Bereichen, in denen der Fibrinkleber Schaltstücke und Acini erreicht, erfolgt innerhalb einer Stunde eine irreversible Schädigung der Drüsenzellen, die im H.E.-Präparat durch den Verlust der Basophilie des basalen Ergastoplasmasaumes angezeigt wird (Abb. 4). Entlang der Basallaminae dringt der Fibrinkleber vereinzelt bis zu den Langerhans-Inseln vor.

Nach 24 Stunden finden sich teilweise flächenhafte Nekrosen des endo- und exokrinen Parenchyms neben intakten Parenchymarealen (Abb. 5).

Die Pankreasgangokklusion mit Fibrinkleber kann trotz Anreicherung mit 10000 I.E. Aprotinin/ml das exokrine Pankreasgangsystem nur weniger als 12 Stunden okkludieren.

Die Eigenretraktion des Fibrinthrombus in den ersten 2 postoperativen Stunden gewährleistet zu diesem Zeitpunkt nicht mehr den kompletten Verschluß des Gangsystems. Dieser Vorgang läßt sich an den Zellen des Gangepithels beobachten, die an einigen Stellen am Fibrinthrombus fixiert sind und in Richtung der wirkenden Zugkräfte in der Längsachse gedehnt werden, bis sie unter Verlust des Kontaktes zur Basalmembran in das Lumen des Ganges verlagert werden. Der Vorgang der kontinuierlichen Auflösung des Fibrinthrombus innerhalb von 12 Stunden wird im histologischen Schnittpräparat durch die Papilla duodeni mit längsangeschnittenem Pankreashauptgang deutlich (Abb. 6–7).

In den kleineren Pankreasgangabschnitten sind bereits 5 Stunden nach Pankreasgangokklusion Fibrinthromben histologisch nicht mehr sicher nachweisbar.

Nach 6 Wochen zeigt sich an einigen Stellen eine diskrete Zunahme des perilobulären Bindegewebes. Bei einigen Langerhans-Inseln, die über eine Zellbrücke mit dem

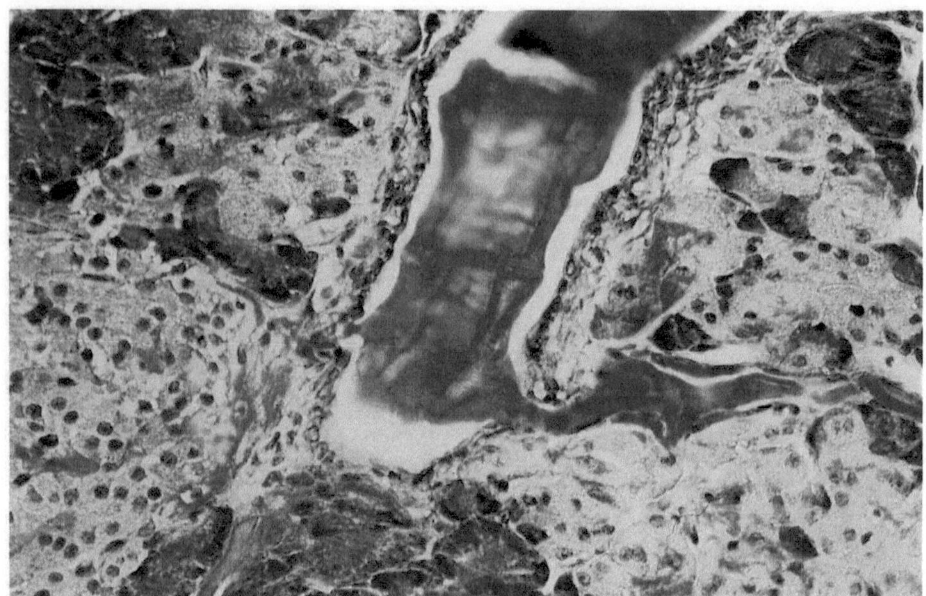

Abb. 6. 1 Std. n. Fibrinokklusion; deutlich sichtbarer Fibrinthrombus in einem Pankreasgang. Ladewig u. Kockel

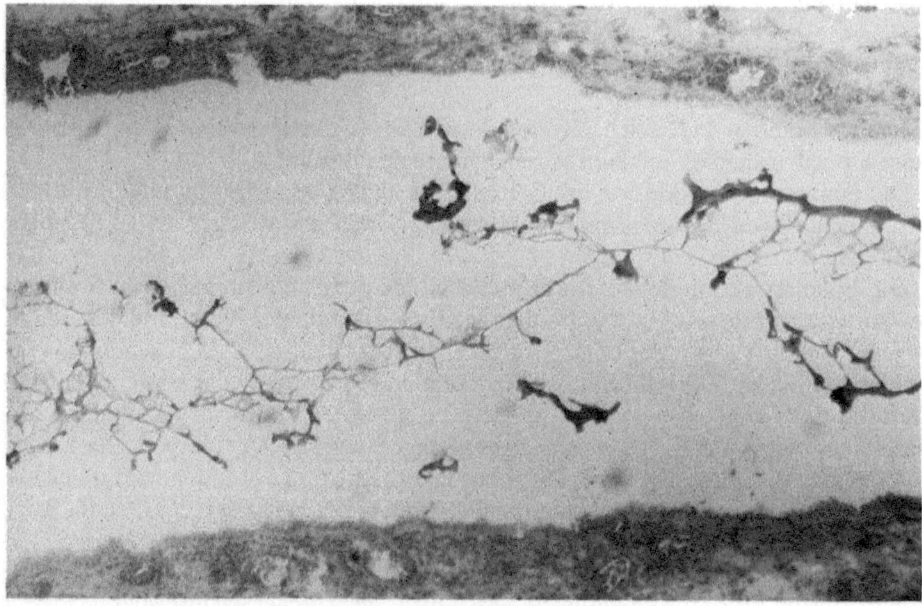

Abb. 7. 12 Std. n. Fibrinokklusion; nur noch scheamenhaft erkennbare intraduktale Fibrinfragmente. Ladewig und Kockel, M = 1 : 80

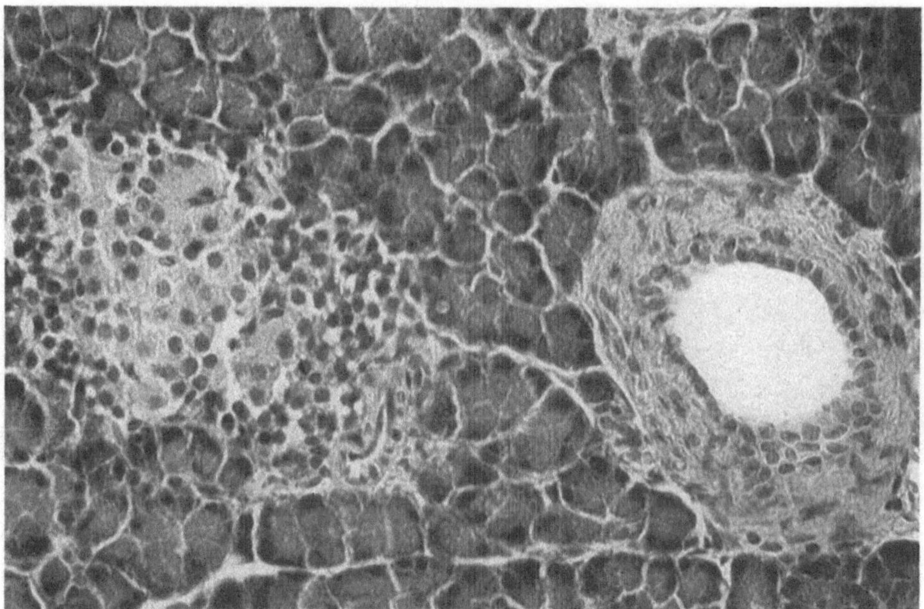

Abb. 8. 6 Wochen nach Fibrinokklusion; deutliche periductuläre Bindegewebsvermehrung. Langerhans-Insel, die über eine Zellbrücke mit dem intralobulären Gang in Verbindung steht. Am Rande der Insel verbreiterter Randsaum nicht differenzierter Jungformen endokriner Zellen im Sinne einer apositionellen Inselzellproliferation. HE, M = 1 : 200

intralobulären Gang in Verbindung stehen, deutet ein verbreiterter Randsaum noch nicht differenzierter Jungformen endokriner Zellen (Abb. 8) auf eine apositionelle Inselzellproliferation hin. Allerdings sind diese endokrinen Zellen immunhistochemisch noch nicht sicher nachweisbar. Insgesamt weist die Parenchymstruktur der Bauchspeicheldrüse der F-Gruppe keine sicheren Unterschiede zur K-Gruppe auf.

E-Gruppe

Sechs Wochen nach Pankreasgangokklusion mit Prolamin findet sich eine ausgeprägte exokrine Pankreasfibrose (Abb. 9). Die Morphologie des endokrinen Zellapparates ist vielgestaltig. Die Mehrzahl der endokrinen Zellen liegt einzeln, in kleinen Gruppen oder traubenförmig im atrophischen Pankreas verteilt. Sie sind stets von proliferierten Fibroblasten, kleinen Ductuli und Epithelknospen, ausgehend von erweiterten Schaltstücken, umfaßt. Häufig sprossen B-Zellen knospenförmig aus verbleibenden Ductuli aus und treten in Form bandförmiger Zellbalken in Kontakt zu Kapillaren. Vereinzelt zeigen sich Rieseninseln, die Zeichen der intra- und periinsulären Fibrose aufweisen. Regelrecht konfigurierte Langerhans-Inseln finden sich vereinzelt lediglich in Bereichen des duodenalen Pankreassegmentes, wo sich auch keine Atrophie des exokrinen Parenchyms zeigen läßt.

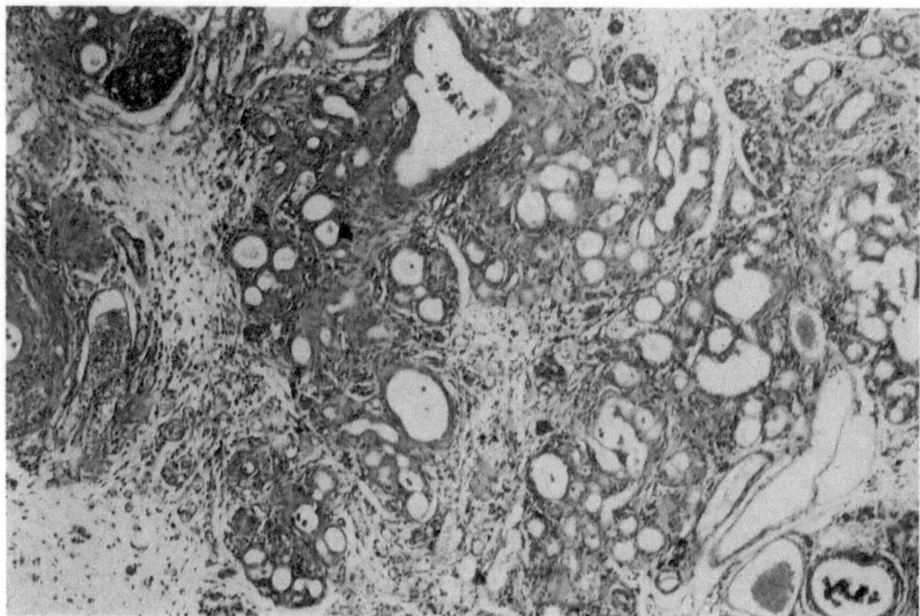

Abb. 9. 6 Wochen n. Prolaminokklusion; ausgeprägte exokrine Pankreasfibrose Färbung n. Gomori, M = 1 : 80

Diskussion

Drei Wochen nach Pankreasgangokklusion mit Prolamin ist die exokrine Aktivität des Pankreas im Pankreolauryl-Test signifikant reduziert. Analog zu diesem Befund findet sich 6 Wochen nach Okklusion histologisch eine nahezu komplette exokrine Pankreasatrophie (Abb. 1, Abb. 9).

Es ist bekannt, daß im Verlauf derartiger degenerativer Umbauprozesse [3] Veränderungen der Mikrozirkulation des Pankreas und der Kapillarpermeabilität innerhalb der Langerhans-Inseln [13] den endokrinen Zellapparat nach Pankreasgangokklusion mit Prolamin zumindest histologisch beeinträchtigt und daß sich konsequenterweise eine langfristige Gefährdung des endokrinen Pankreas einstellt [21].

Diese histomorphologische Studie demonstriert zusätzlich die Möglichkeit der Neogenese endokriner Zellen, die sich einem embryonalen Entstehungsmuster Langerhans-Inseln vergleichbar [17] im atrophischen Pankreas angesiedelt haben (Abb. 8).

Dieser histomorphologische Befund erinnert an die als Nesioblastose oder ductuloinsuläre Transformation beschriebene Neogenese endokrinativer Zellen, wie sie bei der Pankreasfibrose unterschiedlicher Ätiologie [1, 2, 6, 7, 12] und auch nach subtotaler Pankreatektomie [15] bereits mehrfach beschrieben wurde.

Zusätzlich finden sich im atrophischen Pankreas unregelmäßig konfigurierte Riesenzellen mit Zeichen intra- und periinsulärer Fibrose. Diese Riesenzellen sind möglicherweise nicht nur durch Zusammenrücken von Langerhans-Inseln entstanden, sondern könnten auch Konglomerate neuentstandener endokriner Zellen sein, die sich durch ductulo-insulinäre Transformation gebildet haben könnten (Abb. 8).

Die Pankreasgangokklusion mit Fibrinkleber (Beriplast) führt bei keiner Ratte zu einer Einschränkung der exo- und endokrinen Leistung während des 6wöchigen Beobachtungszeitraumes. Der postoperative Gewichtsverlauf und die Ergebnisse des Glukose-Toleranz-Tests deuten auf eine mögliche gesteigerte Glukoseutilisation durch einen erhöhten Insulin-output hin. Möglicherweise ist die Ursache dieser Befunde Folge einer überschießenden Regeneration des Pankreas nach einer durch die Pankreasgangokklusion induzierten Entzündung. Histologisch zeigte sich dieser degenerative Prozeß an den Langerhans-Inseln, die einen sich verbreiternden Randsaum proliferierender und differenzierbarer Jugendformen endokriner Zellen aufweisen, in Analogie zur appositionellen Inselproliferation, wie sie von Marx [15] nach subtotaler Pankreatektomie beschrieben wurde. Dieser Befund wird allerdings durch das Auftreten unspezifischer Veränderungen des exo- und endokrinen Pankreas relativiert, wie er physiologischerweise im Ablauf des Alterungsprozesses der Ratte sowie bei Übergewicht durch gesteigertes Nahrungsangebot und Käfighaltung mit reduzierten Bewegungsmöglichkeiten beobachtet wurde [18, 16].

Unter Zugrundelegung unserer Befunde kann Fibrinkleber das Pankreasgangsystem nur weniger als 24 Stunden okkludieren (Abb 6–8). Die durch Eigenretraktion [18] und Abbau des Fibrinthrombus nur für Stunden kontrollierte exokrine Pankreassekretion scheint dennoch auszureichen, die Pankreassaftesekretion zumindest für Tage zu reduzieren.

Waclawiczek [19] gibt beim Hausschwein nach Pankreaskopfresektion eine mittlere Verweildauer des mit 20000 I. E. Aprotinin/ml angereicherten Fibrinklebers im Gangsystem des lienalen Pankreassegmentes von durchschnittlich 5 Tagen an. Speziesspezifische Unterschiede sowie ein anderes Versuchsprotokoll und operationstechnisch bedingte Veränderungen könnten die unterschiedliche Verweildauer des intraduktalen Fibrins erklären.

Für das therapeutische Konzept der Pankreasgangokklusion ergibt sich eine Gratwanderung zwischen langfristiger Gefährdung endokriner Funktion durch zu langanhaltende Gangokklusion bzw. der Ineffektivität durch zu kurzfristige mechanische Ausschaltung der exokrinen Sekretion.

Die Ergebnisse einer Studie von Walker [20] am Rattenpankreas nach Gangligatur ergeben eine Steigerung der Zelltodrate nach 3 Tagen mit einem Maximum nach 5 Tagen.

Es kann angenommen werden, daß der Sekretstau, ursächlicher Faktor für den Drüsenzelltod, nach Gangligatur langsamer eintritt als nach Okklusion. Das Maximum der Drüsenzelltodrate dürfte dieser Überlegung zufolge bereits vor dem 5. Tag eintreten. Nach welchem Zeitpunkt derartige Parenchymzerstörungen nach Gangokklusion reversibel sind und wann die kritische Zeitspanne mit anschließender irreversibler Parenchymzerstörung und konsekutiver Fibrose vergangen ist, kann anhand der bislang vorliegenden Daten nicht abschließend beurteilt werden.

Es deutet sich jedoch an, daß eine nur passagere, möglicherweise weniger als 1 Tag andauernde Okklusion, langfristig gesehen, für das endokrine Pankreas schonender ist und daß sich trotz dieser möglicherweise nur Stunden anhaltenden Okklusionszeit eine über Tage protrahiert reduzierte Pankreassekretion entwickelt. Klinisch sind derartige Befunde geeignet, zur Verwendung dieses Systems in der Praxis zu ermutigen, um pankreatikodigestive Anastomosen durch passagere Gangokklusion mit Fibrinkleber zu schützen. Möglicherweise eignet sich dieses System zusätzlich, um im Rahmen der Pankreassegmenttransplantation das aggressive exokrine Pankreassekret vorübergehend zu kontrollieren. Eine Wertung der beschriebenen regenerativen Prozesse im Bereich der Langerhans-Inseln nach Fibrinocclusion, insbesondere deren mögliche Beeinflussung des Glukosemetabolismus, kann anhand dieser Daten noch nicht vorgenommen werden.

Zusammenfassung

Im Gegensatz zur Pankreasgangokklusion mit Etibloc kann der Verschluß des Pankreasgangsystems nach Okklusion mit Fibrinkleber (Beriplast) lediglich über wenige Stunden aufrechterhalten werden. Dies scheint jedoch auszureichen, die Sekretion zumindest über Tage zu kontrollieren. Bislang fanden sich keine Zeichen einer Gefährdung der endokrinen Pankreasanteile nach Fibrinokklusion. Diese Befunde könnten geeignet sein, im Rahmen pankreodigestiver Anastomosen sowie im Rahmen der Pankreassegmenttransplantation klinische Anwendung zu finden. Zusätzlich scheint eine wiederholbare Anwendung möglich, was in der palliativen Therapie bösartiger Pankreaserkrankungen einmal Bedeutung erlangen könnte.

Literatur

1. Bartow Sue A, Mukai K, Rosai J (1981) Pseudoneoplastic proliferation of endocrine cells in pancreatic fibrosis. Cancer 47: 2627
2. Boquist L, Edström C (1970) Ultrastructure of acinar and islet parenchyma at various intervals after duct ligation. Virchows Arch Abt A Path Anat 349: 69
3. Doertenbach JG (1986) Bleibt das endokrine Pankreas nach Gangokklusion auch langfristig erhalten? Inn Med 3: 108–109 (Editorial)
4. Doertenbach JG, Hottenrott C, Silber R, Encke A (1980) Beeinflussung des endokrinen Pankreas durch Occlusion des Pankreasgangsystems mit Prolamin. Eine experimentelle Studie am Hund. Langenbecks Archiv Chir Suppl 88: 193
5. Gebhardt Ch Stolte M. (1978) Pankreasgang-Occlusion durch Injektion einer schnellhärtenden Aminosäurelösung. Langenbecks Archiv 346: 149
6. Gooszen HG, Bosman FT, Schilfgaarde R van (1984) The effect of duct obliteration on the histology and endocrine function of the canine pancreas. Transplantation 38: 13
7. Horaguchi A, Cobb L, Marinola F, Azumi N, Merrel RC (1983) Islet recovery in chronic pancreatitis. Journal of Surgical Research 35: 277
8. Hultquist GT, Karlson U, Hallner ACH (1979) The regenerative capacity of the pancreas in duct ligatec rats. Exp Path 17: 44
9. Kendry G, Roe FJC (1969) Histopathological changes in the pancreas of the laboratory rats. Lab Anim 3: 207
10. Kerremans RP, Penninckx FM, Groote J de, Fevery J (1986) Subtotal Resection of the head of the pancreas combined with ductal obliteration of the distal pancreas in chronic pancreatitis. Ann Surg; Vol 205 Nr 3: 240
11. Kiseleczuk J, Doertenbach, JG, Hanisch E, Ohliger H, Winckler J (1987) A new method for choledochoduodenal anastomosis in the rat. Abstract, 22nd Congress of the European Society for Surgical Research
12. Klein P, Engelhardt W, Stolte M, Schwille PO, Neidhardt J (1984) Pancreatic duct okklusion in the rat – short-term effects on oral glucose tolerance – and short and long-term effects on hormone content of the pancreas. Eur surg. Res; 16: 15

13. Klöppel G, Bommer G, Heitz Ph (1978) The endocrine pancreas in chronic pancreatitis. Virchows Arch A Path Anat 377: 157
14. Lauer E, Stolte M, Gebhardt Ch, Schwille PO (1986) Ultrastructure of the islets of Langerhans after long-term okklusion of the pancreatic duct system, Z Gastroenterol; 24: 700
15. Little JM, Lauer C, Hoog J (1977) Pancreatic duct obstruction with an acrylate glue: A new method for producing pancreatic exocrine atrophy. Surgery; 81: 243
16. Elektronenmikroskopische Untersuchung zur Inselregeneration nach subtotaler Pankreatektomie (1970) Z. Zellforschung Mikr Anat 110: 569
17. Reaven EP, Reaven GM (1981) Structure and function change in the endocrine pancreas of aging rats with reference to the modulating effects of exercise and caloric restriction. J Clin Invest 68: 75
18. Robb P (1961) The development of the islets in the human foetus. Q J Exp Physiology 46: 335–343
19. Schmidt RF, Thews G (1987) Physiologie des Menschen, 23. Auflage Springer Verlag, Berlin, Heidelberg, New York, 0: 756
20. Waclawiczek HW (1987) Vorläufige Ergebnisse der Pankreasgangokklusion mit Fibrinkleber nach Pankreaskopfresektion zum Schutz der pancreatico-digestiven Anastomose. Chirurg; 58: 487
21. Walker NI (1987) The role of apoptosis and intraepithelial macrophages in acinar cell delation. Am J Pathol; 126: 439

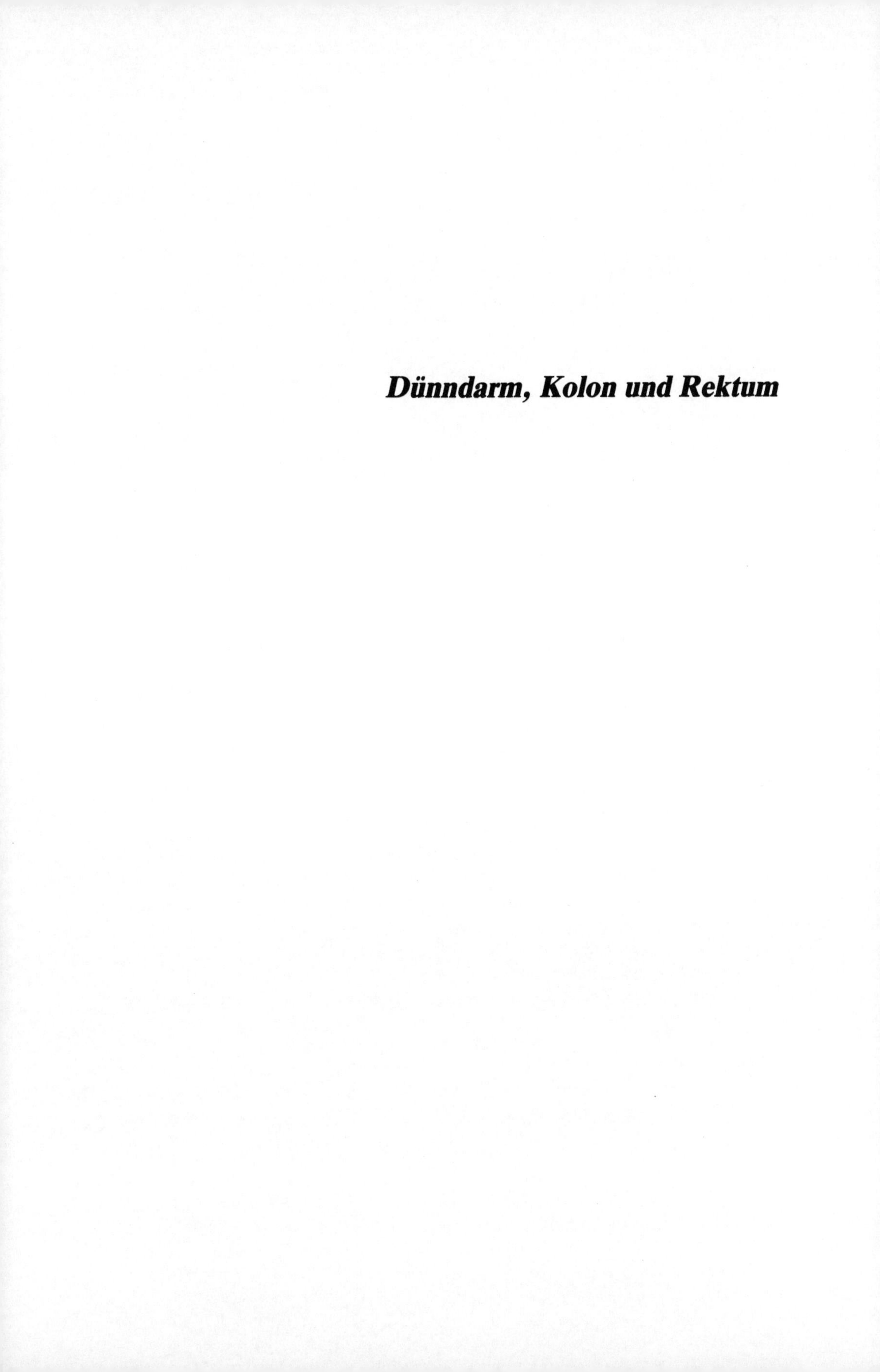

Dünndarm, Kolon und Rektum

Behandlung von Fisteln bei Morbus Crohn durch Fibrinklebung

A. Eimiller

Die Inzidenz von Fisteln beim Morbus Crohn wird in der Literatur mit 8–50% angegeben. Die Therapie ist ein bisher nicht gelöstes Problem. In klinischen Studien fanden sich positive Effekte durch Metronidazol (20 mg/kg/d), durch totale parenterale Ernährung und durch niedermolekulare Formuladiät.

Trotzdem wird derzeit ein Großteil der Patienten einer chirurgischen Therapie zugeführt. Die Nachteile der chirurgischen Therapie sind Zerstörung von anatomischen Strukturen und die weiterhin bestehende Neigung zu Rezidiven, die in Langzeitstudien nach operativer Fisteltherapie mit 40–60% angegeben wird [1]. Nicht selten finden sich nach operativer Therapie auch derbe Narben, die bei perianaler Lokalisation zu erheblichen Funktionsstörungen des Sphinkterorgans führen können.

Methode

Die Fibrinklebung erfolgt nach einem festen Schema. Vor jeder Klebung werden die Fisteln in ihrer gesamten Ausdehnung radiologisch dargestellt. Danach erfolgt die endoskopische Aufsuchung der Fistelöffnung im Darm. Bei zusätzlich vorhandenen Stenosen werden diese zunächst endoskopisch aufgedehnt. Die Vorbereitung für die Klebung erfolgt in 4 Schritten: 1. orthograde Darmlavage; 2. totale parenterale Ernährung; 3. systemische Therapie mit a) Metronidazol (1000 mg/d über 1–10 Tage), b) 7-S-Immunglobulin (10 g/d über 1–5 Tage), c) Faktor XIII (1.250 E/d über 1–5 Tage); 4. Lokale Vorbereitung.

Zur lokalen Vorbereitung wird der Fistelkanal zunächst mit antiseptischen Lösungen gespült. Anschließend erfolgt Reinigung des Fistelkanals mit den Enzympräparaten Streptodornase und Streptokinase (Varidase, Kollagenase). Unmittelbar vor der Fibrinklebung wird der Fistelkanal mit Rolitetracyclin gespült.

Das Prinzip der Fistelklebung ist in Abb. 1 dargestellt. Unter endoskopischer Kontrolle wird ein Katheter von extern bis zum luminalen Fistelende vorgeführt und unter endoskopischer Kontrolle eine kleine Menge Fibrinkleber im luminalen Fistelostium deponiert. Nach Aushärten der Substanz wird der Katheter 2–3 mm zurückgezogen und erneut ein kleines Depot Fibrinkleber instilliert. Die Prozedur wird so oft wiederholt, bis der gesamte Fistelkanal ausgefüllt ist.

B.C. Manegold (Hrsg.)
Fibrinklebung in der Endoskopie

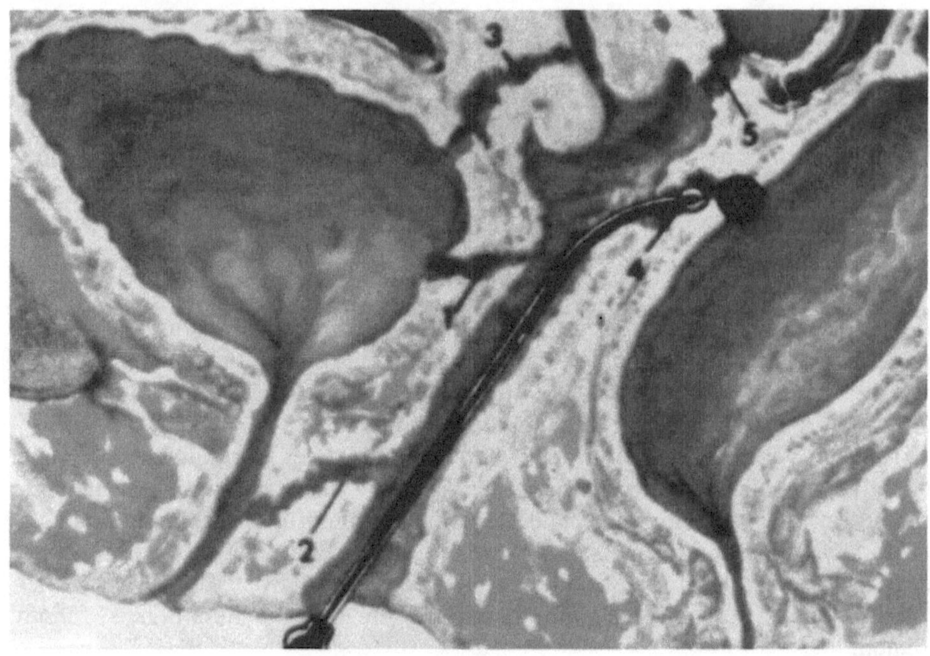

a

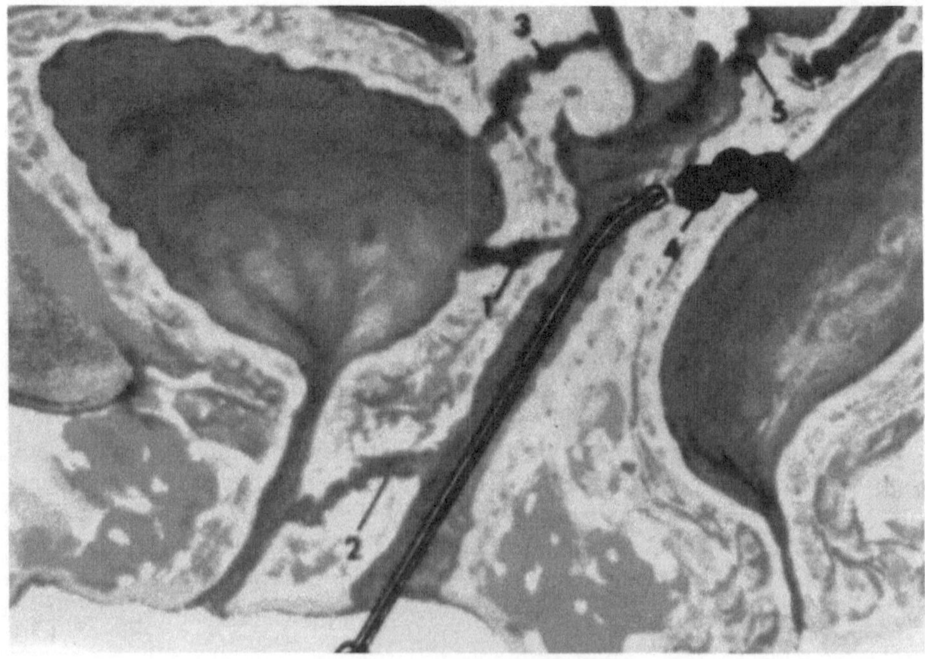

b

Abb. 1a, b. Schema der Fibrinklebung bei M. Crohn: 1. vesikovaginale, 2. urethrovaginale, 3. vesikouterine, 4. rektovaginale, 5. ileovaginale Fistel

Kasuistiken

Im Rahmen einer offenen prospektiven Studie wenden wir Fibrinkleber bei Crohn-Fisteln an. Ich möchte die erste Patientin, bei der wir das Verfahren angewendet haben, darstellen.

Patient 1

K. M. 21 Jahre, seit Wochen Abdominalschmerzen, Fieber 38°–39°, massive Stuhlentleerung aus der Scheide, CAID >350, Gyn. Befund: breite rektovaginale Fistel.

Aufgrund des Allgemeinzustandes war bei der Patientin ein operativer Eingriff nicht durchzuführen. Es erfolgte deswegen ein Therapieversuch mit Fibrinkleber zur Dichtung der rektovaginalen Fistel. Nach der ersten Anwendung sistierte die Kotentleerung aus der Scheide. Bei der Kontrolluntersuchung nach 2 Wochen war keine Fistel mehr nachweisbar. Inzwischen ist bei der Patientin der gynäkologische Untersuchungsbefund völlig unauffällig. Die rektovaginale Fistel und der endoskopische Befund sind in Abb. 2 und 3 dargestellt.

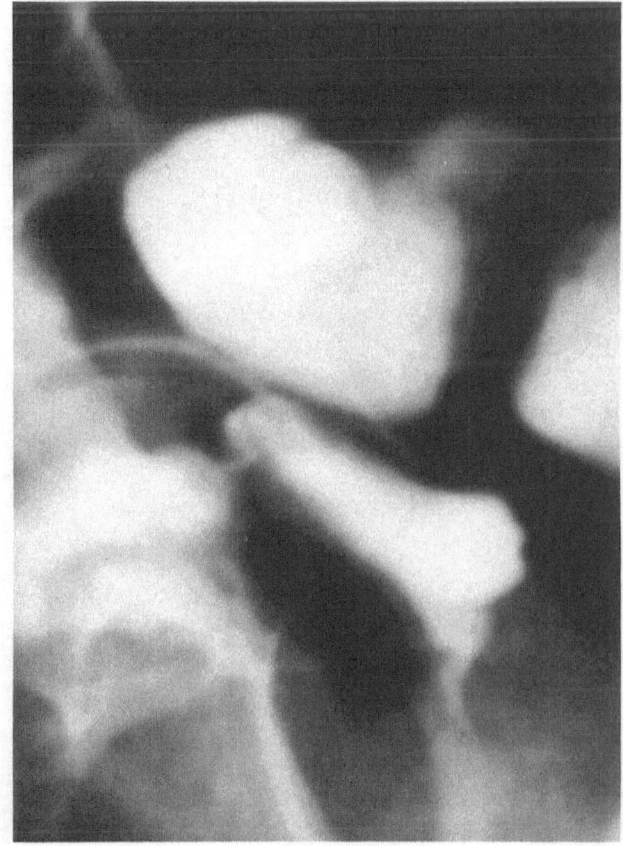

Abb. 2. Rektovaginale Fistel. Röntgenologische Darstellung der Fistel vom Rektum zur Vagina in Höhe des hinteren Scheibengewölbes

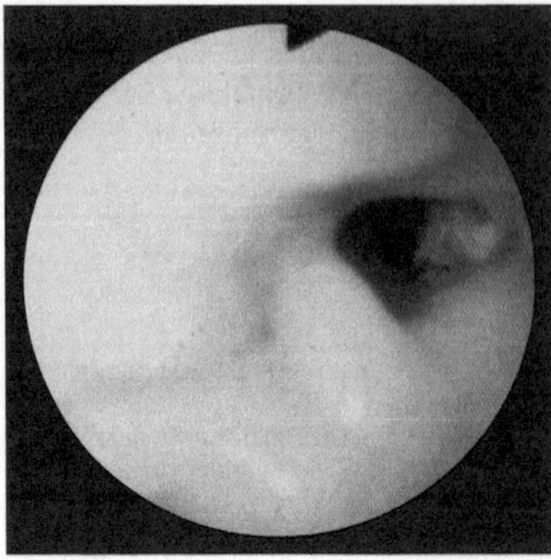

Abb. 3. Endoskopischer Aspekt der rektovaginalen Fistel bei direkter Aufsicht im Rektum

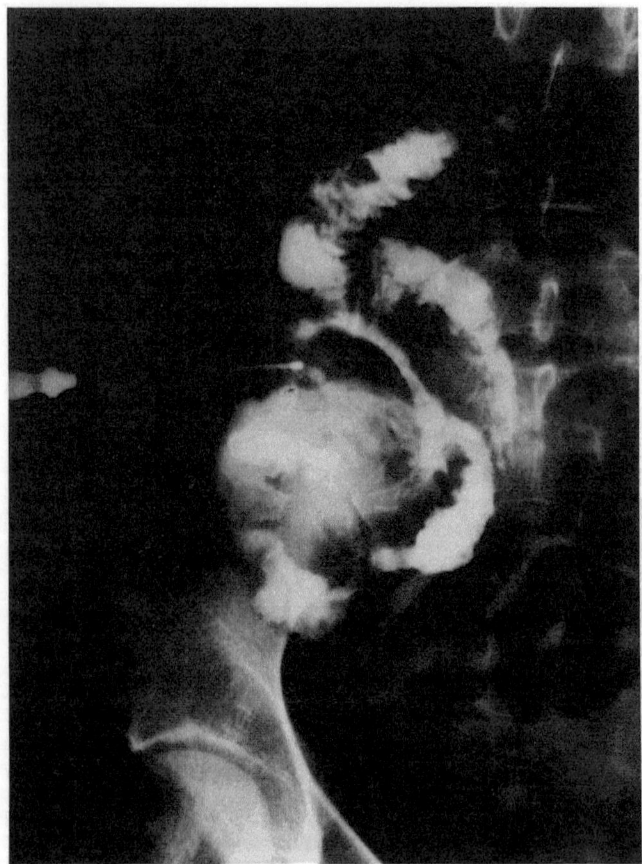

Abb. 4. Enteroenterische und 3 enterokutane Fisteln. Über eine kutane Öffnung ist die Knopfsonde eingeführt. Die zweite kutane Öffnung entspricht einer breiten Dehiszenz um das Ileostoma. Diese Dehiszenz und die neben dieser Dehiszenz mündende Fistel entsprechen dem breiten Kontrastmitteldepot, hier besteht zusätzlich eine Überlagerung durch eine Darmschlinge

Patient 2

G. A. 44 Jahre, seit Jahren bekannter M. Crohn. Wegen Dickdarmstenosen und Fisteln insgesamt 7 operative Eingriffe. Jetzt Z. n. Kolektomie, multiple enterokutane und enteroenterische Fisteln im neoterminalen Ileum und rechten Unterbauch.

Eine erneute operative Sanierung wird von der Patientin kategorisch abgelehnt. Die Röntgendarstellung (Abb. 4) zeigt mehrere Fistelkanäle mit 3 kutanen Öffnungen, eine davon semizirkulär um das Ileostoma. Endoskopisch ließen sich die inneren Fistelöffnungen nach Injektion von Indozyaningrün darstellen. Zusätzlich fanden sich im neoterminalen Ileum mehrere, für das Pädiater-Endoskop nicht passierbare Stenosen. Nach sukzessiver Aufdehnung der Stenosen mittels Ballonkatheter wurden die Fisteln mit Fibrinkleber verschlossen. Seit einem halben Jahr ist die Patientin frei von Fisteln und Rezidiven.

Ergebnisse

Unsere bisherigen Ergebnisse sind in Tabelle 1 dargestellt. Bei dem aufgeführten Therapieversager handelt es sich um eine Patientin mit chronischen Fisteln. Hier sind die Fistelkanäle bereits epithelial ausgekleidet, so daß eine Therapiemöglichkeit für die lokale Fibrinkleberanwendung nicht mehr gegeben ist. Bei einer Patientin entwikkelte sich etwa 2 Monate nach der Fibrinklebertherapie ein ischiorektaler Abszeß. Dieser wurde mittels eines kleinen Drainagekatheters von gluteal durch perkutane Punktion des Abszesses unter Ultraschallkontrolle abgeleitet. Der Abszeß konnte so beherrscht werden.

Tabelle 1

Art der Fisteln	Fälle	Fisteln geschlossen	Fisteln nicht geschlossen
anorektal	9	9	–
enteroenterisch	–	–	–
enterokutan	1	1	–
rektovaginal	5	4	1

Schlußbemerkung

Die bisher erzielten Ergebnisse mittels Fibrinklebung bei Fisteln im Verlauf eines Morbus Crohn sind ermutigend. Fallzahl und Nachbeobachtungszeit sind jedoch noch zu klein, um eine definitive Beurteilung der Methode zuzulassen.

Literatur

1. Levine JS, Klör HU, Oehler G (1988) In: „Gastroenterologische Entscheidungsprozesse". Schattauer, Stuttgart New York, S 230

Endoskopischer Verschluß gastrointestinaler Fisteln

V. Lange, G. Meyer und *H. Wenk*

Persistierende Anastomoseninsuffizienzen in Form enterokutaner Fisteln nach chirurgischen Eingriffen am Gastrointestinaltrakt bedürfen üblicherweise einer Reoperation. Derartige Eingriffe sind oft problematisch, da sich zumindest in den ersten Wochen nach dem Primäreingriff eine entzündliche Reaktion in der Nachbarschaft der Fistel findet, die das Ergebnis von Nachresektionen unsicher und lokale Sanierungsmaßnahmen häufig unmöglich macht. Die Therapie langfristig bestehender Fisteln wird dagegen seltener durch entzündliche Begleiterscheinungen als häufiger durch unverhältnismäßig großen präparatorischen Aufwand kompliziert. In seltenen Fällen mit fortbestehender Fistelsekretion arrangieren sich die Patienten mit diesem Zustand. Gegenüber diesen Behandlungsmöglichkeiten stellt der endoskopische Verschluß postoperativ andauernder Fisteln ein attraktives Behandlungskonzept dar, das heute mit organischen Klebern realisierbar erscheint.

Patientengut

Die ersten Versuche eines endoskopischen Fistelverschlusses haben wir 1982 unternommen. Hierfür wurde in 2 Fällen **Polidocanol** 0,5% (Äthoxysklerol) verwendet. Bei den nächsten 6 Patienten haben wir **Prolamin** (Ethibloc) zur Fistelokklusion eingesetzt. Seit 1987 kam in 10 Fällen **Fibrinkleber** (Tissucol) zur Anwendung. Insgesamt überblicken wir bisher 18 Patienten (Tabelle 1), von denen 17 eine postoperative und ein Patient eine spontane (ösophagobronchiale) Fistel (Patient 12, Abb. 1a–c) aufwiesen. Die postoperativen Fisteln hatten sich 15mal als enterokutane Gänge manifestiert, 2 Fisteln lagen als blinde Fistel vor (Patient 8, 14). Das Intervall zwischen Auftreten der Fisteln und endoskopischem Behandlungsbeginn betrug bei 9 Patienten bis zu 4 Wochen, in 2 Fällen bis zu 8 Wochen. Die restlichen Fisteln bestanden länger als 2 Monate. Bei 6 Patienten trat die Fistel nach Operationen bei benignem und in 11 Fällen bei malignem Grundleiden auf. Letztere waren jedoch stets postoperative Defekte und keine Tumorfisteln. Neun Fisteln fanden sich im oberen, 8 im unteren Gastrointestinaltrakt, und eine Fistel betraf als Kombinationsfistel beide Abschnitte.

B.C. Manegold (Hrsg.)
Fibrinklebung in der Endoskopie

Tabelle 1. Patienten- und Behandlungsübersicht

Patient	Intestinale Lokalisation der Fistel	Intervall (Wochen)	Putride Sekretion	Therapie	Anzahl Klebungen	Erfolg
1	Gastroduodenostomie (BI)	9	–	A	1	+
2	Choledochojejunostomie	4	+	A	1	–
3	Duodenalstumpf	1	+	E+A	2	+
4	Gastroduodenostomie (BI)	9	+	E	1	+
5	Descendorectostomie (Anteriore Resektion)	12	+	E+A	2	–
6	Descendorectostomie (Anteriore Resektion)	2	+	E+A	1	+
7	Descendorectostomie (Anteriore Resektion)	5	+	E	1	–
8	Ileoanostomie (J-Pouch)*	12	+	E+A	5	–
9	Descendorectostomie (Anteriore Resektion)	98	–	F	1	+
10	Ösophagojeunostomie	3	+	F	1	+
11	Descendorectostomie (Anteriore Resektion)	1	+	F	6	+
12	Ösophagobronchiale Fistel	16	–	F	3	+
13	Transversosigmoidostomie	18	+	F	2	–[2]
14	Gastrojejunostomie (BII)*	3	–	F	1	+
15	Ösophagojejunostomie	3	+	F+A	1	+
16	Ösophagojejunostomie	1	+	F+E	2	–[1]
17	Transversodescendostomie	6	+	F+E+FXIII	6	+
18	Gastrojejunostomie (BII)	4	+	F+E+FXIII	2	+

* = blinde Fistel
[1] = synchron massive Arrosionsblutung
[2] = hochflorider Morbus Crohn

A = Polidocanol (Äthoxysklerol)
E = Prolamin (Ethibloc)
F = Fibrinkleber (Tissucol)
FXIII = Fraktor XIII (Fibrogammin)

Polidocanol – Methode

Das zur endoskopischen Blutstillung gebräuchliche Sklerosierungsmittel Polidocanol weist keine klebenden Eigenschaften auf. Bei sehr kleinkalibrigen Fisteln ist jedoch durch die peri- und intrafistuläre Injektion mit der handelsüblichen endoskopischen Injektionsnadel eine Verquellung und Kompression des Fistelganges zu erreichen, sodaß bei sistierendem Sekretfluß eine entzündliche Reaktion und nachfolgende narbige Schrumpfung einen dauerhaften Verschluß bewirken kann. Dies gelang bei einer haarfeinen, jedoch über 3 Wochen ständig nässenden Fistel nach B-I-Resektion (Patient 1). Paquet teilte ohne genauere Angaben die erfolgreiche Abdichtung zweier von drei ebenso behandelten Fisteln mit [6]. Im Fall einer zur Hälfte dehiszenten Choledochojejunostomie (Patient 2) nach Whippel'scher Operation gelang ein Verschluß durch Injektion mangels ausreichender Verquellung und erheblichem Abfluß von Galle und Darmsaft über die Fistel nicht, so daß wir fortan keine weiteren Behandlungsversuche ausschließlich mit Polidocanol unternommen haben. Kapillären Fisteln schließen sich offensichtlich fast immer kurzfristig spontan.

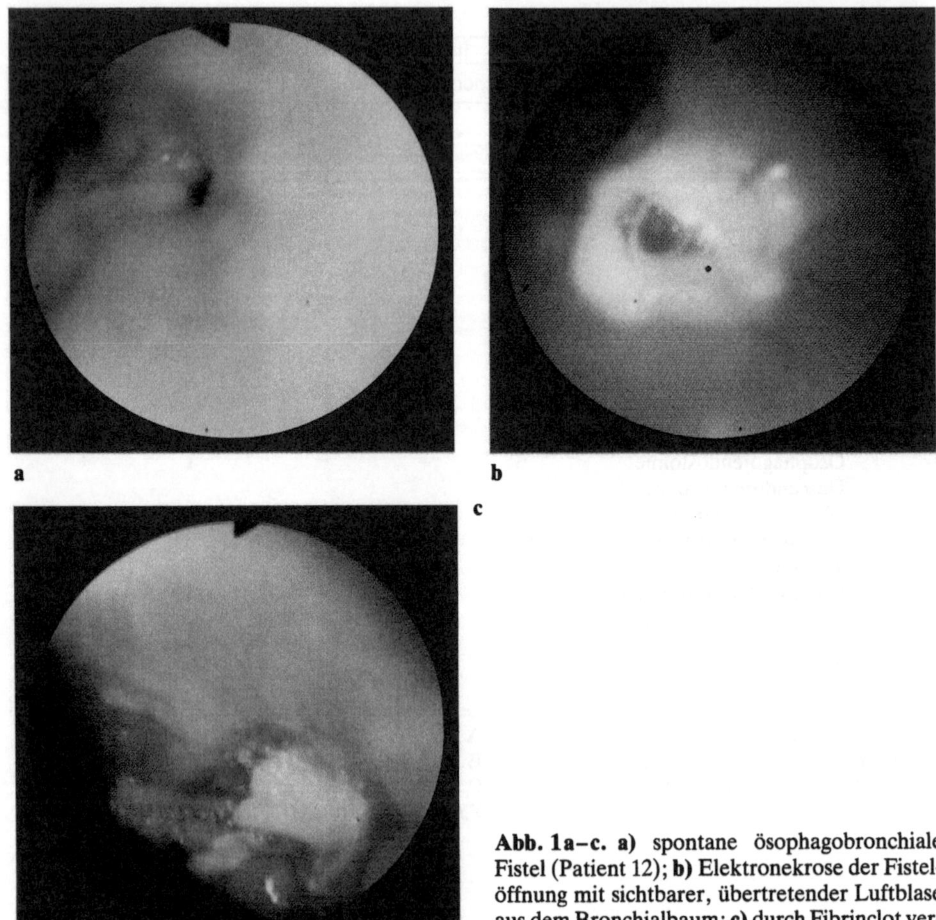

Abb. 1a–c. a) spontane ösophagobronchiale Fistel (Patient 12); **b)** Elektronekrose der Fistelöffnung mit sichtbarer, übertretender Luftblase aus dem Bronchialbaum; **c)** durch Fibrinclot verschlossene Fistelöffnung bei dritter Sitzung

Prolamin – Methode

Für den intraoperativen Verschluß des Ductus pancreaticus wurde das durch Aushärtung okkludierende Aminosäuregemisch in die Medizin eingeführt. Wegen dieser Eigenschaft haben wir die Substanz zum endoskopischen Fistelverschluß eingesetzt, bestärkt durch die kasuistische Mitteilung einer erfolgreichen Behandlung mit diesem Präparat [1]. Die hohe Viskosität der Substanz sowie die langsame Aushärtung über 20 bis 30 Minuten sind jedoch als erheblicher Nachteil für die endoskopische Anwendung anzusehen. Bei kleinlumigen Fisteln kann das vorzeitige Ablaufen des Klebers durch Umspritzung der intestinalen Fistelöffnung mit Polidocanol verhindert werden. Synchron oder zweizeitig kann gegebenenfalls eine zusätzliche Applikation von Prolamin durch die kutane Öffnung der Fistel erfolgen. Von zwei ausschließlich mit Prolamin behandelten Fisteln konnten eine und in Kombination mit Polidocanol zwei von vier verschlossen werden.

Hervorheben möchten wir den Fall einer Duodenalstumpfinsuffizienz mit Dehiszenz der gesamten Nahtreihe des blind verschlossenen Duodenums (Patient 3), bei dem ausschließlich perkutan durch den Fistelgang mit dem flexiblen Bronchoskop gearbeitet wurde, da der Duodenalstumpf bei Roux-en-Y-Anastomose nach Gastrektomie auf oralem Wege nicht zu erreichen war. In zwei Sitzungen konnte der Abfluß von täglich 300 ml Galle vollständig und dauerhaft beseitigt werden.

Die schlechte Handhabbarkeit von Prolamin beim endoskopischen Einsatz haben uns jedoch von einer generellen Anwendung abgebracht, so daß wir in letzter Zeit die Substanz nur noch bei speziellen Indikationen in Kombination mit Fibrinkleber verwendet haben.

Fibrinkleber – Methode

Fibrinkleber haben wir zum Fistelverschluß erstmals 1987 benutzt. Das Einbringen der Fibrin-Thrombinmischung erfolgte mit Hilfe des handelsüblichen Applikations-Sets (Duploject), wobei im Rektum zum Teil über das Proktoskop der Kleber manuell, sonst über flexible Endoskope mit Luftdruck zugeführt wurde. Es wurde bei dieser Anwendung immer die „schnelle Klebung" benutzt. Seit eine doppellumige Injektionsnadel (Duosonde, Endoflex) zur Verfügung steht, haben wir diese gelegentlich zur intramuralen Injektion des Fibrins verwandt, um nach Auffüllung des Fistelganges eine zusätzliche Verquellung der intestinalen Fistelöffnung zu erreichen. Die intramurale Injektion wurde mit „langsamer Klebung" durchgeführt.

Die Behandlung von 10 Fisteln mit Fibrinkleber war in 8 Fällen erfolgreich. Eine weit dehiszente Ösophagojejunostomie mit kreislaufwirksamer Arrosionsblutung aus der umgebenden Abszeßhöhle konnte wegen der massiven Blutung nicht verschlossen werden (Patient 16). Ebenfalls vergeblich war der Versuch, eine Crohn-Fistel zu okkludieren (Patient 13). In 2 Fällen wurde nach Fibrinklebung des intestinalen Fistelanteils der restliche Gang perkutan mit Prolamin aufgefüllt und dauerhaft verschlossen. Diese beiden Patienten (17 und 18) erhielten zusätzlich intravenös über 3 Tage 1.250 E Faktor XIII/die. Kurzfristig bestehende Fisteln wurden ohne zusätzliche Anfrischung therapiert (Abb. 2a–d), da die Fistelgänge in dieser Phase noch granulomatöse Wundflächen aufwiesen.

Bei erkennbaren fibrinoiden Nekrosen wurden diese im Sinne eines Debridements mit der Biopsiezange oder Zytologiebürste soweit als möglich entfernt. Länger bestehende, mit Epithel ausgekleidete Fisteln wurden mit der Elektrokoagulationssonde angefrischt. Patienten mit Fisteln im oberen Gastrointestinaltrakt wurden 3 Tage parenteral ernährt. Wenn die folgende Gastrografin-Kontrolle eine Abdichtung der Fistel ergab, wurde leichte Kost gestattet. Das Kolon wurde vor Klebung peroral gespült. Danach erfolgte eine parenterale Ernährung über 7 Tage und dann langsamer Kostaufbau. Fanden sich klinisch Zeichen der erneuten Fistelung, so wurde sofort endoskopisch reinterveniert.

Enterokutane Fisteln

Nahtinsuffizienzen in der gastrointestinalen Chirurgie sind in der frühen postoperativen Phase meist über die noch liegenden Drainagen gesichert. Dieser Befund kann erfolgreich konservativ behandelt werden, wobei jedoch ein protrahierter, mitunter

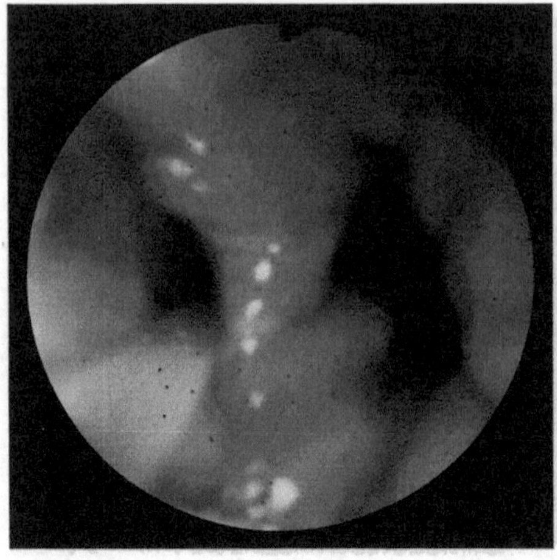

a

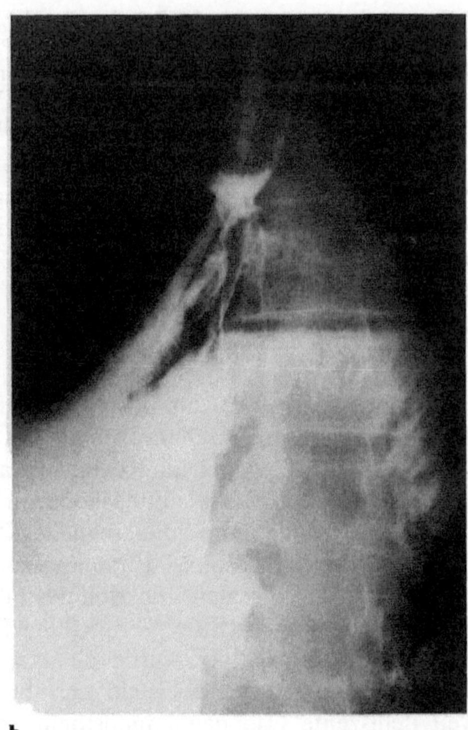

b

Abb. 2a–d. a) Thorakal gelegene Ösophagojejunostomie mit Sprüh-Katheter in der Anastomoseninsuffizienz (Patient 10); **b)** Ablaufen des Kontrastmittels bei Gastrografin-Schluck in die Pleurahöhle mit Pleuraempyem; **c)** Fibrinclot im Defekt der Anastomose; **d)** Röntgenkontrolle 3 Tage nach Klebung. Kontinente ösophagojejunale Passage. Konservative Behandlung des Pleuraempyems

c

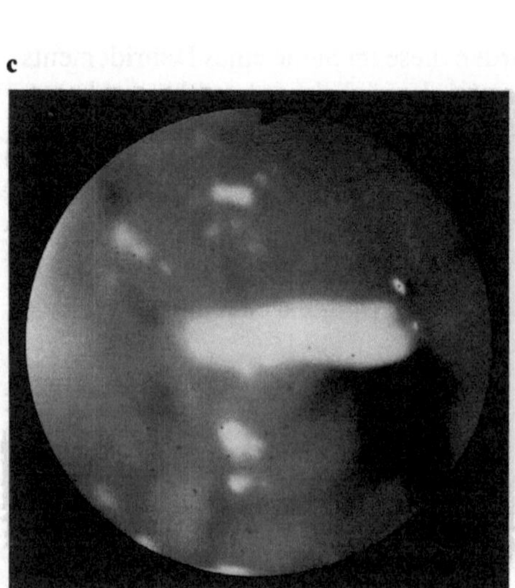

d

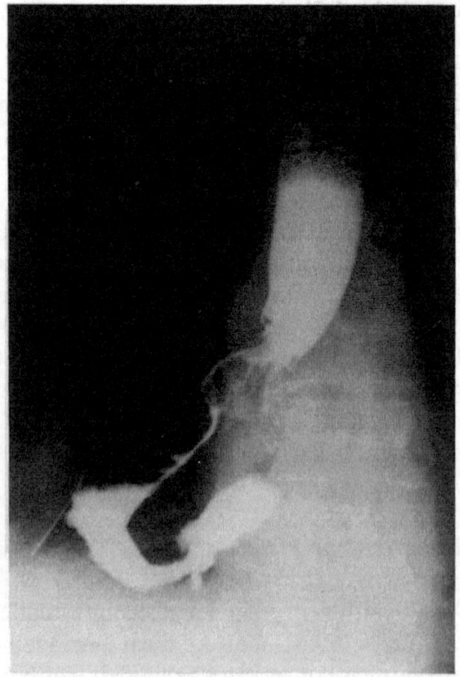

mehrwöchiger Verlauf die Regel ist und bei Sekretverhaltungen immer wieder lebensgefährliche septische Komplikationen auftreten können. Der frühzeitige Fistelverschluß ist daher aus unserer Sicht anzustreben, um den Klinikaufenthalt zu verkürzen und die Ausbildung von Abszessen oder gar einer Sepsis zu vermeiden. Wir sind daher inzwischen dazu übergegangen, eine radiologisch nachgewiesene Anastomosendehiszenz, auch wenn diese sicher drainiert ist, sofort nach Diagnosestellung zu therapieren und nicht abzuwarten, ob diese sich unter konservativer Therapie verschließt.

Blinde Fisteln

Klinisch stumme Nahtinsuffizienzen in Form radiologisch demonstrierter Leckagen oder blind endender Gänge bedürfen keiner Therapie. Sie verschließen sich spontan oder persistieren gelegentlich als epithelialisierte, divertikelartige Aussackungen im Bereich der Anastomose ohne Krankheitswert. Derartige Fisteln sollten zum Beweis der Wirksamkeit eines endoskopischen Fistelverschlusses nicht herangezogen werden [2, 8].

Lediglich symptomatische blinde Fisteln rechtfertigen unseres Erachtens einen Behandlungsversuch. Die Indikationen für die beiden von uns therapierten blinden Fisteln ergaben sich aus unerträglichen Schmerzen (Patient 8) bzw. einer Arrosionsblutung aus dem Pankreas (Patient 14). Allein wenn durch die Fistelklebung die Symptome beseitigt werden, sollte diese Therapie als erfolgreich eingestuft werden.

Crohn-Fisteln

Bisher liegen nur kasuistische Mitteilungen zum Fistelverschluß bei Morbus Crohn vor [4]. Bei lediglich 2 Fällen im eigenen Krankengut können wir keine Stellungnahme zur Behandlung dieser speziellen Fisteln abgeben, möchten aber in diesem Zusammenhang auf eine Beobachtung hinweisen, die vielleicht für weitere Therapieversuche von Bedeutung ist. Bei einem maximal floriden Morbus Crohn, der mit Höchstdosen Kortison behandelt wurde, gelang der Fistelverschluß nicht (Patient 13). Im zweiten Fall (Patient 17) wurden insgesamt 6 Klebungen vorgenommen, erst die letzte Sitzung 8 Wochen nach Behandlungsbeginn brachte den erwünschten Erfolg (Abb. 3a–b). Zu diesem Zeitpunkt waren im Kolon makroskopisch keine Crohn-typischen akuten Schleimhautveränderungen erkennbar im Gegensatz zu den vorherigen Befunden mit frustranen Behandlungs-Versuchen. Wir werden daher zukünftig diese Patienten nur bei fehlender oder abgeklungener Entzündung einer Klebung unterziehen.

Putride Fisteln

Jede gastrointestinale Fistel ist bakteriell kontaminiert. Die vorgenommene Unterscheidung unserer Patienten basiert daher nicht auf dem mikrobiologischen Nachweis pathogener Keime sondern auf dem sichtbaren Austragen von Eiter aus der Fistel

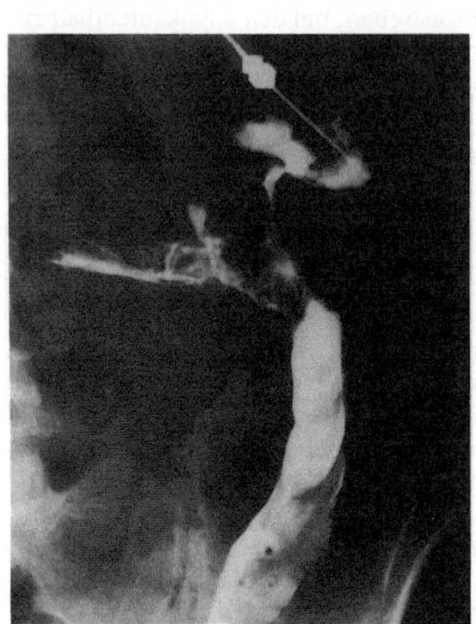

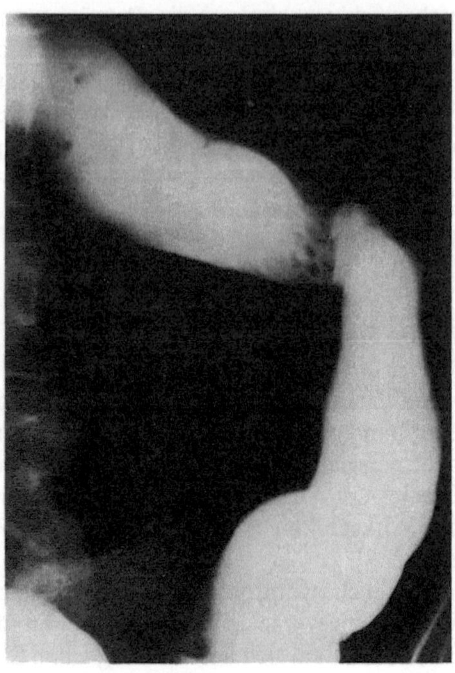

a b

Abb. 3a, b. a) Enterokutane Fistel des linken Kolons bei Morbus Crohn (Patient 17); **b)** Nach endoskopischer Abdichtung, insgesamt 6 Klebungen

oder auf dem Fehlen dieses Befundes. Die einseitige, intestinale Abdichtung einer eiternden Fistel sollte durch sistierenden Sekretfluß bei offengehaltener kutaner Fistelöffnung zur Abheilung der Fistel führen. Dies deckt sich mit chirurgischen Vorstellungen und Erfahrungen.

Zu unserer Überraschung kam es jedoch ebenfalls zu einer komplikationslosen Heilung (Patient 3, 17, 18), wenn vorher eiternde Fistelgänge vollständig mit Fibrin und Prolamin verschlossen wurden. Dabei kamen keine antibiotischen Zusätze zum Kleber zum Einsatz [7]. Der schlagartige, komplette Verschluß eiternder Fisteln stellt chirurgisches Denken auf eine harte Probe, denn es ist kaum vorstellbar, daß die ausgiebige Spülung der Gänge vor Klebung eine ausreichende Dekontamination bewirkt haben soll.

Diskussion

Der endoskopische Verschluß postoperativer oder spontaner Fisteln im Gastrointestinaltrakt stellt ein neues Behandlungsprinzip dar. Die bisherigen Veröffentlichungen zu diesem Therapieansatz sind spärlich und haben sämtlich kasuistischen Charakter [2, 3, 4, 8]. Diese Mitteilungen und unsere eigenen Erfahrungen zeigen jedoch eindrucksvoll, daß die endoskopische Abdichtung von Fisteln erfolgreich möglich ist.

Tabelle 2. Verschiedene Behandlungspraktiken bei gastrointestinalen Fisteln (n = 18)

	n	erfolgreich
Äthoxysklerol	2	1
Ethibloc	2	1
Ethibloc + Äthoxysklerol	4	2
Fibrinspray	4	3
Fibrinspray + Äthoxysklerol	1	1
Fibrinspray + Ethibloc	1	–
Fibrinspray + Fibrininjektion	2	2
Fibrinspray + Fibrininjektion + Ethibloc + Faktor 13	2	2
	18	12

Diese positive Erkenntnis bedeutet derzeit allerdings im wesentlichen die einzige Gemeinsamkeit der bisherigen Behandlungsversuche. In dieser frühen Phase eines neuen Behandlungskonzeptes sind wir weit davon entfernt, verbindliche Erfolgsraten, prognostische Kriterien oder gar ein standardisiertes Vorgehen angeben zu können (Tabelle 2). Zur Verdeutlichung sollen eine Reihe offener Fragen angedeutet werden:

- Welche Fistel wann und insbesondere wie kleben?
- Sind die verfügbaren Fibrinkleber gleichwertig?
- Welche Nachbehandlung?
- Welche adjuvante Behandlung vor und nach Klebung lokal oder systemisch?

In Anbetracht dieser noch zu klärenden Fragen kann gelten, daß vorerst jedes Vorgehen gerechtfertigt ist. Dies um so mehr, als alternative Behandlungsmöglichkeiten wie die konservative Therapie sehr viel langfristiger und operative Interventionen mit wesentlich höherem Risiko verbunden sind. Für die Klebung sind bisher keine auf die Methode selbst zurückzuführenden Komplikationen mitgeteilt worden, so daß unbedenklich wiederholte Versuche unternommen werden können, um einen Verschluß auf diesem Wege zu erreichen.

Zusammenfassung

Unsere ersten Behandlungsversuche mit Polidocanol und später mit Prolamin als alleinige Substanzen oder in Kombination zum Abdichten einer Fistel sind heute, da konfektionierte Fibrinkleber auf dem Markt sind, gleichsam als historische Anfänge zu bewerten. Mit dem Fibrinkleber haben wir 8 von 10 Fisteln verschließen können, mit den erstgenannten Substanzen gelang dies nur bei jedem zweiten Fall. Die kleine Patientenzahl erlaubt naturgemäß keine statistische Aussage, der Anteil erfolgreicher Behandlungen mit Fibrinkleber ist jedoch deutlich, so daß wir zuletzt ausschließlich mit dieser Substanz die Behandlungen durchgeführt haben. Ob die in Einzelfällen vorgenommene zusätzliche Instillation von Prolamin über die kutane Fistelöffnung bei sehr ausgedehnten oder großlumigen Fisteln die Abheilung beschleunigt hat, kann bisher nicht beantwortet werden. Ebenfalls unklar bleibt, ob die adjuvante Medikation mit Faktor XIII, der in vitro eine Stabilisation der Fibrinmonomere bewirkt [5], eine bessere Verankerung des Fibrinclots herbeiführen kann.

Literatur

1. Ell C, Riemann JF, Demling L (1986) Endoscopic occlusion of a neoplastic esophagomediastinal fistula by a fast hardening aminoacid solution. Gastrointest Endosc 32: 287–288
2. Groitl H, Scheele J (1987) Erste Erfahrungen mit der endoskopischen Anwendung eines Fibrinklebers am oberen Gastrointestinaltrakt. Z Herz-, Thorax-, Gerfäßchir, I, Suppl 1: 74–78
3. Jung M, Schlicker H, Manegold BC (1987) Therapeutische Endoskopie mit Fibrinkleber. Med Welt 38: 141–146
4. Kirkegaard P (1982) Treatment of postoperative fistulae with the fibrin-adhesion-system Tisseel. Tisseel/Tissucol-Symposium, 3.–4.9. 1982, Aarhus, Dänemark
5. Mishima Y, Nagao F, Ishibiki K, Matsuda M, Nakamura N (1984) Faktor XIII in der Behandlung postoperativer therapierefraktärer Wundheilungsstörungen. Chirurg 55: 803–808
6. Paquet KJ (1988) Diskussionsbeitrag. Symposium: Fibrinklebung in der Endoskopie. 6.5.1988, Heidelberg
7. Waclawiczek HW (1987) Endoskopischer Verschluß infizierter Bronchusstumpffisteln nach Lungenresektion mit Fibrin-Klebung (FK) – Klinische und experimentelle Ergebnisse. Z Herz-, Thorax-, Gefäßchir, 1 Suppl 1: 63–66
8. Wenzel M (1985) Fistelverschluß mit Fibrinkleber. Chir Praxis 34: 267–271

Indikationen zur Fibrinklebung in der Proktologie

N. Wolf

Analfistel

Während die einfachen intrasphinktären Fisteln und die oberflächlichen transsphinktären Fisteln weiterhin chirurgisch schnell und problemlos gelöst werden können, bedürfen hohe Anteile bei diesen Fisteln sowie alle transsphinktär, extrasphinktär oder suprasphinktär verlaufende Fisteln immer noch einer höchst anspruchsvollen chirurgischen Operation mit hoher Rezidivrate sowie häufigem Verlust der vollen Kontinenz. Hier haben wir erste und gute Erfahrungen mit der Fistelklebung, wobei wir den unteren Abschnitt zunächst trichterförmig exzidieren und dann die hohen Anteile bzw. die supralevatorischen Räume sorgfältig kürettieren und anschließend kleben. So haben wir bei insgesamt 5 Patienten nach 4 Wochen bei zweimaliger Klebung pro Woche den kompletten Verschluß unter Umgehung größerer chirurgischer Maßnahmen erzielt (Abb. 1, 2).

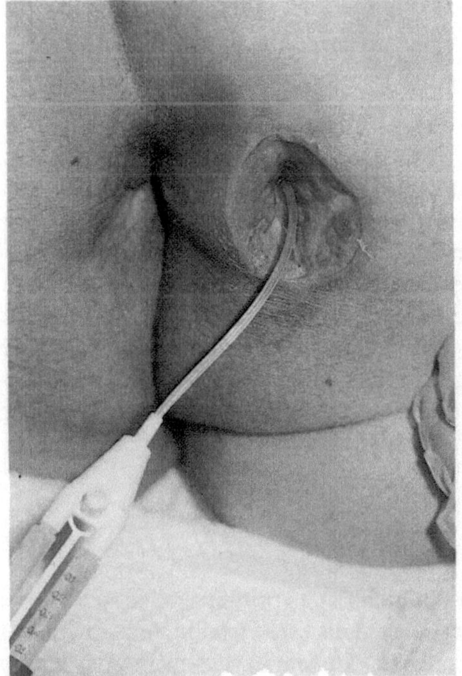

Abb. 1. Trichterförmige Exzision der transsphinktären Fistel mit hohem Anteil, Klebung des hohen Anteils

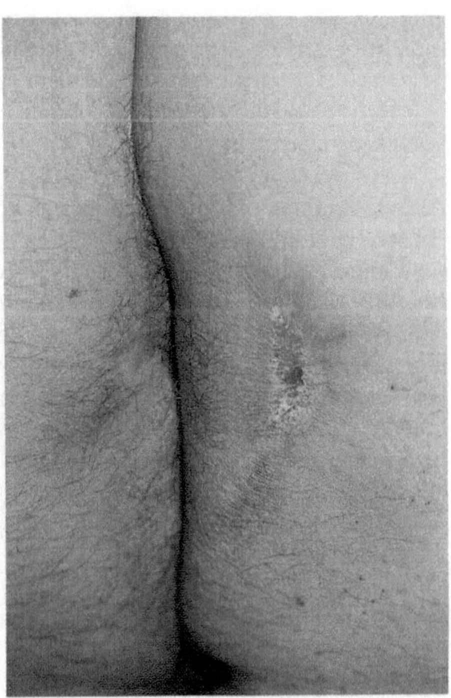

Abb. 2. Abheilung nach 4 Wochen

B. C. Manegold (Hrsg.)
Fibrinklebung in der Endoskopie

Rektovaginale Fistel

Die rektovaginalen Fisteln gelten als besonders kompliziert und sind sehr häufig Folge von Episiotomien, also traumatischer Genese. Da bei der Frau der Schließmuskel sich anterior verjüngt und von daher schon eine teilweise Durchtrennung zur Teil- oder Voll-Inkontinenz führt, sehen wir auch hier eine Indikation zur Fistelklebung. Im Gegensatz zu anderen Autoren stellen wir allerdings den Darm nicht für 10 Tage ruhig, um die Passage des Stuhles zu vermeiden, sondern schließen nach sorgfältiger Kürettage die Fistel vom Rektum her durch Nahtverschluß mit resorbierbarem Material (Vicryl) und erreichen damit ein genügend langes Verbleiben des Klebematerials an Ort und Stelle ohne transfistulär nachdrückendem Stuhl. Wir haben damit bislang 3 Fisteln durch ambulante Behandlung verschließen können.

Anastomoseninsuffizienz

Die Anastomoseninsuffizienz nach tiefer anteriorer Rektumresektion verläuft häufig subklinisch und nur ganz selten ist die Aufhebung der Anastomose wegen des extraabdominellen Geschehens erforderlich. Meist genügt es, den Darmabschnitt durch eine vorgeschaltete Kolo- oder Ileostomie ruhigzustellen, zuweilen ist selbst diese Maßnahme nicht erforderlich. Hier glauben wir in insgesamt 5 Fällen eine schnellere und sicherere Ausheilung der Insuffizienz erzielt zu haben. Da die Ausheilung aus der Erfahrung auch ohne Einsatz des Fibrinklebers gelingt, ist hier die Indikationsstellung entsprechend zu relativieren.

Sphinkterrekonstruktion

Allen Sphinkterrektonstruktionen, sowohl dem sphincter repair, den sphinkterraffenden Operationen sowie den Sphinkterersatzoperationen ist gemeinsam, daß eine sekundäre Heilung im Bereich der Muskelnähte zur Aufhebung des Operationserfolges führt. Deshalb setzen wir bei allen diesen Operationen den Fibrinkleber unter dem Aspekt der sichereren und schnelleren Wundheilung ein. Dem Argument der möglicherweise stärkeren Vernarbung setzen wir entgegen, daß dort wo Muskelnähte gesetzt werden von Haus aus Narbenareale entstehen und nicht etwa die Kontraktibilität des genähten oder gerafften Abschnittes die Verbesserung der Sphinkterleistung bedingt, sondern der engere Schluß und die Ausbildung eines sog. Widerlagers.

Pilonidalfistel

In der Literatur finden sich Versuche, auch Pilonidalfisteln primär zu kleben. Wie bei den Analfisteln handelt es sich hier aber um epithelialisierte Fistelhöhlen, so daß wir der Auffassung sind, daß der primäre Einsatz des Klebematerials nicht zum Erfolg führen kann.

Die hohe Rezidivrate der Pilonidalfisteln ist bei fast allen operativen Maßnahmen in der Vergangenheit bis heute sowohl bei der einfachen wetzsteinförmigen Exzision bis hin zur plastischen Rekonstruktion mit Schwenklappen gleich geblieben und liegt bei etwa 40–45%. Hauptursache dieser hohen Rate dürfte aber nicht in einer fehlerhaft ausgeführten Chirurgie, sondern in der Krankheit als solche, also in der Haarwachstumsstörung zu suchen sein.

Wir haben uns deswegen einem Verfahren angeschlossen, das in der Verödung mit Phenol 80% und einem hochaggressiven antiseptischen Material besteht und das zu einer sog. tertiären Heilung führt. Die erste Stufe wäre die chemische Attacke, das chemische Vernichten des Fistelepithels, anschließend dann die sekundäre Heilung.

Wir verschließen dabei die Fistelhöhle temporär und injizieren das hochaggressive Mittel unter Schutz von Vaseline in die Fistelhöhle. Nach 1 Minute spülen wir mit Kochsalz das Phenol komplett heraus und erreichen damit in den meisten Fällen spätestens nach der 5. Verödung eine komplette Abheilung der Fistel, wobei sich dieser Kleineingriff jeweils ambulant in lokaler Betäubung durchführen läßt. Theoretisch ist der Einsatz eines klebenden Materials 3 Tage nach Verödung sinnvoll. Wir haben aber keinerlei Erfahrung damit.

Morbus Crohn – anale Manifestation

Wie bereits bei anderen Autoren angeklungen, ist die anale Manifestation des M. Crohn besonders schwer therapierbar und berechtigt von hier aus den Einsatz jedes noch so teuren Medikamentes. Wir haben uns der Auffassung angeschlossen, daß – abgesehen von der drainierenden Abszeßinzision bzw. des Legens von Fäden (Setons) – jede chirurgische Maßnahme unterbleiben sollte. Bei 7 Patienten haben wir die Fistelklebung eingesetzt und bei einem einzigen bislang den kompletten Verschluß erzielt. Bei allen anderen haben wir aber eine dramatische Verkleinerung der riesigen Fisteltaschen gesehen und glauben, in der Klebung dieser Fisteln einen gangbaren therapeutischen Weg gefunden zu haben. Die Heilungsmöglichkeit und die Heilungsgeschwindigkeit sind sicher abhängig von der lokalen Aktivität des M. Crohn. Um diese vor der Klebung entsprechend zu reduzieren und den Klebeeffekt zu ermöglichen bzw. zu erhöhen, sind noch weitere Überlegungen und systemische und lokale medikamentöse Therapieversuche erforderlich.

Zusammenfassung

Nach den ersten Erfahrungen sehen wir eine Indikation zur Fibrinklebung bei hohen Anteilen von inter- und transsphinktären Fisteln sowie bei allen sog. komplizierten supra- und extrasphinktären Fisteln. Ein weiteres Anwendungsgebiet sehen wir im Bereich der Anastomoseninsuffizienzen nach tiefer Rektumresektion durch schnellere und sicherere Ausheilung.

Während uns der primäre Einsatz z.B. bei Pilonidalfisteln nicht erfolgversprechend erscheint, sehen wir auf dem Gebiet der analen Manifestation des Morbus Crohn nach ersten Erfolgen ein ausgesprochen interessantes Arbeitsfeld.

Endoskopische Behandlung tiefer Rektumanastomosenstenosen im Kindesalter

P. Liedgens, I. Joppich und *W. Brands*

Einleitung

Rektumanastomosen kommen im Bereich der Kinderchirurgie vor allem in der chirurgischen Behandlung des Morbus Hirschsprung vor. Die Resektion des aganglionären Segments ist Voraussetzung einer erfolgreichen Therapie. Neben anderen Verfahren ist die tiefe anteriore Resektion nach Rehbein heute das etablierteste Operationsverfahren [4]. Postoperative Spätkomplikationen können in Form von erneuter Obstipation, Inkontinenz, Enterokolitis, Enuresis, Potenzstörungen, Fistelbildung und Ileuszuständen auftreten. Rehbein selbst gibt die Häufigkeit einer behandlungsbedürftigen erneuten Obstipation in seinem Krankengut mit 5,3% an [5].

Für unsere Betrachtung wesentlich sind jedoch Komplikationen in Form von Anastomoseninsuffizienzen und postoperativen Stenosen. Die unmittelbar supraanal liegende oft technisch schwierig durchzuführende Rektumanastomose im bakteriell kontaminierten Gebiet ist durch Nahtinsuffizienz mit Ausbildung perirektaler Abszesse, die dann letztlich zur narbigen Stenose führen können, gefährdet. Holschneider beschreibt bei Anwendung der Rehbein-Technik das Auftreten von Insuffizienzen und postoperativen Stenosen mit 2,8 bzw. 13,1% [2].

Ätiologisch entstehen Insuffizienzen vor allem durch Mikroabszesse in der Nahtreihe als Folge lokaler Minderdurchblutung mit konsekutiver Kontamination auch tiefer gelegener Wandschichten mit den intraluminalen Sekreten und Darmbakterien. Zur Erzielung einer suffizienten, frühzeitig belastbaren Anastomose ist deshalb eine rasche komplikationslose Heilung, insbesondere der submukösen Bindegewebsschicht, erforderlich [3].

Methoden

Die Bestrebungen, mit biologischen Klebeverfahren eine Adaptation und Heilung von Gewebe zu erzielen, sind über 40 Jahre alt. 1944 konnte Cronkite über die Anwendung von Fibrinkleber bei Hauttransplantionen berichten [1]. In den 70er Jahren wurde die Idee der biologischen Gewebeklebung durch Anwendung hochkonzentrierter Fibrinogencryopräzipitate erneut aufgegriffen. Das Prinzip der Fibrinklebung besteht vereinfacht in der Nachahmung der Endphase der plasmatischen Gerinnung. In praxi wird dabei hochkonzentriertes Fibrinogen mit Thrombin zur Gerinnung gebracht.

B. C. Manegold (Hrsg.)
Fibrinklebung in der Endoskopie

Scheele konnte tierexperimentiell bei schichtgerechter Kolonanastomosennaht im Hundemodell durch zusätzliche Fibrinklebung einen besonders glatten und zügigen Heilungsverlauf mit frühzeitiger Ausbildung eines zarten faserreichen Bindegewebes erzielen. Bei klinischer Anwendung der Fibrinklebung bei Anastomosen im Verdauungstrakt konnte er eine deutliche Senkung der postoperativen Anastomoseninsuffizienz von 13 auf 2,7% erreichen [6]. Kommt es infolge einer Anastomoseninsuffizienz zur Ausbildung einer narbigen Stenose, ist aufgrund der hartnäckigen Restenosierungstendenz oft eine langwierige problematische Bougierungsbehandlung erforderlich.

Kasuistik

Bei dem dreieinhalbjährigen Knaben S. F. wurde im ersten Lebensjahr wegen eines Morbus Hirschsprung eine tiefe anteriore Resektion nach Rehbein, damals noch ohne zusätzliche Fibrinkleberapplikation durchgeführt. Im postoperativen Wundheilungsverlauf ließ lediglich ein Temperaturanstieg vom 5. bis zum 8. postoperativen Tag retrospektiv eine Anastomoseninsuffizienz vermuten, die jedoch röntgenologisch nicht mehr nachweisbar war. Aufgrund einer beginnenden Stenosierung im Anastomosenbereich wurde eine Bougierungsbehandlung mit Hegarstiften begonnen. Das Kind wurde in gutem Allgemeinzustand entlassen, es stellte sich zur weiteren Bougierungsbehandlung jedoch nicht mehr vor. Vier Wochen später kam es zu einem (Sub-)Ileus. Rektal war eine deutliche Stenose zu tasten, die röntgenologisch als subtotale Narbenstenose mit deutlicher prästenotischer Dilatation imponierte. Nach Aufbougierung bis Hegar 7 erfolgte eine massive Stuhlentleerung. Trotz mehrfach durchgeführter Bougierung kam es immer wieder zur Stenosierung. Wir entschlossen uns daher, die Stenose durch Bougierung bis Hegar 24 massiv zu dilatieren. Blutende Schleimhauteinrisse und tiefere Wandläsionen wurden anschließend durch transrektale Fibrinkleberapplikation versiegelt. Bei der ambulanten Kontrolle der jetzt 6 Monate zurückliegenden Anastomosendilatation zeigte sich eine bis Hegar 20 durchgängige Anastomose. Der Patient zeigte jetzt keinerlei Stuhlauffälligkeiten mehr. Rektoskopisch fanden sich reizlose Narbenverhältnisse im ehemaligen Stenosebereich.

Diskussion

Postoperative Anastomosenstenosen bei der Hirschsprung-Erkrankung werden in der Literatur unterschiedlich häufig in Abhängigkeit vom Operationsverfahren beschrieben. Swenson fand bei Anwendung seiner Methode in 6,2% seiner Patienten rektale Strikturen, die zum Teil eine operative Korrektur erforderlich machten [7]. Rehbein selbst fand zwar nur in 3 von 56 nachuntersuchten Patienten eine Stenose, empfiehlt jedoch postoperativ den möglichst frühzeitigen Beginn einer prophylaktischen Bougierungsbehandlung [5].

Ist es wie bei dem demonstrierten Patienten aufgrund des subtotalen Verschlusses zu einer erheblichen sekundären Dilatation mit massiver Obstipation gekommen, bleibt bei Erfolglosigkeit der Bougierungsbehandlung nur die Resektion des stenotischen Segmentes mit der Gefahr einer erneuten Stenose übrig.

Jede Bougierungsbehandlung führt zur Verletzung der Mukosa und letztlich zum Einreißen des submukösen narbigen Bindegewebes. Die transrektale intraluminale Fibrinkleberapplikation an den Ort des Geschehens führt zu einer sofortigen gas- und flüssigkeitsdichten Versiegelung der Wunde und vermeidet so unnötige Hohlraumbildung mit Sekretverhalten und nachfolgender Mikroabszeßbildung. Dadurch entsteht möglicherweise ein günstigeres Heilungsmilieu mit deutlich geringerer Narbenbildung, so daß zumindest in dem Beobachtungszeitraum von 6 Monaten eine deutlich geringere Restenosierungstendenz beobachtet werden konnte.

Zusammenfassung

Zusammenfassend sehen wir folgende Vorteile bei der Anwendung des Fibrinklebers bei der endoskopischen Bougierungsbehandlung tiefer postanastomotischer Rektumstenosen:

Die intraluminale Applikation von Fibrinkleber führt durch die Wandversiegelung zu einer Vermeidung der Kontamination tiefer gelegener Damwandanteile mit Bakterien und Darmsekret. Die dadurch möglicherweise geringere entzündliche Reaktion in der Darmwand selbst führt zu einem raschen und verbesserten Wundheilungsverlauf mit geringerer Narbenbildung.

Literatur

1. Cronkite, EP, Lozner EL, Deaver JM (1944) Use of thrombin and fibrinogen in skin grafting JAMA 124: 976–987
2. Holschneider AM (1982) Clinical and electromanometric studies of postoperative continence in Hirschsprung's Disease: Relationship to the surgical procedures. In: Holschneider AM (Hrsg) Hirschsprung's Disease. Hippocrates, Stuttgart
3. Langer St, Pesendorfer H, Breining H, Cen M (1974) Klinische und tierexperimentielle Studien zur Anastomosentechnik in der Darmchirurgie. Langenbecks Arch Chir 335: 309–320
4. Ott WR, Joppich I (1980) Zur Wahl des Operationsverfahrens beim Megacolon congenitum Hirschsprung aufgrund von Spätergebnissen. Langenbecks Arch Chir 352: 339–341
5. Rehbein F (1976) Kinderchirurgische Operationen. Hippokrates, Stuttgart
6. Scheele J, Herzog J, Mühe E (1978) Anastomosensicherung am Verdauungstrakt mit Fibrinkleber. Nahttechnische Grundlagen, experimentelle Befunde, klinische Erfahrungen. Zbl Chirurgie 103: 1325–1336
7. Swenson O (1982) Surgical treatment of Hirschsprung's Disease. In: Holschneider AM (Hrsg) Hirschsprung's Disease. Hippocrates, Stuttgart

Fibrinklebung von Fisteln bei Morbus Crohn – Kommentar

R. Gladisch

Der Morbus Crohn ist in einem nicht unerheblichen Maße durch die Entwicklung von Fisteln im Anorektalbereich belastet. Ihre konventionelle Behandlung (Spaltung, Drainage) ist häufig langwierig, das Behandlungsergebnis oft unbefriedigend. Die Fibrinklebung kann, bei unterschiedlichen Indikationen angewandt, mit zum Teil hervorragenden Ergebnissen aufwarten. Es ist daher eine faszinierende Überlegung, diese Methode bei dem bislang therapeutisch unzureichend gelösten Problem von analen Fisteln bei Morbus Crohn anzuwenden.

Einzelbeobachtungen von erfolgreichen Fibrinkleberbehandlungen von anorektalen und rektovaginalen Fisteln bei Morbus Crohn dürfen nicht darüber hinwegtäuschen, daß es sich hierbei um ein vielschichtiges Problem handelt, das einem „einfachen" Lösungskonzept entgegensteht.

Fisteln bei Morbus Crohn sind keine Erstmanifestation. Vielmehr sind sie das Ergebnis einer – aus welchen Gründen auch immer – unzureichend behandelten Grunderkrankung. Patienten, die Fisteln entwickeln, befinden sich in aller Regel in einer chronisch-katabolen Stoffwechselsituation. Analfisteln sind Ausdruck einer autoaggressiven, bakteriell kontaminierten Gewebszerstörung. Beides – katabole Stoffwechsellage und florides Stadium eines Morbus Crohn – stehen einer physiologischen Granulationsgewebsbildung, die durch Fibrinkleber induziert werden soll, entgegen.

Der Einsatz von Fibrinkleber beim mit analen Fisteln einhergehenden Morbus Crohn kann daher nur im Rahmen eines therapeutischen Gesamtkonzeptes gesehen werden. Dieses muß die funktionelle Ausschaltung des Darmes, Einleiten einer anabolen Stoffwechsellage und Herbeiführen einer Remission des Grundleidens zum Ziel haben. Zu erreichen ist dies durch hyperkalorische totale parenterale Ernährung, den Einsatz von Steroiden (die hochdosiert eine Granulationsgewebsbildung ebenfalls behindern), Antibiotika (-Kombinationen) und evtl. die Gabe von Immunglobulinen. Erst nach kompletter Normalisierung aller entzündlichen Aktivitätszeichen sollte eine Fibrinklebung vorgenommen werden und auch nur dann, wenn tubuläre, sondierbare Fisteln ohne größere Höhlung vorliegen. Andernfalls wäre primär ein chirurgisches Vorgehen gefordert und gegebenenfalls im zweiten Schritt die Fibrinklebung.

Die Fibrinklebung von analen (anorektalen, rektovaginalen) Fisteln bei Morbus Crohn stellt möglicherweise eine Bereicherung der therapeutischen Palette bei diesem Krankheitsbild dar. Sie kann jedoch sinnvollerweise nur eingebettet sein in ein therapeutisches Gesamtkonzept, das eine enge interdisziplinäre Zusammenarbeit und Geduld seitens des Patienten und des Therapeuten erfordert. Ein unkontrollierter Einsatz würde dieser bestechenden Idee sicher keinen Dienst erweisen.

B. C. Manegold (Hrsg.)
Fibrinklebung in der Endoskopie

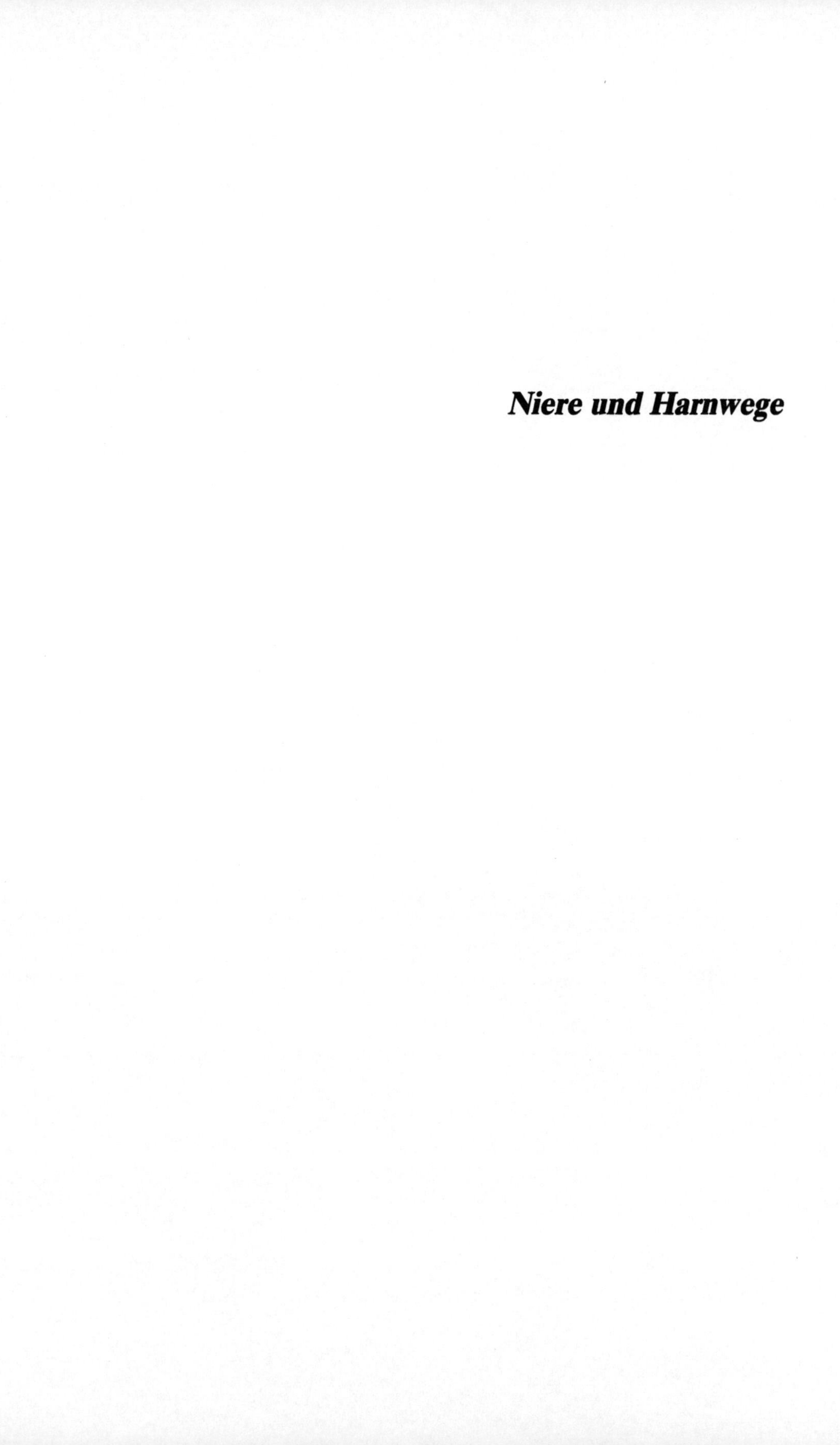

Niere und Harnwege

Lokale Hämostase des Parenchymkanals mit dem Kollagen-Fibrinsystem bei der perkutanen Nephrolitholapaxie

R. Pfab, R. Ascherl, G. Blümel und *R. Hartung*

Innerhalb weniger Jahre ist die perkutane Nierensteinentfernung in vielen urologischen Kliniken eine etablierte Operationsmethode geworden [1, 13, 22, 34, 40, 45].

Sie hat zusammen mit der extrakorporalen Stoßwellenlithotrypsie [8, 9, 12] die konventionelle Nierensteinchirurgie nahezu vollständig verdrängt [14].

Bei der perkutanen Nepholitholapaxie ist ein richtig liegender perkutaner Kanal Voraussetzung für eine erfolgreiche endoskopische Nierensteinextraktion.

Postoperativ wird meist für einige Tage ein Nephrostomiekatheter eingelegt, um durch Tamponade eine Blutstillung des Parenchymkanals zu erreichen. Eine Blutung aus den Parenchymgefäßen ist eine der schwerwiegensten Komplikationsmöglichkeiten bei der perkutanen Nephrolitholapaxie [6, 10, 25, 39].

Henning und Mitarbeiter [17, 18], sowie Rauchenwald und Mitarbeiter [32] berichteten über eine ausgezeichnete Hämostase mit einem Fibrinkleber bei der offen chirurgischen Nephrotomie. Es wurden keine postoperativen Komplikationen, wie Wundinfektion oder Nierensteinbildung, beobachtet. Aufgrund dieser Ergebnisse und nach eigenen tierexperimentellen Untersuchungen [28] wurde das Kollagen-Fibrinklebesystem für die Blutstillung des Parenchymkanals bei der perkutanen Nephrolitholapaxie angewandt.

Methodik der perkutanen Nephrolitholapaxie

Die perkutanen Nephrolitholapaxien wurden einzeitig (Punktion, Dilatation und Nierensteinextraktion in einer Sitzung) durchgeführt [27, 31].

Zunächst wurde ein 8 Charr. Ureterkatheter retrograd in das Nierenbecken vorgeschoben und an einem Blasenkatheter fixiert. Durch den Ureterkatheter konnte Kontrastmittel in das Nierenhohlsystem appliziert werden. Unter radiologischer Kontrolle wurde das Ende des unteren Nierenkelchs anpunktiert und ein Führungsdraht in das Nierenbecken vorgeschoben (Abb. 1).

Der Punktionskanal wurde mit den Metall-Teleskop-Bougiehülsen nach Alken [2] bis 24 Charr. dilatiert; anschließend wurde der 26 Charr. Operationsschaft des Nephroskops in das Nierenhohlsystem vorgeschoben (Abb. 2). Nach Entfernung der Bougiehülsen konnte die Optik des Nephroskops in den Operationsschaft eingeführt werden. Es wurde ein 26 Charr. Nephroskop mit schrägem Ansatz der 0-Grad Optik nach Wickham-Miller und mit einer kontinuierlichen Niederdruckirrigation (kontinuierlicher Zu- und Abfluß der Spülflüssigkeit) verwendet (Abb. 3).

B. C. Manegold (Hrsg.)
Fibrinklebung in der Endoskopie

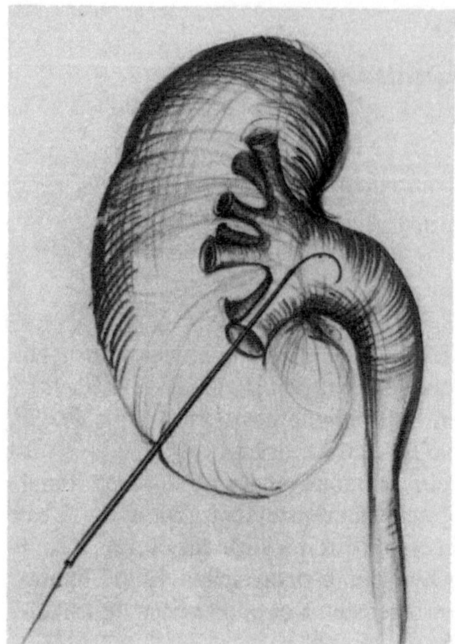

Abb. 1. Der untere Kelch des Nierenhohlsystems ist anpunktiert und ein Führungsdraht in das Nierenbecken vorgeschoben

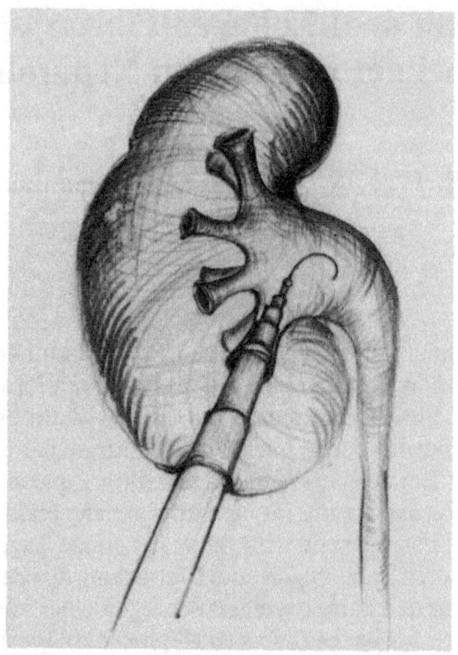

Abb. 2. Der Punktionskanal wird mit Teleskop-Bougiehülsen dilatiert, so daß zuletzt der 26 Charr. Operationsschaft des Nephroskops in das Nierenbecken vorgeschoben werden kann

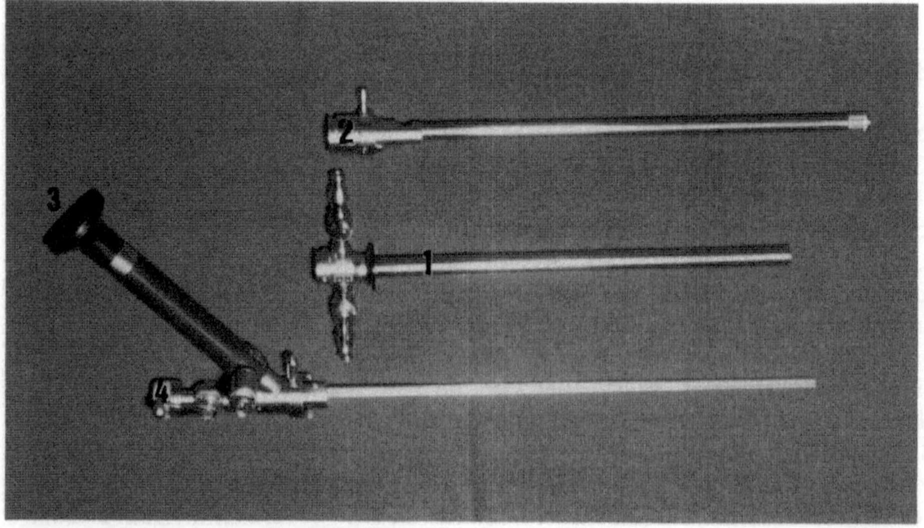

Abb. 3. Nephroskop: 1 = Operationsschaft mit zwei Anschlüssen für den Zufluß und Abfluß der Spülflüssigkeit; 2 = Operations-Innenschaft; 3 = 0-Grad Optik mit Instrumentenarbeitskanal

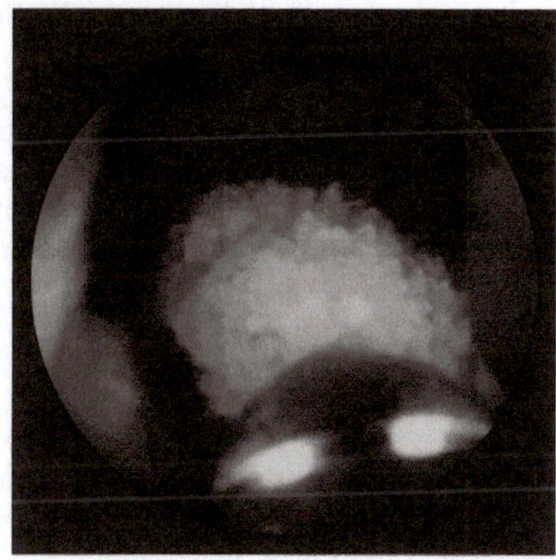

Abb. 4. Nierenbeckenstein und Sonde für die Ultraschall-Lithotrypsie

Größere Nierensteine wurden mit der Ultraschallsonde im Nierenhohlsystem lithotrypsiert und dann extrahiert (Abb. 4).

Ein Kollagenvlies für hämostyptische Zwecke wurde speziell für diese neue Applikationstechnik in die Form eines 5 cm langen Quaders gegossen. Aus herstellungstechnischen Gründen ist es nicht möglich, das Kollagenvlies in die Form eines Zylinders zu gießen (Fa. Ruland). Durch die zentrale Perforation dieses Vlieses wurde ein 5 Charr. Silikonkatheter vorgeschoben (Spezialanfertigung der Fa. Rüsch). Das Vlies wurde durch einen Vicrylfaden am Katheter fixiert (Abb. 5).

Der 5 Charr. Nephrostomiekatheter hat eine zentrale und seitliche Perforation. Die zentrale Perforation ermöglicht das Vorschieben eines flexiblen Führungsdrahtes in das Nierenhohlsystem. Der proximale, nicht von Kollagen bedeckte Anteil des Katheters entsprach dem endoskopisch gemessenen Abstand:

Nierenbeckenwand – Beginn des Parenchyms.

Dadurch wurde erreicht, daß kein oder nur ein geringer Anteil des Kollagen-Fibrinmaterials in das Nierenholsystem ragte. Das Kollagenvlies wurde gleichmäßig mit 0,5 ml der Thrombinlösung (500 IE/ml) und 0,5 ml der Fibrinogenlösung beschichtet. Anschließend folgte das rasche Vorschieben des 5 Charr. Nephrostomiekatheters, versehen mit dem Kollagen-Fibrinklebesystem, durch den Operationsschaft in

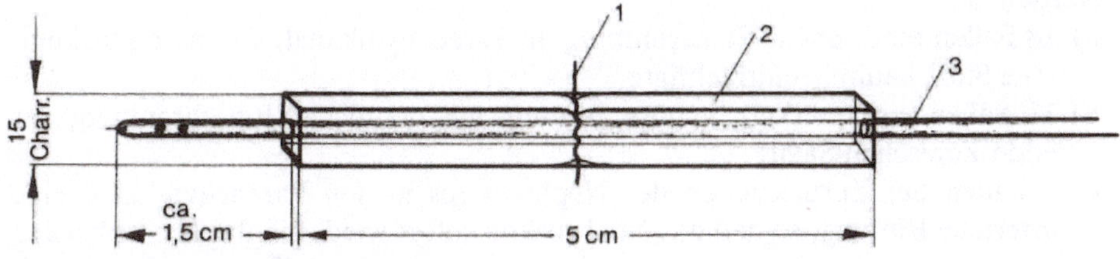

Abb. 5. Kollagen-Fibrinklebesystem: 1 = Vicryl-Faden; 2 = Kollagenvlies; 3 = 5 Charr. Nephrostomiekatheter

das Nierenbecken, nachdem zuvor die Spülflüssigkeit aus dem Nierenhohlsystem abgesaugt worden war.

Eine kurze Röntgendurchleuchtung zeigte die regelrechte Lage des Katheters im Nierenbecken, so daß dann der Operationsschaft entfernt werden konnte. Es folgte die Fixation des 5 Charr. Nephrostomiekatheters mit einer Hautnaht. Postoperativ wurden der Ureter- und der Blasenkatheter entfernt. Bei postoperativer Steinfreiheit wurde der 5 Charr. Nephrostomiekatheter am ersten oder zweiten postoperativen Tag entfernt.

Patientengut

Eine lokale Hämostase des Parenchymkanals mit dem Kollagen-Fibrinklebesystem nach einer perkutanen Nierensteinentfernung wurde bisher bei 36 Patienten (20 Männer und 16 Frauen) angewandt.

Die Lokalisation der Nieren- bzw. Harnleitersteine ist in Tabelle 1 aufgeführt:

Tabelle 1. Lokalisation der perkutan extrahierten Harnsteine

	n
Nierenbeckenstein	18
hoher Harnleiterstein	6
Nierenkelchstein	9
partieller Ausgußstein	3

Das Kollagen-Fibrinklebesystem wurde in 34 Fällen primär eingesetzt.

Bei 2 Patienten war postoperativ wegen Reststeinen der übliche 25 Charr. PVC-Nephrostomiekatheter in den Parenchymkanal vorgeschoben worden, damit später erneut eine perkutane Nierensteinentfernung durchgeführt werden konnte. Das Kollagen-Fibrinklebesystem mußte in diesen beiden Fällen notfallmäßig sekundär wegen einer protahierten arteriellen Parenchymblutung angewandt werden.

Bei den 34 Patienten, bei denen das Kollagen-Fibrinklebesystem primär angewandt wurde, folgte nach der endoskopischen Nierensteinentfernung zunächst die endoskopische Beurteilung des Parenchymkanals, um:

1. den Abstand Nierenbeckenwand – Beginn des Parenchymkanals auszumessen;
2. die Blutung im Bereich des Parenchymkanals zu beurteilen. Es konnte beobachtet werden in:
   a) 18 Fällen eine venöse Sickerblutung im Parenchymkanal, die die endoskopische Sicht kaum beeinträchtigte;
   b) 11 Fällen eine stärkere venöse Blutung mit deutlicher Einschränkung der endoskopischen Sicht;
   c) 5 Fällen bei Zurückziehen des Nephroskops in den Parenchymkanal eine arterielle Blutung, so daß das Nephroskop sofort wieder in das Nierenbecken vorgeschoben werden mußte, um eine Blutstillung durch Tamponade zu erreichen.

Hämostase bei primärer Anwendung

In allen 34 Fällen war eine rasche und effektive Blutstillung des Parenchymkanals nach der Implantation des Kollagen-Fibrinmaterials zu beobachten. Die Feststellung der Hämostase erfolgte durch:

1. 2–6 Minuten postoperativ sickerte neben dem 5 Charr. Nephrostomiekatheter leicht rötlich tinguiertes Spülwasser aus der 26 Charr. Nephrostomie. In keinem Fall war eine Blutung aus dem Nephrostomiekanal zu beobachten.
2. Der Ureterkatheter förderte in allen 34 Fällen postoperativ klaren Urin bzw. Spülflüssigkeit, so daß er in allen Fällen am Operationstag entfernt werden konnte.
3. Der Blasenkatheter förderte ebenfalls in allen 34 Fällen klaren Urin bzw. Spülflüssigkeit; so daß er auch am Operationstag entfernt werden konnte.
4. 10–15 Minuten postoperativ wurden 5–10 ml einer 0,9% Kochsalzlösung durch den Ureterkatheter retrograd appliziert. In allen Fällen kommunizierte dabei der Ureterkatheter und der Nephrostomiekatheter; die Kochsalzlösung tropfte als klare Flüssigkeit durch den 5 Charr. Nephrostomiekatheter wieder ab.
5. In allen Fällen transportierte der 5 Charr. Nephrostomiekatheter in den ersten postoperativen Stunden klaren Urin.

Hämostase bei sekundärer Anwendung

In 2 Fällen war das Kollagen-Fibrinklebesystem sekundär implantiert worden:

Kasuistik 1

In einem Fall trat die arterielle Blutung am 3. postoperativen Tag nach der Entfernung des 25 Charr. Nephrostomiekatheters auf. Eine arterielle, spritzende Parenchymblutung erforderte die erneute Tamponade, indem der 25 Charr. Katheter sofort wieder in die Nephrostomie vorgeschoben wurde.

Es kam durch diese Blutung auch zu einer Blasentamponade. Am 4. postoperativen Tag wurde dann, nach Entfernung des 25 Charr. Nephrostomiekatheters und bei einer wieder auftretenden arteriellen Blutung, das Kollagen-Fibrinklebesystem rasch über den 5 Charr. Nephrostomiekatheter in die Nephrostomie vorgeschoben, worauf die Blutung sofort sistierte.

Kasuistik 2

In einem Fall war postoperativ ein 25 Charr. Nephrostomiekatheter in den Parenchymkanal vorgeschoben worden; wegen einer protahierten Blutung wurde der Katheter in üblicher Weise zunächst für zwei Stunden abgeklemmt [49, 71]. Da auch dadurch die Blutung nicht sistierte, wurde das Kollagen-Fibrinklebesystem durch den 25 Charr. Nephrostomiekatheter in das Nierenparenchym vorgeschoben. Es war dann eine sofortige Hämostase zu beobachten.

Entfernung des 5 Charr. Nephrostomiekatheters

Entfernung am zweiten postoperativen Tag

Der 5 Charr. Nephrostomiekatheter wurde bei 9 Patienten am zweiten postoperativen Tag entfernt. Bei 4/9 Patienten waren röntgenologisch noch Reststeine vorhanden, die eine zweite perkutane Nierensteinentfernung erforderten. Dabei konnte nach Vorschieben eines Führungsdrahtes und Dilatation das Nephroskop mühelos in das Nierenbecken vorgeschoben werden. In allen neun Fällen verblieb bei Entfernung des Nephrostomiekatheters das Kollagen-Fibrinmaterial im Parenchymkanal.

Entfernung am ersten postoperativen Tag

Bei 27 Patienten konnte der 5 Charr. Nephrostomiekatheter am ersten postoperativen Tag entfernt werden. In allen Fällen war röntgenologisch die operierte Niere steinfrei.

a) In 11 Fällen waren am entfernten Katheter noch geringe Kollagenreste und der Vicrylfaden vorhanden.
b) In 3 Fällen war nur der Vicrylfaden am Katheter vorhanden.
c) In 13 Fällen verblieb das Kollagen-Fibrinmaterial mit dem Vicrylfaden im Parenchymkanal.

Bei keinem Patienten traten nach Entfernung des Nephrostomiekatheters Komplikationen auf; auch nicht in den Fällen, bei denen noch Kollagenreste am Nephrostomiekatheter vorhanden waren. Nach Entfernung des Nephrostomiekatheters erfolgten sonografische und röntgenologische Kontrollen der operierten Nieren. In keinem Fall wurde eine postoperative Harnstauung oder perirenale Hämatombildung beobachtet.

Postoperative Nachuntersuchungen

Das Kollagen-Fibrinklebesystem wird seit 22 Monaten klinisch angewandt.

Bisher konnten 18 Patienten nachuntersucht werden. Die perkutane Nephrolitholapaxie liegt in 8 Fällen 20 Monate; in 6 Fällen 12 Monate; in 1 Fall 9 Monate; in 3 Fällen 8 Monate zurück.

Bei allen Patienten war unmittelbar postoperativ die operierte Niere steinfrei.

Die Nachuntersuchungen beinhalteten: bakteriologische Untersuchung des Spontanurins; Harnsedimentuntersuchung; Abdomenleeraufnahme; Ultraschalluntersuchung beider Nieren.

Ergebnisse der Nachuntersuchungen

Alle Patienten waren zum Untersuchungszeitpunkt beschwerdefrei. In einem Fall lag ein signifikanter E.coli – Harnwegsinfekt vor; in 17 Fällen war der Urin keimfrei. Das

Harnsediment zeigte in einem Fall 8–10 Erythrozyten pro Gesichtsfeld (Patientin mit Harnwegsinfekt). In 17 Fällen war das Urinsediment unauffällig. In allen 18 Fällen zeigte die Abdomenleeraufnahme kein Nierensteinredzidiv. Die Ultraschalluntersuchung aller untersuchten Patienten war ebenfalls ohne pathologischen Befund.

Diskussion

Die Fibrinklebung zur lokalen Hämostase und zur Wundversorgung ist heute in vielen operativen Disziplinen zu einem Routineverfahren geworden [3, 19, 20, 35, 37, 38].

Im Gegensatz zu den klassischen Gewebeklebern, wie Cyanoarylat oder dem Resorcin-Formaldehyd-Gelatinesystem, wird beim Fibrinogen-Thrombin-Klebesystem keine Fremdkörperreaktion ausgelöst, sondern die Wundheilung zusätzlich stimuliert [41].

Über gute Ergebnisse der Fibrinklebung bei der operativen Versorgung von Nierenparenchymwunden berichteten Braun et al. [5], Henning et al. [17, 18, 19] und Rauchenwald et al. [32]. In keinem Fall konnte eine Harnsteinbildung oder Wundinfektion festgestellt werden. Pence et al. [26] berichteten bei der Verwendung eines Fibrinogen-Thrombin-Gemisches zur Koagulumpyelotomie [23, 31] über eine tödliche Pulmonalembolie. Dies kam dadurch zustande, daß größere Mengen hochkonzentrierten Thrombins in den venösen Blutkreislauf gelangten. In der weiteren Folge untersuchten sie an Hunden den Zusammenhang zwischen dem Auftreten einer Pulmonalembolie und der Verwendung verschiedener Thrombinkonzentrationen und verschiedener Koagelvolumina. Dabei konnten sie bei einem Volumenverhältnis Nierenhohlraumsystem zum Fibrinkoagel von 1 : 1 und bei einer Thrombinkonzentration von 20 Einheiten/ml keine Pulmonalembolien hervorrufen.

Untersuchungen von Pflüger et al. [29] an Rattennieren ergaben, daß ein autologes Fibrinogen-Thrombin-System sehr gut für die Hämostase von Nierenparenchymwunden geeignet ist. Der Vorteil liegt auch darin, daß dieses System auf feuchten Oberflächen wirkungsvoll appliziert werden kann. Es wurden keine zytotoxischen oder Immunreaktionen beobachtet [43]. Zwischen dem Fibrinogen-Molekül und dem Hepatitis B-Virus bestehen Interaktionen. Eine Quervernetzung über S-S-Brücken ist beschrieben. Damit ist verständlich, warum Fibrinogen zu den sogenannten "high-risk"-Präparaten bezüglich Hepatitis B gehört. Zahlreiche klinische Arbeiten konnten jedoch bei der Verwendung des Fibrinogen-Thrombingemisches kein erhöhtes Hepatitisrisiko feststellen. Neue Techniken, wie die Thermoinaktivierung und die Kaltsterilisation des Fibrinogens, sowie eine sorgfältige Auswahl der Blutspender senken das Hepatitisrisiko [33, 41, 44]. Eine neue multizentrisch durchgeführte Infektionssicherheitsstudie zeigte die HIV- und Hepatitis-Sicherheit des Fibrinklebers Tissucol [46].

Das Kollagen-Fibrinklebesystem wurde bei der perkutanen Nephrolitholapaxie angewandt, da die Blutung aus dem Parenchymkanal eine der wesentlichsten Komplikationsmöglichkeiten dieser Technik ist. Aufgrund der experimentellen Ergebnisse [28] konnte das Kollagen-Fibrinklebesystem beim Patienten für die Hämostase des Parenchymkanals nach einer perkutanen Nephrolitholapaxie eingesetzt werden. Dabei wurden folgende Erkenntnisse gewonnen:

- In allen Fällen wurde eine hervorragende Hämostase erreicht.
- Die Verwendung der dünnlumigen Nephrostomiekatheter mit 5 Charr. statt mit 25 Charr. Durchmesser sind für den Patienten wesentlich angenehmer.
- Der 5 Charr. Nephrostomiekatheter kann bereits am ersten postoperativen Tag entfernt werden; daraus verkürzt sich der stationäre Aufenthalt.
- Auch eine arterielle Blutung, die eine offen chirurgische Intervention oder eine selektive Embolisierung des blutenden Arterienastes erfordern würde, kann mit dem Kollagen-Fibrinklebesystem rasch und sicher gestillt werden [10, 25, 39]. Es kann dann auf die Verwendung sogenannter Tamponadekatheter [21], deren Erfolg unsicher ist, verzichtet werden.
- Verbleiben Reststeine in der Niere, kann am zweiten oder dritten postoperativen Tag ein Führungsdraht durch den 5 Charr. Nephrostomiekatheter vorgeschoben werden und dann das 26 Charr. Nephroskop mühelos wieder in das Nierenhohlsystem eingeführt werden.
- Bei venösen Blutungen wird das Abklemmen des Nephrostomiekatheters empfohlen [10]. Dies ist meist eine effektive Lösung, führt jedoch zu einer Bluttamponade des Nierenhohlsystems mit einem protrahierten postoperativen Verlauf und v. a. zu Flankenschmerzen bei den Patienten.
- Bei den bisher nachuntersuchten Patienten zeigten sich keine pathologischen Befunde.

Mit dem neu entwickelten System für die Blutstillung der Nephrostomie nach einer perkutanen Nephrolitholapaxie wurde diese endoskopische Operationstechnik weiter wesentlich erweitert. So kann bei Anwendung dieser Technik der perkutane Eingriff bei unkomplizierten Nierensteinen in einigen Fällen auch ambulant durchgeführt werden [36].

Zusammenfassung

Bei 36 Patienten (20 Männer und 16 Frauen) wurde eine einzeitige perkutane Nephrolitholapaxie in Lokalanästhesie mit systemischer Sedierung durchgeführt. Postoperativ wurde anstatt eines bisher verwendeten 25 Charr. Neprostomiekatheters ein Kollagenvlies, getränkt mit einem Fibrinkonzentrat, in den perkutanen Nierenparenchymkanal eingebracht. In allen Fällen wurde mit dem Fibrinkleber eine ausgezeichnete Hämostase erreicht.

Bei Verwendung eines Fibrinklebers kann die Gefahr einer postoperativen protrahierten Blutung aus dem Parenchymkanal deutlich reduziert werden; ebenso kann damit auf großlumige Nephrostomiekatheter verzichtet werden. Dies vermindert den postoperativen Schmerz und verkürzt den stationären Aufenthalt.

Literatur

1. Alken P, Hutschenreither G, Günther R, Marberger M (1981) Percutaneous stone manipulation. J Urol 125: 463–466
2. Alken P ((1985) The telescope dilators. World J Urol 3: 7–10

3. Ascherl R, Geißdörfer K, Lechner F, Blümel G (1984) Fibrinklebung und kältekonservierte, homologe Spongiosa-Indikation, klinische Erfahrungen und Ergebnisse beim Wiederholungseingriff in der Hüftgelenkendoprothetik. In: Fibrinklebung (Scheele J ed) Springer Verlag, Berlin Heidelberg New York, 214–220
4. Bloom AL (1981) Inherited disorders of blood coagulation. In: haemostasis and thrombosis (Bloom AL, Thomas DP eds), Churchill Livingstone Edinburgh London Melbourne New York, 321–370
5. Braun F, Henning K, Holle J, Kovac W, Rauchenwald K, Spängler HP, Urlesberger H (1977) Erfahrungen mit einem biologischen Klebesystem (Fibrin) bei der Versorgung von Nierenparenchymwunden. Zbl Chirurgie 102: 1235–1246
6. Brödel M (1901) The intrinsic blood vessels of the kidney and their significance in nephrostomy. Johns Hopkins Hosp Bull 12: 10–14
7. Bruhn HD, Christophers E, Pohl J, Schoel G (1980) Regulation der Fibroblastenproliferation durch Fibrinogen/Fibrin, Fibronectin und Faktor XIII. In: Fibrinogen, Fibrin und Fibrinkleber (Schimpf K ed), FK Schattauer Verlag, Stuttgart New York, 217–226
8. Chaussy Ch, Eisenberger F, Wanner K, Forßmann B, Hepp W (1978) Extracorporale Anwendung von hochenergetischen Stroßwellen – ein neuer Aspekt in der Behandlung des Harnsteinleidens. Teil II. Akt Urol 9: 95–98
9. Chaussy Ch, Schmiedt E, Jocham D, Schüller J, Brandl H (1984) Extrakorporale Stoßwellenlithotripsie-Beginn einer Umstrukturierung in der Behandlung des Harnsteinleidens? Urologe A 23: 25–29
10. Clayman RV, Surya V, Hunter D, Castaneda-Zuniga WR, Miller RP, Coleman C, Amplatz K, Lange PH (1984) Renal vascular complications associated with the percutaneous removal of renal calculi. J Urol 132: 228–230
11. Cronkite EP, Deaver JM, Lozner EL (1944) Experiences with use of thrombin with and without soluble cellulose for local hemostasis. War Med 5: 80–82
12. Drach GW, Dretler S, Fair W, Finlayson B, Gillenwater J, Griffith D, Lingeman J, Newman D (1985) Report of the united states cooperative study of extracorporeal shock wave lithotripsy. J Urol 135: 1127–1133
13. Eickenberg HU (1985) Perkutane Nephrostolithotomy. Urologe A 24: 253–259
14. Eisenberger F, Fuchs G, Miller K, Bub P, Rassweiler J (1985) Extracorporeal shockwave lithotripsy (ESWL) and endourology: an ideal combination for the treatment of kidney stones. World J Urol 3: 41–47
15. Grey EG (1915) Fibrin as a hemostatic in cerebral surgery. Surg Gyn and Obstet 21: 452–454
16. Haas S, Duspiva W, Stemberger A, Wriedt-Lübbe I, Blasini R, Schmeller ML, Blümel G (1980) Experimentelle Untersuchungen zur Wirksamkeit der Gewebeklebung mit Fibrin. In: Fibrinogen, Fibrin und Fibrinkleber (Schimpf K ed), FK Schattauer Verlag, Stuttgart New York, 243–249
17. Henning H, Rauchenwald H, Urlesberger H (1977) Anwendung eines Fibrinklebers in der Nierentraumatologie. Helv chir Acta 44: 329–332
18. Henning K, Pflüger H, Rauchenwald K, Urlesberger H (1980) Klinische Erfahrung und Fibrinkonzentrat in der Nierenparenchymchirurgie. Helv chir Acta 47: 297–302
19. Henning K, Urlesberger H (1984) Plastisch-rekonstruktive Operationen mit Fibrinkleber. In: Fibrinklebung (Scheele J ed), Springer Verlag, Berlin Heidelberg New York, 108–111
20. Jakob HG (1980) Tierexperimentelle Studie zur Versiegelung blutender Leberparenchymdefekte mittels Fibrinklebung und resorbierbaren Wundauflagen.f Med Diss TU München
21. Kaye KW, Clayman RV (1986) Tamponade nephrostomy catheter for percutaneous nephrostolithotomy. Urology 5: 441–445
22. Korth K (1984) Perkutane Nierensteinchirurgie. Springer Verlag, Berlin Heidelberg New York
23. Marshall S (1978) Commercial fibrinogen, autogenous plasma, whole blood and Cryoprecipitate for coagulum pyelolithotomy: A comparative study. J Urol 119: 310–311
24. Murano G (1980) Plasma protein function in hemostasis. In: Basic concepts of hemostasis and thrombosis (Murano G, Bick LR eds), CRC Press, Inc, Boca Raton, Florida, 43–78
25. Patterson DE, Segura JW, LeRoy AJ Benson Jr RC, May G (1985) The etiology and treatment of delayed bleeding following percutaneous lithotripsy. J Urol 133: 447–451
26. Pence JR, Airhart RA, Novicki DE, Williams JL, Ehler WJ (1982) Pulmonary emboli associated with coagulum pyelolithotomy. J Urol 127: 572–573

27. Pfab R, Ascherl R, Blümel G (1987) Local hemostasis of nephrostomy tract with fibrin adhesive sealing in percutaneous nephrolithotomy. Eur Urol 13: 118–121
28. Pfab R, Ascherl R, Erhardt W, Geißdörfer K, Stemberger A, Blümel G, Hartung R (1987) Animal experiments on hemostasis with a collagen-fibrin tissue-adhesive sealant in the nephrostomy tract. Urol int 42: 207–209
29. Pflüger H, Stackl W, Kerjaschki D, Weissel M (1981) Partial rat kidney resection using autologous fibrinogen thrombin adhesive system. Urol Res 9: 105–110
30. Preminger GM, Clayman RV, Curry T, Redman HC, Peters PC (1986) Outpatient percutaneous nephrostolithotomy. J Urol 136: 355–357
31. Rathore A, Harrison JH (1976) Coagulum pyelolithotomy using autogenous plasma and bovine thrombin. J Urol 116: 8–10
32. Rauchenwald K, Urlesberger H, Henning K, Braun F, Spängler HP, Holle J (1976) Anwendung eines Fibrinklebers bei Operationen am Nierenparenchym. Akt Urol 7: 209–215; stones: results. J Urol (1984) 132: 443–447
33. Scheele J, Schricker KTh, Goy RD, Lampe I, Panis R (1981) Hepatitisrisiko der Fibrinklebung in der Allgemeinchirurgie. Med Welt 32: 783–788
34. Schütz W, Pfab R, Vogel E, Braun J (1984) Die perkutane Nephrolithotomoie. Video-Film
35. Schultz A, Christiansen LA (1985) Fibrin adhesive sealing of ureter after ureteral stone surgery. Eur Urol 11: 267–268
36. Schwering H, Zimmermann RE, Wittrin G, Kessler B (1981) Theoretische und klinische Aspekte der Fibrinvernetzung in der postoperativen Phase. Chirurg 52: 41–45
37. Scott R, Baraza R, Gorham SD, McGregor I, French DA (1986) Assessment of collagen film for use in urinary tract surgery. Brit J Urol 58: 203–207
38. Seelich T, Redl H (1984) Applikationstechniken. In: Fibrinklebung (Scheele J ed) Springer Verlag, Berlin Heidelberg New York Tokyo 11–16
39. Segura JW (1985) Percutaneous endourology: vascular complications. World J Urol 3: 24–26
40. Stackl W, Hruby W, Marberger M (1985) Perkutane Nierensteinbehandlung. Urologe B 25: 8–10
41. Stemberger A, Wriedt-Lübbe I, Fritsche HM, Jakob H, Blümel G (1980) Biochemische und physiologische Aspekte der Fibrinklebung. In: Fibrinogen, Fibrin und Fibrinkleber (Schimpf K ed.) FK Schattauer Verlag, Stuttgart New York 209–216
42. Stemberger A, Blümel G (1984) Theoretische Aspekte der Fibrinklebetechnik. In: Fibrinklebung (Scheele J ed) Springer Verlag, Berlin Heidelberg New York 3–5
43. Stemberger A,Blümel G (1982) Fibrinogen-Fibrin conversion and inhibition of fibrinolysis. Thorac cardiovasc Surgeon 30: 209–214
44. Sugg U (1985) Risiko der Hepatitisübertragung durch humanen Fibrinkleber. Dtsch med Wschr 110: 1161–1162
45. Wickham JEA, Kellett MJ (1981) Percutaneous nephrolithotomy. Brit J Urol 53: 297–299
46. Rousou J, Levitsky S, Gonzalez-Lavin L, and the US Fibrin Sealant Study Group (1987) The Efficacy and Safety of Two-Component Fibrin Sealant (Tisseel) in Reoperative Cardiac Surgery. (Manuscript in preparation, zusammenfassende Ergebnisse publiziert in: Kaeser A, Dum N (1987), Grundlagen der Fibrinklebung – Wirkprinzip und Infektionssicherheit von Tissucol. In: Z Herz-, Thorax, Gefäßchir 1: Supplement 1: 5–10

Transurethral Application of Fibrin Glue Following Transurethral Prostatectomy. A Pilot Study

C. Frimodt-Møller, A. Holm-Nielsen, and *J. Gammelgaard*

Introduction

Transurethral prostatectomy (TURP) is the operation most frequently performed in the ageing male, with an estimated 20 operations per 1000 men above the age of 65. Modern techniques have greatly improved the surgical results. Today the transurethral method is used in nearly all cases, improved anesthetic methods enable us to treat patients regardless of age and concurrent cardiovascular and cerebrovascular diseases, and improved optics and electro-coagulation systems provide the urologist with excellent chances of controlling the inevitable bleeding from the prostatic capsule.

There are, however, two major obstacles in the TURP method. One is the risk of infection, especially sepsis, the other the risk of perioperative bleeding that may cause postoperative complications with bladder tamponade being the major problem. While broad-spectrum antibiotics can help in minimizing infections, it is more difficult to prevent bleeding, which occurs in approximately 25% of the cases. Medical treatment with fibrinolysis inhibitors, such as aminocaproic acid, has been beneficial, but the effect does not appear immediately.

Other methods have, therefore, been introduced. Fibrin glue was suggested as an alternative in open prostatectomy. Gasser and Mossing [1] introduced this method and demonstrated a significant reduction in postoperative bloodloss. However, open prostatectomy has been replaced by the transurethral technique, which makes the application of fibrin glue more complicated because of the water medium that is employed.

We have further developed a technique originally proposed by Luke and coworkers [2] for applying fibrin glue directly into the prostatic cavity at the end of the operation. A special catheter was designed to accomplish this task.

Material

The catheter is especially designed for transurethral prostatic resections, mounted with two 30-ml balloons at a distance of 3–4 cm. A four-channel tube is incorporated in the latex wall of the catheter, ending distally to the lower balloon (Fig. 1).

B. C. Manegold (Hrsg.)
Fibrinklebung in der Endoskopie

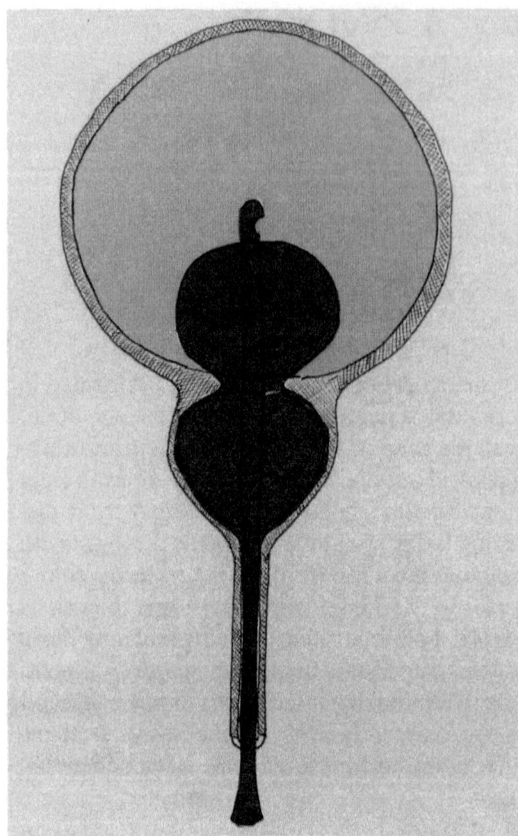

Fig. 1. Schematic drawing of double-balloon catheter with the proximal balloon at the neck of the bladder, the lower balloon in the prostatic cavity following transurethral prostatic resection. The additional tube for fibrin glue ends distal to the lower balloon

Method

Transurethral resection follows the standard guidelines, using the Storz 24-F resectoscope and a suprapubic trocar. Glycine (1.5%) is used as the irrigation medium. Complete resection of the prostate to the capsule was attempted in all ten patients. At the completion of the TURP the special catheter is introduced and the proximal balloon inflated. A quickly coagulating fibrin glue (2 ml) is injected through the tube and the contents are dispersed in the prostatic cavity by means of the duplo-ject spray system using CO_2. The proximal balloon prevents the fibrin glue from leaking into the bladder and urine in the bladder from leaking down into the prostatic cavity.

Immediately after injecting the fibrin glue, the distal balloon is inflated, compressing the fibrin glue on the capsule of the prostatic cavity. Three minutes later the distal balloon is emptied and the catheter can now fulfill its function as an irrigating catheter. Postoperative continuous bladder irrigation is maintained for 24 h.

Results

Ten patients were selected for treatment by this method following routine TURP. The median amount of prostatic tissue removed was 20 g (18–60 g). In five patients the irrigating fluid immediately after the resection was severely hemorrhagic due to several capsular perforations with venous bleeding. Although perioperative bleeding took place in the remaining patients, at the end of the operation the irrigating fluid was only slightly hemorrhagic. As soon as fibrin glue was instilled, the irrigating fluid cleared up. No bleeding recurred in eight patients, while two patients developed postoperative gross hematuria, after 4 and 6 h respectively.

The transurethral catheter was removed from four patients 24 h after the operation, and from the rest of the patients on the second day. All patients were discharged with full bladder control.

Discussion

The sudden change in bleeding in the irrigating fluid after the instillation of fibrin glue following TURP seems convincing, and our preliminary results are in concordance with those of others [2]. It was necessary to construct a catheter with a special tube to enable the fibrin glue to be placed exactly in the prostatic cavity. The main advantages of this catheter are

1. the short distance between the two balloons, only ¾ cm, which enables the proximal catheter to prevent urine leakage into the prostatic cavity, and
2. a four-channel tube which was moulded into the wall of the catheter and ends just distally to the lower balloon.

Wether the hemostatic effect is due to the fibrin glue or the 3-min inflation of the 30 ml balloon in the prostatic cavity is not known for certain. To answer this question a prospective, controlled study with fibrin glue versus placebo has been designed and is ongoing. The evaluation parameters are:

1. amount of blood loss in the irrigated volume of the first 24 h following TURP,
2. changes of s-hb during the first two postoperative days,
3. clogging of the catheter, bladder tamponade, or need to change the catheter,
4. pre- and postoperative urinary infection.

The study is planned to terminate in 4–5 months.

Conclusion

Fibrin glue instillation undoubtedly has a beneficial effect on post-TURP bleeding. In the majority of patients postoperative bleeding is a minor problem, and instillation with fibrin glue is probably superfluous. On the other hand, if prospective, controlled studies can unveil a measurable improvement in lowering the frequency of postoperative bleeding, improving bladder control and limiting infection, then the price of the drug and the limited amount of additional operative time are negligible.

References

1. Gasser G, Mossig H (1985) Die Fibrinklebung bei Adenomektomie In: Melchior H (ed) Fibrinklebung in der Urologie. Springer Heidelberg, pp 77–81
2. Luke M, Kvist E, Andersen F, Hjortrup A (1986) Reduction of postoperative bleeding af transurethral resection of the prostate by local instillation of fibrin adhesion (Beriplast). Br J Urol 58: 672–675

Sachverzeichnis

Abszeß, ischiorektaler 151
–, Mikro- 166
Abszeßhöhlen 115
Adrenalin 91
Äthoxysklerol 20, 69, 72, 75, 87, 91, 111–113, 118, 122
anaphylaktoide (allergische) Reaktionen 101, 102
Anastomosendehiszenz 157
Anastomoseninsuffizienz 115, 119, 120, 152, 162, 164, 165
Anastomosen-Leck 48, 50
anorektale Fisteln 167
Arrosionsblutung 155
Arteria linealis, Thrombosierung 79
Aufsprühen des Fibrinklebers 107, 118

bleeding perioperative 181
blinde Fisteln 157
Blutstillung 106, 119
bronchopleurale Fisteln 23, 24, 26, 41, 44
Bronchusfistel, zentrale 24, 26
Bronchusstumpffisteln 17–22
Bronchusstumpfinsuffizienz 41
Bucrylacrylat 78
Bucrylat 47

coarse clot 7
Crohn-Fistel 155
Cyanoarylat 177

Debridements 155
Deepithelialisierung 48
Diathermie 47
Dopplersonographie 76, 107, 108
Duodenalstumpfinsuffizienz 155
Duo-Sonde 88, 155
Duploject 19, 71, 122, 155

Elektrokoagulation 48, 50, 155
Embolisation 74
entero-enterische enterokutane Fisteln 150
– Fisteln 151
entero-kutane Fisteln 152, 155
Ethalonamine 108
Etibloc 142

Fibrin 158
– glue 181–183
Fibrinkleber 17, 19, 23–26, 40, 44, 53, 58, 66, 67, 70, 78–80, 82, 83, 84, 87–90, 94, 98, 101–103, 106–112, 114, 115, 122, 124, 127, 131, 137, 141, 142, 149, 151, 152, 155, 158, 159, 162, 164, 172, 178
–, Aufsprühen 107, 118
–, Transparenz 10
Fibrinkleberapplikation 166
–, transrektale 165
Fibrinklebung 47, 48, 66, 71, 72, 91, 119, 147, 161, 163, 165, 167, 177
–, Kollagen- 171–176, 178
–, submuköse 91, 97
Fibrinolyse 5, 23, 91, 101
Fibrinpleurodese 25
Fibrinthrombus 141
Fibroblasten 5, 7, 10, 23, 52, 72, 91, 97–101, 106, 120
Fibronectin 5
Fistel, anorektale 167
–, blinde 157
–, bronchopleurale 23, 26, 40, 42
–, Bronchus-, zentrale 24, 26
–, Bronchusstumpf- 17–22
–, Crohn- 155
–, entero-enterische enterokutane 150
–, entero-kutane 152, 155
–, – enteroenterische 151
–, Lungenparenchym- 41, 44
–, maligne 59
–, ösophago-bronchiale 64, 152
–, ösophago-medistinale 59
–, ösophago-tracheale 55, 58, 110
–, ösophago-tracheale, Rezidiv- 47, 48
–, Parenchym- 24
–, Pilonidal- 162
–, putride 157

–, rektovaginale 149, 150, 162, 167
–, supra- und extrasphinktäre- 163
–, transphinktäre 163
–, Tumor- 53, 66–68, 152
Fistelkanal 147
Fistelklebung 162
Fogarty-Katheter 67
Fundusvarizen, Ösophagus- 111
Fundusvarizenblutung 74, 75, 78–80, 84, 107

Gangligatur 141
Gefäßstumpf 107, 119
Gefäßthrombosen 94
Gerinnung intravasale 84
Gewebeschädigung 102

Hepatitis 12
Hepatitisrisiko 177
Histacryl 17, 47, 60, 63, 75
HIV 13

Injektionen, Thrombin- 107
Injektionstechnik, submuköse 87, 91
intravasale Gerinnung 84
ischiorektaler Abszeß 151

Kollagen-Fibrinklebesystem 171–175, 177
Kollagenvlies 17, 22, 42, 173

Laser 112, 114, 121
Lipiodol 75
Lungenparenchymfistel 40, 42

Magenschleimhautinsel 57
Magenwandperforation 79
maligne Fisteln 59
Mallory-Weiss-Läsion 110, 113
Mikroabszeß 165
Morbus Crohn 147, 157, 163, 167

Nahtinsuffizienz 115, 157
Narbenstenose 165
Nepholitholapaxie 171, 176, 177
Nephrostomiekatheter 171, 174, 175, 178

ösophago-bronchiale Fisteln 64, 152
– Verbindung 61
ösophago-medistinale Fisteln 59
ösophago-tracheale Fisteln 55, 58, 110
– –, Rezidiv- 47, 48
Ösophagusatresie 47
Ösophagusfundusvarizen 111
Ösophagusjejunostomie 155
Ösophagusvarizenblutung 74, 78, 79
Ösophagusvarizensklerosierung 75, 107, 110
Ösophagusvarizenverklebung 101
Ösophaguswanddefekt 115

Pankreasatrophie 140
Pankreasgangokklusion 131, 137, 139–142
Pankreolauryl-Test 132, 133, 140
Parenchymfistel 24, 25
Perforationen 48
perforierter Ulkus 124, 125, 127
Pilonidalfisteln 162, 163
Pneumothorax 25
Polidocanol 47, 79, 80, 82–84, 103, 104, 107, 108, 152–154, 159
Prolamin 131, 139, 140, 152, 154, 155, 158, 159
prostatectomy, transurethral (TURP) 181
putride Fisteln 157

Reaktionen 101
Reißfestigkeit 4, 5, 7
rektovaginale Fistel 149, 150, 161, 167
Rektumanastomosen 164

Sickerblutungen 118, 119
Sklerosierungstherapie 69, 124
Sklerosierungsulkus 80, 82
Sklerotherapie 69–72, 74, 76, 78–80, 84, 113, 122
Skleroulzera 69, 89
Spongiosa 12, 27
Spraytechnik 107, 118
submuköse Fibrinklebung 93, 97
– Injektionstechnik 87, 91

Thrombininjektionen 107
Thrombosen, Gefäß- 94
Thrombosierung der A. lienalis 79
Tissucol 47, 50, 57, 71, 152
Tissumat 115, 122
Transparenz, Fibrinkleber 10
transphinktäre Fisteln 163
transurethral prostatectomy (TURP) 181
Tumorfisteln 53, 66–68, 152

Ulcera duodeni 89, 103
– ventriculi 89, 90, 103, 110
Ulkus, perforierter 124, 125, 127
–, Sklerosierungs- 80, 82
Ulkusblutungen 82, 124

Varizenblutung 76
–, Fundus- 74, 75, 78–80, 84, 107
–, Ösophagus- 74, 78, 79
Varizenverklebung, Ösophagus- 101

Wundheilung 3, 12